Dr. Dana Cohen und Gina Bria

Hydro Power

Dr. Dana Cohen und Gina Bria

HYDRO power

Nie wieder müde, dick und krank dank Gel-Wasser

Aus dem Amerikanischen
von Dr. Ulrike Kretschmer

ullstein leben

Die Originalausgabe erschien 2018 unter dem Titel *Quench: Beat Fatigue, Drop Weight, and Heal Your Body Through the New Science of Optimum Hydration* im Verlag Hachette Books, New York.

Dieses Buch kann Ihnen helfen, gezieltere Fragen zu Ihrer Lebensweise zu stellen, aber es kann und darf den Arztbesuch nicht ersetzen. Die Ratschläge in diesem Buch sind von den Autorinnen und dem Verlag sorgfältig erwogen und geprüft. Sie bieten jedoch keinen Ersatz für kompetenten medizinischen Rat. Alle Lesenden sind für ihr eigenes Handeln selbst verantwortlich. Alle Angaben in diesem Buch erfolgen daher ohne jegliche Gewährleistung oder Garantie seitens des Verlages und seiner Beauftragten für Personen,- Sach- und Vermögensschäden sind ausgeschlossen. Suchen Sie deshalb bei konkreten gesundheitlichen Beschwerden immer Ihren Hausarzt oder einen Facharzt auf. Die folgenden Ernährungsvorschläge können die Wirkung von Medikamenten beeinflussen; sollte aus diesem Grund eine Dosierungsänderung angezeigt sein, besprechen Sie diese auf jeden Fall vorher mit Ihrem behandelnden Arzt.
Zum Schutz von Personen wurden Namen verändert und Handlungen, Ereignisse und Situationen abgewandelt.

FSC www.fsc.org
MIX
Papier aus verantwortungsvollen Quellen
FSC® C083411

Ullstein leben ist ein Verlag der Ullstein Buchverlage GmbH

ISBN: 978-3-96366-059-7

3. Auflage 2019

Übersetzung: Dr. Ulrike Kretschmer
Lektorat: Ingola Lammers
Umschlaggestaltung: zero-media.net, München
Gesetzt aus der Minion Pro
Satz: Pinkuin Satz und Datentechnik, Berlin
Druck und Bindearbeiten: CPI books GmbH, Leck

Für unsere Mamas,
unsere Liebsten
und
Stephanie

Inhalt

Vorwort

Mni Wiconi.
– Lakota für »Wasser ist Leben«

Dieses Buch verdanken wir zwei Autorinnen mit vollkommen unterschiedlichen Hintergründen: der Anthropologin Gina Bria und der Medizinerin Dana Cohen. Jede hat ihre Fachkenntnisse und ihre ganz persönlichen Erfahrungen mit diesem im wahrsten Sinne des Wortes lebenswichtigen Thema in das vorliegende Buch eingebracht.

Gina beschäftigte sich gerade mit indigenen Völkern in Wüstenregionen rund um den Globus und deren Strategien, Dürreperioden zu überleben. Gleichzeitig musste sie sich um ihre betagte Mutter kümmern, die in einem Pflegeheim in über tausend Kilometer Entfernung lebte. Gina erkannte schließlich, dass ihre Mutter an chronischer Dehydrierung litt – ein gesundheitliches Problem, das vielen Bewohnern von Pflegeeinrichtungen zu schaffen macht. Und nicht nur ihnen: Generell haben zahlreiche Menschen mit den dehydrierenden Folgen des Lebens in einem nahezu hermetisch abgeriegelten Umfeld zu kämpfen. Künstliches Licht, langes Sitzen oder Liegen, industriell verarbeitete Lebensmittel, Medikamente, wenig frische Luft und Sonne – all diese Faktoren schaffen ein wüstenähnliches Klima, das uns nach und nach austrocknet.

Und so dachte Gina fieberhaft darüber nach, wie sie ihrer Mutter die dringend benötigte Hydrierung verschaffen könnte. Die Lösung für das Problem erhielt sie von eben jenen Wüstenbewohnern, deren Leben sie erforschte. Sie waren wahre Experten auf dem Gebiet der Wasserversorgung des Körpers. Statt im Boden ihrer ariden Umgebung nach Wasser zu suchen, suchten – und fanden – sie es woanders. Sie machten sich uraltes Wissen zunutze, Wissen, das vielerorts verloren gegangen ist: das Wissen, dass auch *Pflanzen Wasser speichern*. Fortan konzentrierte sich Gina auf das Wasser, das in frischen Lebensmitteln wie beispielsweise Äpfeln enthalten ist, um ihrer Mutter dabei zu helfen, sich wieder ausreichend mit Wasser zu versorgen. Die Ergebnisse waren geradezu spektakulär. Für Ginas Mutter war Dehydrierung anschließend kein Thema mehr. Gina selbst wunderte sich, dass niemand über diese ungeheuer simple und doch erstaunlich effektive Methode sprach, Gesundheit und Wohlbefinden zu steigern, und machte es sich zur Aufgabe, ihre Erkenntnisse über die Kraft des Wassers – insbesondere in Pflanzen gespeichertes Wasser – zu verbreiten.

Eine halbe Weltreise entfernt, in Manhattan, kümmerte sich Dr. Dana Cohen in ihrer Arztpraxis in Midtown um ihre Patienten. Dr. Cohen praktiziert ganzheitlich, gehört zu dem kleinen, aber stetig wachsenden Kreis von Ärzten in New York City, die es zunächst einmal ohne Medikamente versuchen. Ihre Herangehensweise fußt auf den neuesten ernährungswissenschaftlichen Erkenntnissen, die den Patienten eine innovative Vorsorge- und Behandlungsmöglichkeit bieten. Dr. Cohen war immer schon an neuen medizinischen Methoden interessiert, man hatte sie sogar schon einmal gebeten, ein Buch über dieses Thema zu schreiben. Einen weiteren Gesundheits- oder Ernährungsratgeber, wie es sie bereits zu Tausenden gibt und die sich in der Regel auf ein eng gefasstes Gebiet und damit auf eine begrenzte Anzahl von Patienten spezialisieren, wollte sie jedoch nicht verfassen. Ihr schwebte etwas weitaus Universelleres vor, von dem *all* ihre Patienten profitieren konnten. Außerdem hatte sie kurz zuvor bei einigen ihrer Patienten mit einer experimentellen neuen Behandlungsmethode begonnen, die sich neben der Ernährung auch auf die Wasserversorgung des Körpers konzentrierte. Die Ergebnisse waren vielversprechend, und so wollte Dr. Cohen die Methode weiterverfolgen.

Eines Tages fanden sich Gina und Dana in einem kleinen Büro wieder, nachdem mehrere gemeinsame Kollegen darauf bestanden hatten, dass die beiden sich unbedingt kennenlernen müssten. Schon bald war ihnen klar, dass sie denselben Hinweisen folgten. In Danas Praxis tauchte kaum je ein Patient auf, der nicht über unerklärliche Müdigkeit und Energiemangel klagte. Könnte hinter so vielen weitverbreiteten Beschwerden tatsächlich ein und dieselbe Ursache stecken – eine nicht ausreichende Wasserversorgung des Körpers? Könnte eine bessere Hydrierung die Lösung sein und die allgemeine Verschlechterung des Gesundheitszustandes aufhalten? Daraufhin berichtete Gina Dana leidenschaftlich von ihren Forschungen. Menschen, die in Wüstenregionen leben, machen sich Pflanzen ausgesprochen kreativ zunutze, um sich für eine viel längere Zeit mit Wasser zu versorgen als Menschen, die in der Stadt leben. Bei ihnen geht es nicht um die Menge, sondern um die Art der Aufnahme und die Speicherung. Sie essen Pflanzen, die *von Natur aus viel Wasser enthalten.* Zudem berichtete Gina Dana von ihren persönlichen Erfahrungen und den spektakulären Auswirkungen, die diese Form der Hydrierung auf ihre Mutter gehabt hatte. Da wusste Dana, dass Gina einer kleinen Sensation auf der Spur war.

»Denken wir nur an den Kaktus«, fuhr Gina fort und erzählte Dana, wie sie das Problem der Dehydrierung ihrer Mutter gelöst hatte. »Seit sie regelmäßig ihren Orangensaft mit Chiasamen vermischt trinkt, speichert ihr Körper die doppelte Menge Wasser.«

Auch Dana hatte persönliche Erfahrungen mit dem Thema gemacht. Ihre Mutter hatte Alzheimer gehabt, war vor fünfzehn Jahren in einem Pflegeheim gestorben und hatte Dana traurig und wütend zurückgelassen, voller Schuldgefühle, als junge Ärztin der eigenen Mutter nicht helfen zu können. Und dann waren da noch ihre Patienten, die zerstreut, müde und erschöpft in ihre Praxis kamen – und sich wie neugeboren fühlten, war das Gleichgewicht des Wasserhaushalts im Körper erst einmal wiederhergestellt. Dass man allerdings auch feste Nahrung zur Hydrierung verwenden kann, daran hatte sie bisher nicht gedacht.

Anschließend sprachen sie über das legendäre Buch *Sie sind nicht krank, Sie sind durstig!* von Fereydoon Batmanghelidj, das er bereits 1992 verfasst hat. Darin schildert Dr. Batman, wie er liebevoll genannt wurde, Erfahrungen aus der eigenen Praxis, die zeigen, dass Dehydrierung zu zahlreichen chronischen Beschwerden führen kann. Dies passte zu Danas und Ginas Überzeugung, dass Ärzte den Gesundheitszustand ihrer Patienten vermehrt am Zustand des jeweiligen Wasserhaushalts überprüfen sollten und dass eine niedriggradige, aber ständige Dehydrierung eine größere Rolle bei vielen chronischen Erkrankungen spielt als bisher angenommen. Dr. Batmans Buch ist zwar immer noch das grundlegende Werk zur Behandlung mittels Rehydrierung, inzwischen aber schon weit mehr als zwanzig Jahre alt. Mittlerweile sind bahnbrechende neue Erkenntnisse auf dem Gebiet der Wasserforschung aufgetaucht.

Dana nippte an dem Smoothie, den Gina ihr gebracht hatte, sah ihre neue Partnerin an und sagte: »Na, dann lass uns doch ein neues Standardwerk zum Thema Hydrierung schreiben.«

Bei diesem Treffen fiel der Same einer Idee auf fruchtbaren Boden. Er keimte, gedieh und treibt seither die erstaunlichsten Blüten. Heute leitet Gina die Hydration Foundation, eine gemeinnützige Organisation, die sich für die in diesem Buch vorgestellten Erkenntnisse und Heilmethoden einsetzt. Und auch Dana setzt sie in ihrer Praxis ein und hat seitdem Hunderten von Patienten geholfen.

Dieses Buch könnte die Lösung für Ihre gesundheitlichen Probleme sein, handelt es sich dabei nun um Erschöpfung, Kopfschmerzen, Brain Fog, Gewichtszunahme, Schlaflosigkeit, Verdauungsbeschwerden oder Gelenkschmerzen. Wasser kann die kognitiven Leistungen in Schule und Beruf steigern und Sie vor Sportverletzungen und einer Gehirnerschütterung schützen. Für diese und andere heute nur allzu häufigen Beschwerden und Erkrankungen machen wir oft fälschlicherweise Nahrungsmittelunverträglichkeiten, zu viel Zucker oder mangelnde Bewegung verantwortlich. In diesem Buch geht es jedoch um ein fehlendes und entscheidendes Puzzleteilchen unserer Gesundheit, das zu übersehen wir uns nicht länger leisten können: Die *optimale Wasserversorgung des Körpers* ist der wesentliche Faktor unseres Wohlbefindens. Das Buch enthält völlig neue, aber simple Strategien, die einerseits auf den neuesten wissenschaftlichen Erkenntnissen basieren und andererseits durch uralte Traditionen bestätigt werden. Das alles stecken wir in einen ganz einfach umzusetzenden Fünftageplan, mit dem Sie sofort loslegen und Ihre Hydrierung optimieren können.

Wir haben selbst erlebt, welchen ungeheuren Einfluss die optimale Hydrierung auf Gesundheit und Wohlbefinden haben kann. Und wir können es kaum erwarten, Sie an unseren Erfahrungen mit der neuen Heilmethode teilhaben zu lassen. Lesen Sie – und fühlen Sie sich besser, gleich heute!

Einführung

Hydrierung: Was können wir besser machen?

Wasser ist die Materie und Matrix des Lebens, seine Mutter und sein Medium. Es gibt kein Leben ohne Wasser.
– Albert Szent-Györgyi, Nobelpreisträger

Jahrelang hat man uns erzählt, wir müssten acht Gläser Wasser pro Tag trinken, um unseren Körper ausreichend mit Flüssigkeit zu versorgen. Und für den, der versucht abzunehmen, sich krank fühlt oder für ein größeres Sportereignis trainiert, seien acht Gläser nur die Spitze des (geschmolzenen) Eisbergs. Es ist schon seltsam: Bei den meisten gesundheitlichen Belangen bläut man uns ein, Mäßigung sei das A und O. Doch geht es ums (Wasser-)Trinken, heißt es auf einmal: mehr, mehr und noch mehr. In unserem Streben nach Gesundheit dachten wir immer, wir könnten gar nicht genug Wasser zu uns nehmen.

Diese gängige Auffassung stimmt auch – zur Hälfte zumindest. Ein ausreichend hydrierter Körper ist tatsächlich der Schlüssel zu größtmöglicher Gesundheit. Doch darüber hinaus noch viel mehr: Er ist der Kern, das *Wesen* unserer Gesundheit. Im Grunde ist unser Körper ein Gewässer: Den bescheidensten herkömmlichen Schätzungen zufolge bestehen wir zu 65 Prozent aus Wasser. Und wenn wir nicht richtig hydriert sind, ist auch alles andere, das wir tun, um gesund zu bleiben – Sport treiben, ausgewogen essen, Stress bewältigen, schlafen –, relativ nutzlos.

Bekanntermaßen kann der Mensch etwa zwei Monate lang ohne Nahrung auskommen, aber nur wenige Tage ohne Wasser überleben. Und trotzdem sind die meisten Menschen schockierenderweise dehydriert – Ärzte schätzen, dass sogar 75 Prozent aller US-Amerikaner von Dehydrierung betroffen sind.[1] Die niedriggradige Dehydrierung ist die Seuche der Seuchen, ein allgegenwärtiges und doch unerkanntes Dilemma, das durch unsere heutigen Lebensbedingungen ein neues Maß der Dringlichkeit angenommen hat. Um das, was wir essen – darunter extrem salzhaltige und flüssigkeitsarme industriell verarbeitete Lebensmittel –, zu verstoffwechseln, muss der Körper heute viel härter arbeiten. Der Mangel an flüssigkeitsreichem und flüssigkeitsspendendem Obst und Gemüse trocknet, ja dörrt uns allmählich aus. Obendrein sind wir auch noch ständig dem Licht von Leuchtstofflampen, trockener Heizungsluft und Klimaanlagen ausgesetzt, ganz zu schweigen von all den elektronischen Geräten, die uns zusätzlich dehydrieren. Und schlucken wir dann Medikamente, verschrieben oder rezeptfrei, gegen Schmerzen, Steifheit, Allergien oder andere chronische Beschwerden, die unser moderner Lebensstil auslöst, tun die auch noch ihr Übriges. Der FDA (Food and Drug Administration), der Lebensmittelüberwachungs- und Arzneimittelbehörde der Vereinigten Staaten, liegt eine lange Liste mit Medikamenten vor, die nachweislich klinische Dehydrierung verursachen. Vielleicht nehmen Sie eines dieser Medikamente zurzeit regelmäßig ein. Haben Sie schon mal Beruhigungsmittel oder Medikamente gegen Erkältungen und Allergien eingenommen? Falls ja, sind Ihnen die austrocknenden Eigenschaften der Medikamente bestimmt aufgefallen. Nehmen Sie manchmal Tabletten gegen Kopfschmerzen oder Schlafstörungen? Hat Ihr Arzt Sie darauf hingewiesen, dass Sie bei Einnahme dieser Medikamente unbedingt zusätzlich Wasser trinken sollten?

Eine weitere überraschende Ursache für Dehydrierung ist Bewegungsarmut, da sie die Wasserzufuhr zu den Zellen verlangsamt oder ganz unterdrückt und damit den so ungeheuer wichtigen Abtransport von Abfallstoffen be- oder verhindert. Sitzen, ob nun in Büros mit abgestandener Luft und künstlichem Licht oder stundenlang im Auto, saugt uns buchstäblich aus, indem es den Fluss von Wasser und Energie im Körper blockiert.

Und die Folge all dieser Faktoren? Die meisten Menschen befinden sich im konstanten Zustand der chronischen Dehydrierung. Das äußert sich in Erschöpfung, Unkonzentriertheit, Niedergeschlagenheit, Schlafstörungen[2] und sogar Übergewicht. Einer Studie von Dr. Tammy Chang und Kollegen[3] von der University of Michigan zufolge sind adipöse Menschen mit großer Wahrscheinlich auch schlecht hydriert. Eine weitere Studie vom Department of Human Nutrition, Foods, and Exercise der Virginia Tech[4] ergab, dass das Trinken von Wasser vor einer Mahlzeit eine Gewichtsabnahme unterstützen kann. Brenda Davy, leitende Wissenschaftlerin der Studie, dazu: »Im Laufe von zwölf Wochen hat sich herausgestellt, dass die Probanden, die dreimal täglich Wasser vor den Mahlzeiten tranken, etwa fünf Pfund mehr an Gewicht verloren als Probanden, die ihre Wasserzufuhr nicht erhöhten.«

Die Auswirkungen einer niedriggradigen chronischen Dehydrierung sind potenziell sehr belastend. Unserer Meinung nach ist diese Unterversorgung mit Wasser, diese *Hypo*-Hydrierung, die Wurzel zahlreicher weitverbreiteter Erkrankungen und Beschwerden. Zu den Symptomen gehören nachmittägliche Müdigkeit, eine nachlassende Gedächtnisleistung, Kopfschmerzen, Schwäche, Infektionen der Harnwege und Verstopfung. Es gibt jedoch noch andere Krankheitsbilder, deren Zusammenhang mit chronischer Dehydrierung vielleicht überraschen mag: Schlaflosigkeit, Immunschwäche, Gelenkschmerzen, Fibromyalgie, Diabetes Typ 2, Reflux und sogar Alzheimer. Darüber mehr im nächsten Kapitel; belassen wir es im Moment bei der Feststellung, dass eine Dehydrierung verheerende Folgen für die Gesundheit haben kann.

Wenn unsere Methode der Wasserversorgung bisher falsch war, was können wir dann ändern? Das erfahren Sie in diesem Buch.

Wir wissen natürlich, dass es *den* Weg zu vollkommener Gesundheit nicht gibt. Doch wir können ihr immerhin ein Stück entgegengehen. Es gibt demnach eine *bessere* Methode, den Körper mit Wasser zu versorgen, und sie wird sich ganz entscheidend auf Ihre Gesundheit, Ihre Vitalität und Ihre Lebensqualität auswirken.

Eine bessere Hydrierung

Wir stellen Ihnen eine ganz neue Methode vor, sich die Kraft des Wassers zunutze zu machen. Sie erfahren, wie Sie Ihren Körper richtig mit Wasser versorgen (ein kleiner Hinweis: Sie müssen dazu nicht vier Liter Wasser täglich in sich hineinschütten) und wie Sie dieses dann in die tieferen Muskelschichten, Zellen und Faszien – das Bindegewebe – transportieren, also dorthin, wo es am dringendsten benötigt wird. Wenn es um die ausreichende Wasseraufnahme geht, bedeutet Quantität nicht unbedingt Qualität. Wie bereits erwähnt, ist es die *Aufnahme*, die wichtig ist, weshalb wir Sie auch nicht dazu drängen, schlicht mehr zu trinken. Denn Wasser allein hydriert den Körper nicht effizient, im Gegenteil: Unter bestimmten Umständen kann es sogar schaden. Zu viel Wasser kann lebenswichtige Nährstoffe und Elektrolyte aus Zellen und Gewebe ausschwemmen, was die Leistungsfähigkeit einschränkt und der Gesundheit wenig zuträglich ist. In Kapitel 2 erfahren Sie, warum Sie Flüssigkeit nicht nur in Form von Wasser, sondern auch in Form von Pflanzen wie Obst, Gemüse, Samen und anderen flüssigkeitsspendenden Nahrungsmitteln aufnehmen sollten. Die Auswirkungen dieser Methode der Hydrierung können enorm sein, und wer sie erst einmal erlebt hat, wird ein Glas H_2O fortan mit anderen Augen betrachten.

Warum ist die richtige Versorgung des Körpers mit Wasser so wichtig? Bei Kindern hebt sie die Stimmung und steigert die Konzentrationsfähigkeit. Sportler können durch eine ausreichende und richtige Hydrierung bessere Leistungen erbringen, ganz im Sinne von schneller, höher, weiter. Bei Menschen, die mit gesundheitlichen Problemen wie Kopfschmerzen, Völlegefühl und Blähungen oder chronischen Erkrankungen zu kämpfen haben, kann die richtige Form der »Bewässerung« Symptome lindern und mehr Energie und Lebensfreude schenken. Bei älteren Menschen, denen es besonders schwerfällt, sich ausreichend mit Nährstoffen und Flüssigkeit zu versorgen, kann sie sogar lebensrettend sein. Nahrungsmittel, die dem Körper reichlich Wasser spenden, in die tägliche Ernährung einzubauen ist ganz einfach. Wir zeigen Ihnen, wie Sie den besten Weg der Hydrierung finden – damit Ihre Zellen nie mehr Durst leiden müssen!

Wir haben einen Fünf-Tage-Durstlöscher-Plan zusammengestellt, mit dem Sie sofort beginnen können und der Ihnen eine breite Auswahl an köstlichen Getränken, verschiedene Mahlzeiten und – das Herz des Programms – Smoothies bietet; sie alle enthalten die wasser- und nährstoffreichsten Nahrungsmittel, die Sie besser, tiefer und länger anhaltend hydrieren. Allerdings hat eine effektive Hydrierung noch eine zweite Komponente, denn die Wasser*aufnahme* allein reicht nicht. Wichtig ist auch, dass und wie das Wasser anschließend ins Gewebe gelangt. Und so erläutern wir in Kapitel 3, warum Bewegung ein entscheidender Bestandteil der erfolgreichen Hydrierung ist. Ein Schlüsselelement dabei sind die sogenannten Mikrobewegungen: Die kleinen, einfachen Bewegungen, mehrmals am Tag ausgeübt, transportieren die Flüssigkeit dorthin, wo sie am meisten gebraucht wird, nämlich in bestimmte Gewebe und Organe. In Kapitel 4 stellen wir Ihnen diese Mikrobewegungen ausführlich vor. Wenn Sie unserem einfachen Fünftageplan folgen, werden Sie sich energiegeladener und konzentrierter fühlen und sich über eine bessere Verdauung freuen können. Und wir versprechen Ihnen: Sie werden unsere Hydrierungsstrategien und die tägliche Bewegung nicht mehr missen wollen, weil sie Ihnen nicht nur Schmerzfreiheit, sondern auch eine neue und bislang nicht gekannte Lebenskraft bescheren.

Sind Sie dehydriert?

Mit den folgenden Fragen können Sie herausfinden, ob Sie von Dehydrierung betroffen sind.

- Nehmen Sie nur schwer ab, auch wenn Sie es wirklich versuchen?
- Haben Sie vermehrt Durst?
- Leiden Sie an Verstopfung?
- Scheiden Sie weniger Urin aus?
- Fühlen Sie sich aufgebläht?
- Leiden Sie an *Brain Fog*, einem diffusen Gefühl im Kopf, das Ihnen die Konzentration raubt und Sie ständig die einfachsten Dinge vergessen lässt?
- Leiden Sie an nachmittäglicher Müdigkeit?
- Sind Sie oft auch tagsüber müde?
- Ist Ihnen manchmal schwindelig?
- Schlafen Sie schlecht?
- Leiden Sie an Muskelverhärtungen?
- Leiden Sie an Gelenkschmerzen?
- Haben Sie häufiger Kopfschmerzen?
- Haben Sie trockene Haut?
- Haben Sie oft rissige Lippen?
- Leiden Sie an trockenen Augen?
- Haben Sie öfter ein trockenes Gefühl im Mund?
- Haben Sie Mundgeruch?
- Haben Sie häufig einen trockenen Hals?
- Glauben Sie, dass Sie mehr Wasser trinken sollten?

Wenn Sie auch nur eine dieser Fragen mit Ja beantwortet haben, könnte Ihr Körper Ihnen signalisieren, dass er mehr

Flüssigkeit braucht. Und machen Sie sich diese Grundregel der Therapie bewusst: Wasser trinken allein reicht nicht aus!

Im Folgenden erfahren Sie, wie Sie genügend Flüssigkeit bekommen und hydriert bleiben. Ihre Gesundheit hängt davon ab.

Unsere Umgebung trocknet uns aus

»Aber ich trinke doch schon pausenlos Wasser«, denken Sie jetzt vielleicht. »Wie sollte ich da dehydriert sein?«

Selbst wenn wir glauben, genug Wasser zu trinken, sind wir dennoch alle ständig unterschwellig erschöpft und haben mit Faktoren unseres modernen Lebensstils zu kämpfen, die uns auf vielfältige Art und Weise Wasser rauben. Vergleichen wir einen gesunden Körper mit einer gedeihenden Pflanze – in nährstoffreichem Boden verwurzelt, mit Mineralien und Feuchtigkeit versorgt, Sonnenlicht und Wasser in üppiges Grün umwandelnd –, so müssen wir uns unseren heutigen, nicht ausreichend hydrierten Körper wie eine verkümmerte Pflanze mit welken Blättern und vertrockneten Stängeln vorstellen. Fühlen Sie sich manchmal genau so?

Der Mensch verliert schätzungsweise zwei bis drei Liter Wasser täglich, und zwar allein durch den Atem, durch Schweiß, Urin und Darmbewegungen. Denken Sie immer an den guten alten Spruch: Was reingeht, muss auch wieder raus – und umgekehrt. Die Menge an Wasser, die der Körper täglich verliert, muss der Menge an Wasser entsprechen, die anschließend wieder aufgenommen wird; dieses empfindliche Gleichgewicht wird in der Medizin auch als Homöostase bezeichnet – ein Zustand, ohne den der Körper nicht überleben kann.

Wird dieser Wasserverlust nicht vollständig ausgeglichen, sendet das Gehirn Hormonsignale; Wasser wird dann nicht aus lebenswichtigen Bereichen abgezogen und zu entscheidenden Organen wie Gehirn, Herz und Leber geleitet. Da Durst nicht immer frühzeitig vor einer Dehydrierung warnt, können wir sehr leicht in den Zustand der Unterversorgung rutschen, ohne es überhaupt zu bemerken.[5] Dehydrierung ist ein schleichender Prozess.

Wie erkenne ich, dass ich dehydriert bin?

Leider kennt die Wissenschaft keine exakten Methoden zur Bestimmung einer chronischen Dehydrierung: Es gibt weder einen gesicherten Test, den Ihr Arzt durchführen könnte, noch eine Tabelle, an der Sie Ihren Hydrierungsgrad ablesen könnten. Allerdings gibt es zuverlässige Indikatoren, die darauf hinweisen, dass Ihr Körper mehr Flüssigkeit braucht. Die einfachen Selbsttests unten können Sie problemlos zu Hause durchführen; sie zeigen, wie es um Ihre Hydrierung bestellt ist.

- **Sehen Sie sich Ihren Urin an.** Die Farbe des Urins kann gut als erster Indikator für den Zustand Ihres Wasserhaushalts herangezogen werden. Urin besteht aus Wasser, Harnstoff (einem Abbauprodukt des Stoffwechsels), organischem Material wie beispielsweise Kohlenhydraten, Enzymen, Fettsäuren und Hormonen sowie aus Elektrolyten. Als Faustregel gilt: Normaler Urin ist durchsichtig oder hat eine hellgelbe Farbe. Wenn Sie Vitamine zur Nahrungsergänzung oder bestimmte Medikamente einnehmen, ist das Gelb etwas satter. Dunkelgelber Urin deutet auf eine Dehydrierung hin, ebenso wie eine wahrnehmbar geringere Urinausscheidung.

- **Machen Sie den Hauttest.** Nehmen Sie etwas Haut auf dem Handrücken zwischen Daumen und Zeigefinger der anderen Hand und lassen Sie los. Bildet sich ein »Zelt«, nimmt die Haut also nicht sofort wieder ihre ursprüngliche Form an, sind Sie wahrscheinlich dehydriert.
- **Drücken Sie fünf Sekunden lang auf einen Fingernagel.** Lassen Sie anschließend los, und beobachten Sie, wie lange es dauert, bis der Nagel wieder seine ursprüngliche Farbe annimmt. Bei guter Hydrierung dauert dies nur eine bis drei Sekunden. Dauert es länger als fünf Sekunden, ist eine Dehydrierung wahrscheinlich.
- **Behalten Sie Ihr Gewicht im Auge.** Sich vor und nach dem Sport zu wiegen mag ein wenig obsessiv erscheinen, doch wenn Sie in einer warmen Umgebung oder besonders lange oder hart trainieren, ist es sinnvoll, den Überblick über den Wasserverlust zu behalten. Das machen auch Spitzensportler. Wenn Sie Ausdauersport betreiben und länger als eine Stunde am Stück trainieren, sollten Sie sicherstellen, dass der Wasserverlust nicht allzu groß ist, und ihn nach dem Sport vor allem wieder ausgleichen (siehe dazu auch unsere Empfehlungen in Kapitel 6).

Denken Sie nur einmal an einen typischen Tag im Büro, an dem man kaum aus dem Schreibtischstuhl aufsteht, sich vielleicht sogar das Mittagessen liefern lässt. Wenn wir über einen langen Zeitraum hinweg sitzen, hat der Körper Schwierigkeiten, das aufgenommene Wasser in die Zellen zu befördern und Abfallprodukte des Stoffwechsels aus den Zellen abzutransportieren. Das Sitzen dörrt uns buchstäblich aus, weil es den Fluss des Wassers im Körper behindert.

Sollten wir also künftig die doppelte Menge H_2O in uns hineinkippen? Nein! Neuesten Forschungen zufolge gibt es einen besseren und klügeren Weg. Einen Weg, bei dem wir uns besser fühlen, besser funktionieren und obendrein noch besser aussehen. Gesagt werden muss an dieser Stelle jedoch auch, dass es in diesem Buch um die alltägliche Dehydrierung, nicht um die fortgeschrittene Variante geht, bei der Sie früher oder später mit einer Tropfinfusion im Krankenhaus landen. Wir zeigen Ihnen, wie Sie Ihrem Körper das Wasser zurückgeben können, das er durch ganz normale Alltagstätigkeiten verliert: Toilettenbesuche, Schwitzen, Stress und Umweltfaktoren wie überhitzte Räume, Verkehrsstaus, trocken aufbereitete Lebensmittel, Medikamente – eben alles, womit sich der moderne Mensch heute so herumschlägt.

Selbst die niedriggradigste Dehydrierung kann enorme Auswirkungen haben: Schon eine um zwei Prozent verringerte Hydrierung führt zu *messbaren* kognitiven Verlusten.[6] Zwei Prozent – das ist weniger als ein Liter Wasserverlust! Der reicht schon aus, um die kognitiven und sensorischen Fähigkeiten zu mindern. Die Auffassungsgabe verringert sich, das Urteilsvermögen ist beeinträchtigt. Das Leben ist plötzlich weniger bunt, und das können Sie ruhig wörtlich nehmen. Nur weil Ihr Gehirn zwei Prozent weniger Wasser bekommt – was übrigens den meisten Menschen im Laufe eines Tages mindestens einmal passiert. Meist setzt die Dehydrierung gegen drei Uhr nachmittags ein, gegen neun Uhr abends sind die Speicher dann nahezu leer. Wieder und wieder, jeden Tag, unser ganzes Leben lang. Wir trocknen aus. Und dieses Austrocknen beschleunigt auch das Altern.

Eine Dehydrierung kann für beinahe jeden gesundheitlichen Aspekt negative Folgen haben. Jüngste Forschungen renommierter Universitäten, medizinischer Einrichtungen und sogar der U.S. Army zeigen, dass selbst die geringfügigste Dehydrierung Beschwerden verschlimmern kann, darunter etwa Gelenkschmerzen, Migräne und postoperative Schmerzen.[7] Darüber hinaus beeinträchtigt sie unsere Konzentrationsfähigkeit[8] und regt den Appetit an.

Aber all das muss nicht sein.

Wasser aus der Flasche ist nicht die Lösung

Eigentlich könnten wir mittlerweile genug über die Bedeutung ausreichenden Trinkens wissen, um unseren Körper mit genügend Wasser zu versorgen. Im Grunde müssten wir so gut hydriert sein wie nie zuvor. Schließlich genießen die meisten Menschen in der westlichen Welt bzw. in den Ländern, die nicht zu den Entwicklungsländern zählen, heute das Privileg, jederzeit Zugang zu sauberem Wasser zu haben – wenn nicht direkt aus dem Wasserhahn, dann in Flaschen abgefüllt. Laut der Beverage Marketing Corporation ist der Verkauf von Wasser in Flaschen im Jahr 2015 um 7,9 Prozent angestiegen – nach einem siebenprozentigen Anstieg im Vorjahr. 2016 sind in den Vereinigten Staaten *über 48 Milliarden Liter* Wasser in Flaschen verkauft worden. Abgefülltes Wasser ist allgegenwärtig, sei es im Getränkeautomaten oder auf Supermarktregalen. Man bekommt Wasser aus natürlichen Quellen, mittels Umkehrosmose gereinigtes Wasser, Wasser mit Elektrolytzusatz, mit Kokos oder Aloe versetztes Wasser. Aber gibt es Studien, die belegen, dass diese Zusätze tatsächlich »gut« für uns sind, wie die Werbung behauptet? Sind diese überteuerten Wässer wirklich unsere einzige Option – die *»beste«* Option –, den Körper gesund hydriert zu halten?

Wasser in Flaschen ist sicherlich eine gesündere und zunehmend verbreitete Alternative zu Limonade & Co., doch hat die Plastikflasche auch eine versteckte dunkle Seite: Energieverbrauch, Abfallentsorgung und andere Umweltbelastungen. Je beliebter Wasser in Plastikflaschen ist, desto schwerwiegender sind die Probleme, die es mit sich bringt. Wussten Sie beispielsweise, dass …

- … man zur Herstellung einer 1-Liter-Flasche Wasser drei Liter Wasser benötigt?
- … sich der Verbrauch von Wasser in Flaschen zwischen 1997 und 2005 weltweit mehr als verdoppelt hat, wobei der Löwenanteil auf die Einwohner der Vereinigten Staaten entfällt, die im Jahr 2005 insgesamt rund 30 Milliarden Liter Wasser in Flaschen konsumierten, was einem Pro-Kopf-Verbrauch von knapp 100 Litern entspricht?
- … Wasser in Flaschen rund 2,30 Euro pro Liter kostet, ein Liter Leitungswasser aber noch nicht einmal einen Eurocent?
- … Getränkebehälter 14 Prozent unseres Gesamtmülls ausmachen?[9]

Welche Ironie: Da trinken wir so viel Wasser und können den dehydrierenden Auswirkungen des modernen Lebens doch nichts entgegensetzen! Fakt ist: Das ganze Wasser hat es nicht geschafft, der Dehydrierung den Garaus zu machen – und Wasser in Plastikflaschen ist keine praktikable Lösung des Problems, weder auf kurze noch auf lange Sicht. Wasserknappheit, rekordverdächtige Dürren, das besorgniserregende Ausmaß der Wasserverschmutzung: All dies erinnert uns ständig daran, dass wir Wasser, das fundamentale Element des Lebens, nicht als selbstverständlich voraussetzen können. Wir brauchen dringend eine neue Quelle, um unseren täglichen Wasserbedarf zu decken. Durch das gewohnheitsmäßige Trinken von Wasser in Plastikflaschen unterstützen wir eben jene Industrie, die einen Großteil zur Verschmutzung unserer Umwelt beiträgt und Wasser als Ware sieht, nicht als Grundrecht und unentbehrlich für die Gesundheit aller Lebewesen. Wasser in Flaschen ist nicht nur ein unzulängliches Mittel, um uns ausreichend hydriert zu halten, es erschöpft darüber hinaus auch wertvolles Grundwasser und andere Wasserquellen; es produziert unnötigen Müll und ist exorbitant teuer.

Wir bieten eine Alternative: Der Durstlöscher-Plan für die Tiefenhydrierung basiert auf unserer Überzeugung, dass der Zeitpunkt des Trinkens ebenso wichtig ist wie die Menge und was wir trinken. Er verändert unsere Sicht auf diesen unendlich wertvollen Rohstoff und befreit uns gleichzeitig von unserer Abhängigkeit von Wasser in Plastikflaschen. Unsere Alternative ist nachhaltig und ermutigt die Leser dazu, sich kritischer mit den globalen Auswirkungen unserer Trinkgewohnheiten auseinanderzusetzen. Sie leistet einer besseren Zukunft unserer Welt am Rande des Wassernotstands Vorschub.

Wie fühlt sich Dehydrierung an?

Abgesehen von den Problemen, die Wasser und andere Getränke in Plastikflaschen mit sich bringen, kursieren die wildesten Fehlinformationen darüber, was man denn nun trinken sollte, ebenso wie darüber, wie und wann man es trinken sollte. Wie bereits erwähnt, ist Durst leider nicht immer der zuverlässigste Indikator einer beginnenden Dehydrierung. Wenn wir müde werden oder einen Anflug von Kopfschmerzen verspüren, assoziieren wir dies meist mit dem Bedürfnis nach Nahrung – fester Nahrung – und haben doch eigentlich Durst. Die Wissenschaftler nehmen an, die Anzeichen seien das eingebaute Alarmsystem des Gehirns, das uns signalisieren soll, dass der Körper hydriert werden muss – und zwar so schnell wie möglich. Wenn sich also Kopfschmerzen anbahnen, wir gereizt, unkonzentriert oder anderweitig nicht wir selbst sind, ist dies ein fast sicherer Hinweis darauf, dass wir bereits dehydriert sind.

Die Symptome können über ein diffuses benebeltes Gefühl und einen trockenen Mund jedoch auch weit hinausreichen. Forschungen zufolge ist eine mangelnde Hydrierung die Ursache zahlreicher, wenn nicht der meisten körperlichen und geistigen Beschwerden, auf die wir in Kapitel 1 noch näher eingehen werden. Ganz direkt infolge einer Dehydrierung kann es beispielsweise zu den folgenden Beschwerdebildern kommen:

- Kopfschmerzen bis hin zur Migräne
- Schwäche und Müdigkeit / Erschöpfung, sowohl alltäglich als auch im Zusammenhang mit bestimmten Erkrankungen wie etwa Fibromyalgie
- Benebeltes Denken und mangelnde Konzentrationsfähigkeit
- Infektionen der Harnwege
- Verstopfung
- Schlaflosigkeit
- Verringerte Immunität
- Herzerkrankungen
- Diabetes Typ 2
- Sodbrennen
- Demenz, auch Alzheimer

Cleveres Hydrieren

Wie versorgen Wüstenbewohner ihren Körper mit Wasser?

Hinsichtlich der optimalen Versorgung des Körpers mit Wasser wissen die Beduinen, arabische Wüstennomaden, definitiv, wie's geht: Sie nehmen die Flüssigkeit in fester Form auf. Bevor sie ihr Tagwerk beginnen, »wässern« sie ihre Organe erst einmal anständig – eine ihrer Schlüsselstrategien, die dazu führt, dass sie tagsüber weniger Wasser brauchen. Da die täglich aufgenommene Wassermenge eines erwachsenen Beduinen durchschnittlich nur rund einen Liter beträgt, rätselten Anthropologen lange darüber, wie die Nomaden unter den harten Wüstenbedingungen überhaupt überleben können. Dabei ließen die Forscher die Nahrungsaufnahme der Beduinen allerdings außer Acht. Die Grundlage der optimalen Hydrierung der Wüstenbewohner bilden Kamel- oder Ziegenmilch und Ziegenmilchbutter oder Ghee, die als Brotaufstrich und zum Kochen verwendet werden. Sowohl die Milch als auch die Butter zeichnen sich durch einen hohen Gehalt an Elektrolyten aus. Zudem kann man ethnografischen Beschreibungen entnehmen, dass Beduinen in schwerer, schwarzer Bekleidung reisen, die in Kombination mit Atem und Schweiß ein »Befeuchtungszelt« ergibt – sie tragen gewissermaßen immer ein feuchtes Mikroklima mit sich herum.

Über Wasser, unser häufigstes Element, wissen wir immer noch viel zu wenig. Forscher und Ärzte haben nach wie vor keinen blassen Schimmer davon, wie das Wassermolekül eigentlich funktioniert, wie es die Gesundheit fördert und wie viel Wasser wir wirklich brauchen, um gut hydriert zu sein. Eines wird jedoch immer klarer: Eine ausreichende Hydrierung ist für unsere Gesundheit wichtiger als bislang angenommen.

Zum Glück finden Forscher jeden Tag etwas Neues und Spannendes über Wasser heraus. Etwa dass Wasser chronische Erkrankungen potenziell stoppen kann und so zu unserer allgemeinen Gesundheit beiträgt. Wir haben die Forschungslage für Sie aufbereitet und zeigen Ihnen anhand neuester wissenschaftlicher Studien, wie Sie Ihren Körper cleverer als mit Wasser aus Plastikflaschen hydrieren können. Beim Schutz vor chronischen Erkrankungen geht es nicht darum, die täglich aufgenommene Wassermenge zu erhöhen, sondern darum, die Wasseraufnahme im Körper zu optimieren. Bahnbrechende Studien – noch immer in Labors und auch jenseits der Laborwände durchgeführt – belegen, dass in Pflanzen gespeichertes Wasser den Körper effektiver und vollständiger mit Wasser versorgt als das aus dem Wasserhahn allein. Wie das geht? Es sind die Pflanzenfasern, die uns darin unterstützen, die Flüssigkeit zu absorbieren, und die unser Verständnis von optimaler Hydrierung revolutioniert haben.

Wasser aus Pflanzen hydriert am besten

Pflanzen – Blattgrün, Früchte, Gemüse, Wurzeln, Nüsse und Samen – sind schon seit jeher für ihre wertvollen Nährstoffe bekannt. Doch mittlerweile lassen die Ergebnisse laufender Forschungen sogar darauf schließen, dass die Aufnahme von in Pflanzen gespeichertem Wasser besser für die Gesundheit ist als das Trinken von Wasser. Denn es ist bereits gereinigt, es ist basisch, es hat den perfekten pH-Wert, es ist mineralienreich, steckt voller Nährstoffe, es ist strukturiert (darüber später mehr) und so energetisiert, dass unsere Zellen es ganz leicht aufnehmen können. Denken Sie an all das, wenn Sie das nächste Mal einen köstlich reifen Pfirsich essen. Der Saft, der Ihnen dabei vom Kinn tropft, ist eine andere, potentere, wirksamere Art von Wasser. Frühen Forschungsergebnissen zufolge ist dieses Pflanzenwasser wahrscheinlich die effektivste Weise, den Körper mit Wasser zu versorgen. Clevere Mutter Natur – auch was die Verpackung angeht!

Da die Forschung zu diesem Thema so jung ist, bestätigt bislang noch keine ausreichende klinische Praxis diese These. Wir haben sie trotzdem zu unserem Ausgangspunkt gemacht. In den vergangenen zweieinhalb Jahren haben wir gemeinsam mit über vierhundert Patientinnen und Patienten an der Verbesserung ihres Hydrierungszustands gearbeitet und konnten bezüglich Gesundheit und Lebensqualität erstaunliche Fortschritte beobachten.

Vor Ihnen liegt die Zusammenstellung unserer Forschungen und Fallstudien. Sie alle machen den Durstlöscher-Plan so ungeheuer effektiv.

Ebenfalls in diese neuesten Forschungsergebnisse eingeflossen sind unsere eigenen Studien und Jahre der praktischen Erfahrung als ganzheitliche Ärztin und Kulturanthropologin. So erfahren Sie, wie Sie durch die perfekte Kombination von Gemüse, Obst und anderen flüssigkeitsreichen Zutaten mehr Wasser aufnehmen und optimal hydriert bleiben.

Der Fokus auf eine gesunde, pflanzenbetonte Ernährung mit Smoothies, Suppen und anderen flüssigkeitsspendenden Mahlzeiten wird durch unsere »Rezepte« für einfache Mikrobewegungen ergänzt. Letztere dienen dazu, die Flüssigkeit im Köper an die richtigen Stellen, also tief in die Zellen hinein zu befördern. Sie können einfach in Ihren Tagesablauf integriert werden, egal, wo Sie sich befinden, und unabhängig von Ihrem persönlichen Fitnesszustand.

Während die Wissenschaftler noch untersuchen, wie genau Pflanzen die Hydrierung in den Zellen verbessern, durften wir die Ergebnisse schon mit eigenen Augen sehen: bei den Patientinnen und Patienten, die unseren Durstlöscher-Plan bereits anwenden. Und die zeigen, dass in Pflanzen gespeichertes Wasser nicht nur nährstoffreich ist, sondern auch eine bessere Flüssigkeitsaufnahme ermöglicht.

In der Folge werden Sie sich energiegeladen wie nie zuvor fühlen! Denn endlich bekommt Ihr Körper ausreichend Wasser. Dadurch werden Ihre Körperfunktionen in jeder nur erdenklichen Hinsicht verbessert, was Sie wiederum vor unerwünschter Gewichtszunahme, vorzeitiger Alterung und zahlreichen Erkrankungen schützt. Doch nicht nur das: Sie finden in diesem Buch auch Fallbeispiele von Patienten, die den Durstlöscher-Plan ausprobiert haben und von der Verbesserung ihrer Lebensqualität berichten. Zudem bekommen Sie faszinierende Einblicke in anthropologische Forschungen, die belegen, dass viele alte und indigene Völker den Weg zur optimalen Versorgung des Körpers mit Wasser gefunden haben – und der führt, Sie werden es schon ahnen, über Pflanzen. Unser Ziel war es, uralte Praktiken mit modernsten Forschungsergebnissen und klinischen Erfahrungen zu ergänzen.

Sie werden die Wirkungen unseres Fünf-Tage-Durstlöscher-Plans augenblicklich spüren, und im Laufe der folgenden Wochen und Monate werden die sich immer mehr konsolidieren. Unsere Methode wurzelt in traditionellen Techniken, die Kulturen auf der ganzen Welt anwenden und durch jahrtausendelange Erfahrung in Trial-and-Error-Versuchen perfektioniert haben. Wir haben die Wirksamkeit der Techniken in Zusammenarbeit mit anderen Wissenschaftlern und Heilpraktikern lediglich bestätigt.

Damit Sie sofort loslegen können, stellen wir Ihnen hier schon einmal die drei Grundpfeiler unseres Durstlöscher-Plans vor. Alle wichtigen Details dazu finden Sie in den folgenden Kapiteln.

1. **Optimale Absorption.** Um das Maximum aus dem Wasser herauszuholen und es Ihrem Körper bis hinunter zur Zellebene zur Verfügung zu stellen, sollten Sie ein paar Regeln beachten:
   - ☐ Trinken Sie gleich nach dem Aufwachen 250 bis 500 Milliliter Wasser mit einer Prise Meersalz und etwas frisch gepresstem Zitronensaft, um Ihre Wasservorräte aufzufüllen und Ihre Organe so richtig zu wässern.
   - ☐ Nehmen Sie mindestens einen grünen Smoothie pro Tag zu sich.
   - ☐ Trinken Sie 200 bis 250 Milliliter Wasser vor jeder Mahlzeit.
   - ☐ Bewegen Sie sich.

2. **Flüssigkeit in Form von fester Nahrung aufnehmen.** Lebensmittel mit einem hohen Wassergehalt können die Tiefenhydrierung enorm ankurbeln. Unsere pflanzenreichen Smoothies etwa hydrieren Sie weit besser als die *gleiche Menge Wasser aus der*

Flasche. Wir zeigen Ihnen, wie Sie mehr flüssigkeitshaltige Lebensmittel in Ihre Mahlzeiten integrieren können.

3. **Das Wasser mittels Bewegung verteilen.** Durch schlichte, aber entscheidende Mikrobewegungen transportiert Ihr Körper die aufgenommene Flüssigkeit bis tief ins Gewebe. Dies schenkt Ihnen Beweglichkeit und Schmerzfreiheit.

DR. DANAS FALLSTUDIE

ELIZABETH

Elizabeth ist eine gesunde 56-jährige Flugbegleiterin. Ihr allgemeiner Gesundheitszustand ist gut, nur das Fliegen macht ihr in letzter Zeit zu schaffen. Denn Fliegen trocknet den Körper bekanntermaßen aus: Die Haut wird schuppig, man fühlt sich müde, erschöpft und irgendwie benebelt, die Muskeln schmerzen – die Liste der Symptome ist lang, und Elizabeth hatte sie alle. In ihrem Alter dachte sie auch an die Wechseljahre, wenngleich die typischen Symptome wie Hitzewallungen und vaginale Trockenheit ausblieben. (Viele Frauen werden jetzt denken: »Die Glückliche!«) Und so hatte sich Elizabeth bereits über Hormonersatztherapien informiert, da sie dachte, damit würde sie sich nicht mehr so »lätschig« fühlen, wie sie es ausdrückte. Als sie in meine Praxis kam und um ein entsprechendes Rezept bat, schlug ich ihr jedoch vor, dass wir uns gemeinsam erst einmal genauer ansahen, was mit ihr los war, bevor wir derart in den Hormonhaushalt ihres Körpers eingriffen. Ich habe zwar nichts gegen das Verschreiben von bioidentischen Hormonen, handle aber dennoch nach dem Prinzip »Weniger ist mehr«. Außerdem war ohnehin nicht klar, ob Elizabeth tatsächlich Hormone brauchte, also beschlossen wir, zunächst einige Tests durchzuführen.

In der Zeit, in der wir auf die Untersuchungsergebnisse warteten, sollte Elizabeth das Durstlöscher-Programm durchführen. Als sie drei Wochen später wieder in meiner Praxis erschien, konnte sie es kaum glauben. Müdigkeit: weg. Benebeltes Gefühl im Kopf: weg. Muskelschmerzen: verschwunden. Zudem fiel mir auf, dass Elizabeths Haut geradezu strahlte. »Unglaublich – ich bin wieder voller Energie und nach einem langen Flug längst nicht mehr so müde! Und viel geduldiger mit schwierigen Passagieren.«

Anschließend sprachen wir noch einmal über die potenzielle Hormonersatztherapie. Die Untersuchungsergebnisse zeigten, dass Elizabeths Blutwerte wieder völlig normal waren, und es ging ihr mit dem Durstlöscher-Programm so gut, dass wir die Hormontherapie ohne Bedenken noch ein wenig verschieben konnten. Sie führte das Programm weiter durch und empfahl es auch ihren Kolleginnen und Kollegen. Bei ihrem nächsten Termin mehrere Monate später erzählte sie mir, dass auch diese begeistert waren: mehr Energie, eine viel bessere Haut, mehr Konzentration, dafür allgemein weniger Schmerzen und Beschwerden. Sie alle blieben bei dem Programm – und machen Witze über ihre Chiasamenverstecke im Flugzeug.

Warum werde ich auf Flügen immer so durstig?

Flugzeuge gehören mit Sicherheit zu den dehydrierendsten Orten, an denen wir uns aufhalten können. Das weiß jeder, das spürt jeder. Dehydrierung, nicht der Jetlag, ist der Grund, warum wir uns nach einem Flug so müde fühlen. Hinzu kommt, dass die rezirkulierte Luft im Flugzeug weniger feucht ist als die Luft, die wir normalerweise atmen, was uns zusätzlich austrocknet. In Flugzeugkabinen herrscht oft nur eine Luftfeuchtigkeit von weniger als 20 Prozent, im Gegensatz zu den 50 Prozent, die der Mensch braucht, um sich wohlzufühlen. Und auf langen Flügen ist es sogar noch schlimmer: Bei Flügen über den großen Teich beispielsweise herrscht nur etwa ein Prozent Luftfeuchtigkeit in der Kabine. Deshalb werden wir durstig, und Lippen, Augen sowie Nase trocknen aus. Mit den folgenden Tipps können Sie dem jedoch entgegenwirken:

- **Als Faustregel gilt: Trinken Sie pro Stunde Flug rund 250 Milliliter Wasser.** Setzen Sie dem Wasser wenn möglich eine Prise natürliches Salz zu, damit Sie die Mineralien, die Sie mit dem Wasser aus dem Körper spülen, wieder durch Elektrolyte ersetzen. Nehmen Sie am besten immer ein kleines Tütchen natürliches Salz mit, vorzugsweise in einem durchsichtigen Zipbeutel. Unserer Meinung nach sind eine Flasche Wasser mit natürlichem Salz sowie ein Apfel besser als zwei Flaschen Wasser. Die Pflanzenfasern halten Sie länger hydriert.
- **Nehmen Sie ein kleines Tütchen mit Chiasamen, Hanfsamen, Kürbiskernen oder Sonnenblumenkernen mit.** Mahlen Sie die Samen bzw. Kerne zu Hause in der Kaffeemühle, und geben Sie mindestens 1 Esslöffel davon direkt ins Wasser. Sie können sie aber auch ganz zum Wasser verzehren. So können Sie das Wasser besser absorbieren, und außerdem energetisieren Sie es.
- **Achten Sie auf Ihre Sitzhaltung im Flugzeug.** Dieser kleine Trick sorgt für eine bessere Haltung: Setzen Sie sich für einen Augenblick ganz gerade hin, und platzieren Sie anschließend eine Jacke, einen Pulli, ein Kissen oder ein Buch zwischen Ihrem Rücken und der Sitzlehne, etwa in Höhe Ihres Bauchnabels. Dies ist der Punkt, der Ihre gesamte Wirbelsäule aufrichtet und den Wirbelkanal längt, sodass die Gelenkflüssigkeit optimal fließen kann. Sie werden die wohltuende Wirkung sofort spüren.
- **Gehen Sie auf die Toilette, auch wenn Sie nicht müssen.**

Wenn Sie sich mindestens einmal in der Stunde etwas bewegen und die Beine ausstrecken, werden Sie viel weniger müde landen. Sollten Sie keinen Gangplatz haben und Ihr Sitznachbar genervt sein, haben Sie immerhin die innere Gewissheit, dass Sie durch das Aufstehen auch ihm die Müdigkeit am Zielort ersparen – wenn nicht sogar eine tiefe Venenthrombose, da es bei sehr langem Sitzen auch zu Blutgerinnseln kommen kann. Weitere Details dazu finden Sie in Kapitel 1.

- **Machen Sie während des gesamten Flugs Mikrobewegungen.** Kinn zur Brust, Ohr zur Schulter und mit den Schulterblättern die Rückenlehne massieren. Siehe dazu auch Kapitel 8.
- **Gönnen Sie sich eine Gesichtsmassage.** Massieren Sie sanft Ihre Schläfen und den Bereich hinter den Ohren. Das sieht zwar aus, als hätten Sie Kopfschmerzen, doch befördern Sie damit die Flüssigkeit im Körper an Schlüsselstellen, die Müdigkeit vermeiden helfen.
- **Befeuchten Sie Gesicht und Hände.** Jede Creme oder Lotion auf Aloe-vera-Basis schützt ausgezeichnet vor der trockenen, ständig im Flugzeug zirkulierenden Luft. Sie hält die Feuchtigkeit im Körper und besitzt darüber hinaus antibakterielle und antivirale Eigenschaften. Empfehlenswert ist auch eine Nasensalbe, mit der Sie die Schleimhäute feucht halten; das wehrt zusätzlich durch die Luft übertragene Erreger ab.[10]

Sie werden staunen, welche positiven Auswirkungen eine optimale Hydrierung auf Ihren Körper hat:

- Sie können sich besser konzentrieren und leiden fortan nicht mehr an Brain Fog – einem benebelten Gefühl im Kopf –, von dem so viele Menschen betroffen sind.
- Sie fühlen sich energiegeladen und vital und können der durch Dehydrierung verursachten Müdigkeit und Erschöpfung Lebewohl sagen.
- Da die Zellfunktion im ganzen Körper reibungsloser vonstattengeht, wird sich Ihre Verdauung, insbesondere die Ausscheidung, verbessern, was zur effektiveren Ausschwemmung von Gift- und Schadstoffen aus dem Körper führt.
- Sie werden besser und tiefer schlafen. Kein Witz – Wasser schafft, was kein pflanzliches oder chemisches Medikament zustande bringt.
- Ihre Beweglichkeit wird sich verbessern, da Gelenke, Muskeln und Faszien nun gut »geschmiert« sind. Und ob Sie es glauben oder nicht: Selbst unsere Knochen bestehen zu 31 Prozent aus Wasser.
- Es wird Ihnen endlich gelingen abzunehmen. Wasser ist einer der besten Verbündeten im Kampf gegen überflüssige Pfunde, womit auch der Jo-Jo-Effekt ein für alle Mal passé ist.
- Sie werden sich weniger aufgebläht fühlen, und auch Schwellungen gehen zurück. Nie wieder geschwollene Knöchel! Ihre Kleidung passt Ihnen wieder besser.
- Ihre Haut wird strahlen, und Sie werden jünger aussehen – Feuchtigkeit macht Ihre Haut prall.
- Entzündungsprozesse verringern sich, da Abfallstoffe effizienter abtransportiert werden.

Pflanzen und unser Planet

Die Entdeckung, dass Pflanzen eine so wichtige Rolle bei der Hydrierung spielen, hätte zu keinem entscheidenderen Zeitpunkt kommen können. Der Zugang zu sauberem Wasser in ausreichender Menge hat sich zu einem massiven Problem unserer Gesellschaft entwickelt, Wasserknappheit und Wasserreinheit zu immer drängenderen Themen. Es kommt weltweit immer häufiger zu lebensbedrohlichen Dürren, was die globalen Wasservorräte noch weiter schröpft. Das vorliegende Buch kombiniert das traditionelle Wissen alter Völker mit den neuesten wissenschaftlichen Erkenntnissen zum Thema Wasser und *effiziente* Hydrierung. Vereinfacht ausgedrückt, erfahren Sie in diesem Buch, wie Sie weniger Wasser trinken und trotzdem besser hydriert, mit wichtigen Nährstoffen versorgt und beweglicher sein können. Und diese Herangehensweise hilft nicht nur uns, sondern auch unserem Planeten. Die Lösung, die wir Ihnen in diesem Buch bieten, ist nachhaltig, dauerhaft und allgemein verfügbar.

Lesen Sie weiter, und sehen Sie selbst, wie Sie nicht nur Ihren Durst löschen, sondern auch viel für Ihre Gesundheit und Ihre Vitalität tun können.

Kapitel 1

Die neue Wissenschaft vom Wasser: Wie der Wasserhaushalt des Körpers unsere Gesundheit beeinflusst

Nichts ist weicher oder biegsamer als Wasser,
und doch kann nichts ihm Widerstand leisten.
– *Laozi*

Ausreichend zu trinken ist ein menschliches Grundbedürfnis, und doch begehen wir nach wie vor den Fehler, seine Wichtigkeit zu unterschätzen. Der Grad der Hydrierung beeinflusst die Funktionsfähigkeit des Immunsystems, die Elastizität der Haut, das Energieniveau, die Bewegungsfähigkeit und die allgemeine Widerstandskraft des Körpers gegen Krankheiten und vorzeitiges Altern. Er bestimmt sogar darüber, wie wir uns am Morgen nach dem Aufwachen fühlen.

Da die Wissenschaft immer mehr Kenntnisse über die Wasserversorgung und -regulierung des Körpers erhält – und wie wir in diesem Buch nicht müde werden zu betonen, reicht es durchaus nicht, einfach acht Gläser Wasser pro Tag in sich hineinzuschütten –, wird auch immer deutlicher, dass die Menge des täglich aufgenommenen Wassers nur die halbe Miete ist. Wir wissen mittlerweile, dass, *was* getrunken wird, *wann* es getrunken wird und *wie* der Körper die Flüssigkeit anschließend in die Zellen transportiert, ganz entscheidende Faktoren für Gesundheit und Wohlbefinden sind. Deshalb wollen wir im Folgenden die Wissenschaft vom Wasser und der Hydrierung genauer unter die Lupe nehmen.

Schwer zu messen

Es gibt verschiedene Möglichkeiten zu bestimmen, aus wie viel Wasser wir bestehen, doch wurde dabei nicht bedacht, welche Untersuchungsmethoden zum Einsatz kamen, also wann und bei wem der Wasseranteil gemessen wurde. Babys beispielsweise bestehen zu 75 Prozent aus Wasser, ältere Menschen teilweise nur noch zu 55 Prozent – mit zunehmendem Alter verliert der Körper immer mehr Flüssigkeit. In unserem Inneren ist das Wasser ständig in Bewegung: Es ändert seine Form und seine Funktion, wird zu Blut, Atem oder Gelenkflüssigkeit. Um all das zu verstehen, brauchen wir eine differenziertere Art, das Wasser im Körper zu messen.

Brian Richter, ein renommierter Wasserforscher, hat diese mathematische Seite der Hydrierung in Angriff genommen. In einem 2012 veröffentlichten Post auf der Webseite des *National Geographic* mit dem Titel »Walking Water« (»Wandelndes Wasser«) schreibt er:

> Stellen Sie sich vor, Sie schleppen 54 Kilo Wasser … mit sich herum, den ganzen Tag, jeden Tag, sieben Tage die Woche. Kein Wunder, dass ich abends immer so müde bin … Dazu noch rund zehn Kilo Haut, und heraus kommt, dass die Evolution in Millionen von Jahren im Grunde einen von Fleisch umhüllten Wasserballon auf zwei Beinen namens Mensch hervorgebracht hat … An einem normalen Tag verlieren wir durch Atem, Urin und Schweiß rund 2,25 Liter Wasser, was etwa fünf bis zehn Prozent des gesamten Wassergehalts des Körpers entspricht.

Schon bei einem Wasserverlust von ungefähr 0,75 Litern, so Richter weiter, lassen kognitive Funktionen, Aufmerksamkeit und Konzentrationsfähigkeit nach. »Beträgt der Wasserverlust etwa dreieinhalb Liter, hat der Betroffene aller Wahrscheinlichkeit nach schwere Kopfschmerzen. Bei siebeneinhalb Litern erfolgt die Einweisung ins Krankenhaus. Bei über zehn Litern kommen Sie gleich in die Pathologie.«

Um wirklich zu begreifen, wie wichtig Wasser für uns ist, werfen wir einen Blick auf die Molekularebene. Denn in der Welt der Moleküle bestehen wir nicht zu 60 Prozent aus Wasser, auch nicht zu 70 und noch nicht einmal zu 75 – in der Welt der Moleküle bestehen wir zu 99 Prozent aus Wasser. Wie das sein kann? Wenn das stimmt, wären wir dann nicht nur Wasserpfützen? Um auf die Zahl zu kommen, müssen wir alle Moleküle im Körper zählen. Und dann stellen wir fest, dass 99 von 100 Molekülen Wassermoleküle sind. Was daran liegt, dass Wasser das kleinste Molekül ist. Eine ganze Menge H_2O, das da in unserem Körper herumschwimmt! Und was macht es da? Lassen Sie es uns herausfinden.

Wasser tut dem Körper gut

Wie können ein einfaches Sauerstoffatom und zwei Wasserstoffatome so viel ausrichten?

Zwischen dem Sauerstoffatom und den Wasserstoffatomen besteht ein polares Arrangement: Wasserstoff ist positiv geladen, Sauerstoff negativ. Dies ermöglicht es dem Wassermolekül, zahlreiche andere Arten von Molekülen anzuziehen, etwa Salz (NaCl). Wasser kann Salz auflösen, weil der Wasserstoff die negativ geladenen Chloridionen anzieht und der negativ geladene Sauerstoff die positiv geladenen Natriumionen. Substanzen, die sich leicht in Wasser lösen – etwa Zucker oder Salz –, nennt man hydrophil (wasserliebend), während Substanzen, die in Wasser nur schwer oder gar nicht löslich sind – beispielsweise Öl –, als hydrophob (wasserabstoßend oder -abweisend) bezeichnet werden.

Doch es ist nicht nur die *chemische* Zusammensetzung des Wassers, die es zu einem exzellenten Lösungsmittel macht, was zur Folge hat, dass es auf seinem Weg, ob nun im Boden oder in unserem

Körper, wertvolle chemische Stoffe, Mineralien und Nährstoffe an sich binden und so beispielsweise in unsere Zellen transportieren kann. Darüber hinaus ist es auch die *molekulare* Konfiguration des H_2O, die dazu führt, dass Wasser etwas in die Zellen hinein- und aus den Zellen heraustransportieren kann. Faktisch baut Wasser Material auf molekularer Ebene ab.

Obendrein ist das Molekül für unseren Körper so ungeheuer wichtig, weil es ihm hilft, die Homöostase in den Zellen aufrechtzuerhalten. Und dieses prekäre Gleichgewicht kann Wasser dank fünf ganz entscheidender Funktionen halten:

1. **Wasser fördert die Zellfunktion.** Auch im Körper funktioniert Wasser wie ein Bewässerungssystem: Es transportiert Nährstoffe wie Vitamine, Mineralien und Kohlenhydrate sowie Sauerstoff in die Zellen und aus ihnen heraus – ohne Wasser hätten unsere Zellen keine Überlebenschance.

2. **Wasser hilft bei der Wärmeregulierung.** Steigt unsere Körpertemperatur, wird Schweiß produziert, der den Körper wieder herunterkühlt.

3. **Wasser entsorgt Abfallstoffe.** Einerseits durch das Ausscheiden von Urin und durch Schweiß, andererseits aber durchaus auch durch das Ausscheiden fester Stoffe.

4. **Wasser ist ein großartiges Gleit- und Schmiermittel.** Es federt Stöße ab, schmiert unsere Gelenke und unser Gewebe, schützt unsere Organe – durch Wasser ruht das Gehirn im Schädel wie in einer Wiege –, hält Augen, Nase und Mund feucht und erleichtert uns so das Essen, Atmen und Weinen.

5. **Wasser ist entscheidend an den chemischen und stoffwechselbedingten Reaktionen des Körpers beteiligt.** Wasser hilft beim

biochemischen Zerlegen der Nahrung, indem es sie in Eiweiße, Fette und Kohlenhydrate aufspaltet. Im Grunde brauchen wir H_2O, um die aufgenommene Nahrung in Energie umzuwandeln und das, was wir nicht benötigen, zu entsorgen.

Das Bewässerungssystem des Körpers

Ob Sie nun Wasser trinken oder Lebensmittel mit einem hohen Wassergehalt zu sich nehmen, die Flüssigkeit landet auf jeden Fall in Ihrem Magen. Anschließend wird ein Teil davon ins Blut abgegeben, das das Gewebe mit Flüssigkeit versorgt, und ein weiterer Teil wird in den Verdauungstrakt geleitet.

Allerdings ist das Blut nicht die einzige Möglichkeit, die inneren Organe und andere Bereiche mit dem Wasser zu versorgen, das sie brauchen. Spannenden und aufschlussreichen neuen Forschungen zufolge sind die Faszien – unser schwammartiges Bindegewebe, das unsere Haut unterfüttert und Organe, Muskeln, Nerven, Blutgefäße sowie Knochen umgibt – nicht nur dazu da, eben jene Organe zu umhüllen und sie in unserem Inneren miteinander zu verbinden. Sie bilden darüber hinaus ein ausgeklügeltes Bewässerungssystem, das die Flüssigkeit auf direktem Weg an die Stellen transportiert, an denen sie benötigt wird. Um den genauen Zusammenhang zwischen Hydrierung und Faszien geht es in Kapitel 3, hier nur so viel: Jedes Mal, wenn Sie einen Schluck Wasser trinken, nähren Sie damit dieses komplexe und wunderschöne Gewebe.

Hydrierung und Krankheit

Betrachten wir Wasser nicht mehr auf molekularer, sondern auf der Makroebene, so wissen wir mittlerweile, dass es einer Reihe von chronischen Erkrankungen und Beschwerden entgegenwirkt.

Und zwar in einem Ausmaß, dass wir und viele andere Experten sogar behaupten, dass Wasser der quantitativ wichtigste Nährstoff hinsichtlich der Ursache chronischer Erkrankungen ist. Es spielt bei einer Vielzahl gesundheitlicher Aspekte, die mit zunehmendem Alter alle Menschen früher oder später betreffen, definitiv eine Rolle.

Herz-Kreislauf-Erkrankungen wie koronare Herzkrankheit, Schlaganfall und Bluthochdruck

Hätten Sie gedacht, dass selbst eine ganz leichte Dehydrierung – ein, sagen wir, lediglich zweiprozentiger Rückgang des Hydrierungsniveaus – die gleiche Wirkung auf die Blutgefäße hat wie das Rauchen einer Zigarette? Wahrscheinlich nicht, und doch stimmt das. Eine jüngere Studie der University of Arkansas ergab, dass bei nicht optimal hydrierten jungen Männern umgehend die Fähigkeit des Endothels, der innersten Wandschicht von Lymph- und Blutgefäßen, nachließ, sich zu verengen und zu weiten – beide Funktionen sind für einen gesunden Blutfluss unerlässlich.[1] Und wenn das schon bei gesunden Erwachsenen der Fall ist, wie schwer sind dann erst ältere Menschen oder Menschen mit Herzerkrankungsrisikofaktoren wie Diabetes betroffen? Da überrascht es kaum, dass Experten der Universität Harvard davon ausgehen, selbst geringe Grade von Dehydrierung erhöhten das Risiko eines Herzinfarkts gewaltig.[2]

Den Grund dafür kann man sich eigentlich ganz leicht vorstellen: Je weniger Wasser im Blut ist, desto dicker wird es. Der Kardiologe Dr. Stephen Sinatra sagt, gesundes Blut habe die Konsistenz von Wein, nicht die von leicht mit Wasser verdünntem Ketchup. Doch genau Letztere kann es annehmen, und zwar schnell, wenn wir uns nicht ausreichend hydrieren. Je dicker das Blut ist, desto stärker muss das Herz arbeiten, um es durch den Körper zu pumpen, was den Herzmuskel schädigen und Bluthochdruck verursachen kann. Außerdem muss der Körper mehr Energie aufwenden, um das Blut durch Arterien und Kapillare zu pressen – Energie, die er andernorts besser gebrauchen könnte, beispielsweise im Gehirn. Die Folge: eine Kombination von Entzündungsprozessen auf Zellebene und Herz- sowie Blutgefäßstörungen, der ideale Nährboden für Herz-Kreislauf-Erkrankungen. Im Rahmen seiner Arbeit als integrativer Kardiologe hat Dr. Sinatra seine Forschungen zu elektrischen Impulsen im Körper über die Herztätigkeit hinaus auch um den Aspekt erweitert, wie Wasser die Leitfähigkeit des Herzens beeinflusst. Mehr zu dem lebenswichtigen Zusammenhang zwischen Wasser und Elektrizität erfahren Sie später.

Diabetes mellitus

Sollten Sie an Diabetes Typ 1 oder Diabetes Typ 2 erkrankt sein, besteht bei Ihnen ohnehin schon ein höheres Dehydrierungsrisiko. Denn wenn der Körper kein Insulin mehr produziert – was bei Diabetes Typ 1 und fortgeschrittenem Diabetes Typ 2 der Fall ist – oder eine Insulinresistenz besteht – bei anfänglichem Diabetes Typ 2 –, kann der Blutzuckerspiegel erhöht sein; der Arzt spricht hier von Hyperglykämie. Das wiederum ist problematisch, weil die Nieren bei einem hohen Blutzuckerspiegel versuchen, den überschüssigen Zucker aus dem Blut zu entfernen, indem sie mehr Urin produzieren. Und eine vermehrte Urinausscheidung führt zu – Sie ahnen es bereits – Dehydrierung.

Ein wahrer Teufelskreis, denn je dicker und weniger wasserreich das Blut ist, desto höher steigt der Blutzuckerspiegel, weil nämlich schlicht nicht genug Wasser vorhanden ist, um den Zucker zu verdünnen. Infolgedessen kann die Dehydrierung sogar noch zunehmen, was zusätzliche Blutzuckerprobleme nach sich zieht.

In der Folge kann sich eine Ketoazidose entwickeln, eine ernsthafte Erkrankung, die auftritt, wenn der Blutzuckerspiegel zu hoch ist, der Insulinspiegel dagegen zu niedrig und der Körper zur Energiegewinnung deshalb auf seine Fettreserven zurückgreifen muss, wobei große Mengen an potenziell toxischen Ketonkörpern, Blutsäuren, ausgeschüttet werden. Vielleicht haben Sie im Zusammenhang mit eiweißreichen Diäten zur Gewichtsreduktion schon einmal von Ketonkörpern gehört – für Diabetiker können sie allerdings tödlich sein.[3]

Was kann diesen Teufelskreis nun unterbrechen oder – besser – dafür sorgen, dass es gar nicht erst dazu kommt? Eine adäquate Flüssigkeitsaufnahme natürlich. Wer ausreichend hydriert ist, senkt darüber hinaus sein Herzerkrankungs- und Bluthochdruckrisiko, das bei Menschen mit insulinabhängigem Diabetes höher ist als bei gesunden Menschen.[4]

Manche Experten gehen sogar davon aus, dass eine ausreichende Hydrierung das Risiko, an Diabetes Typ 2 zu erkranken, senkt. Bei einer chronischen Dehydrierung wandert das wenige Wasser, das aufgenommen wird, direkt zu dem Organ, das für unser Überleben zweifelsohne am wichtigsten ist: zum Gehirn. Daher verringert sich die Wassermenge im Blut, was mittels einer Reihe von Stoffwechselprozessen zu einem erhöhten Blutzuckerspiegel führt. Kommt dies nur hin und wieder vor, schadet es der Gesundheit vermutlich eher weniger. Geschieht es jedoch Tag für Tag, Woche für Woche, verursacht die Dehydrierung einen chronisch erhöhten Blutzuckerspiegel, der die insulinsensitiven Zellen des Körpers auf Dauer ganz gewiss schädigt. Diese werden gegenüber Insulin immer unempfindlicher, bis letztlich eine Insulinresistenz besteht, die sich rasch zu Diabetes Typ 2 entwickeln kann.[5]

Verdauungsbeschwerden

Ob Sie an regelmäßiger Verstopfung oder an Krämpfen – oder beidem – leiden: Wenn Sie Ihre tägliche Wasserzufuhr erhöhen und wasserreiche Nahrungsmittel auf den Speiseplan setzen, kann dies entscheidend zu Ihrem Wohlbefinden im Hinblick auf den Magen-Darm-Trakt beitragen. Das liegt in erster Linie daran, dass Wasser und wasserreiche Nahrungsmittel wie Chiasamen und Gemüse die Nahrung im Verdauungsprozess stärker aufweichen und deshalb auch den Stuhl weicher machen. Zudem ist Gemüse reich an

Ballaststoffen, was wiederum der Verdauung zugutekommt. Ein weicher Stuhl passiert den Darmtrakt schneller und leichter; dies beugt Darmbeschwerden und Blähungen vor und verbessert die Ausscheidung, ohne dass wir uns dabei übermäßig anstrengen oder zu Abführmitteln greifen müssten. Denn Gesundheitsexperten des Barnard College zufolge tragen Abführmittel zur Dehydrierung bei, was sie mit dem Zurückhalten von Wasser kompensieren wollen; damit verstärken sie jedoch nur das Gefühl des Aufgeblähtseins.[6]

Wasser ist aber auch bei ernsthafteren Darmbeschwerden wie Sodbrennen oder Geschwüren hilfreich, wie bereits Dr. Batmanghelidj in seinem Buch *Sie sind nicht krank, Sie sind durstig!* aufgezeigt hat. Batmanghelidj war in den 1970er-Jahren ein politischer Gefangener im Iran. In dieser Zeit hat er Tausende seiner Mithäftlinge behandelt und geheilt – viele von ihnen hatten Magengeschwüre –, und zwar mit nichts anderem als Wasser und Elektrolyten in Form von Salz oder Zucker.[7]

Die feuchtigkeitsspendende Kraft der Chiasamen

In seinem Bestseller *Born to Run: Ein vergessenes Volk und das Geheimnis der besten und glücklichsten Läufer der Welt* berichtet Chris McDougall vom Stamm der Tarahumara, der in den Wüstenschluchten der Sierra Madre lebt und dessen junge männliche Angehörige 80-Kilometer-Marathons laufen – *weil es ihnen Spaß macht.* McDougall beschreibt auch, wie sich die jungen Männer hinsichtlich der Ernährung auf den Lauf vorbereiten: mit Chiasamen. Bevor es losgeht, trinken sie eine Mischung aus vergorenem Mais – eine Art Maisbier – und eben jenen Pflanzensamen; zusätzlich nimmt sich jeder Läufer noch ein kleines Säckchen mit nicht mehr als etwa zwei Esslöffeln der Samen mit. Es war kaum zu glauben: Da zeigte dieses

Wüstenvolk beim Zurücklegen einer Distanz, die das menschlich Mögliche scheinbar überstieg, eine ungeheure Ausdauer – und versorgte sich unterwegs nicht mit Unmengen von Wasser, sondern lediglich mit den Samen einer unscheinbaren einheimischen Pflanze. Und das funktioniert, weil jeder dieser Samen den Langstreckenläufern Feuchtigkeit schenkt, die nur langsam freigesetzt wird, dafür aber lange anhält. Die irreführenderweise recht trocken wirkenden Samen verfügen über eine ausgesprochen wertvolle Eigenschaft: Mischt man sie mit einer Flüssigkeit, produzieren sie Wasser in Gelform, das den Körper langsamer, aber effektiver und länger hydriert als die Flüssigkeit allein.

Sollten Sie an einer chronischen Verdauungsstörung wie Morbus Crohn, Colitis ulcerosa oder dem Reizdarmsyndrom leiden, ist eine ausreichende Wasserzufuhr unerlässlich, da jede dieser Erkrankungen Durchfall verursachen kann, der dem Körper noch mehr Wasser entzieht, als dies im Alltag ohnehin schon der Fall ist.

Tiefe Venenthrombose (TVT)

Zur tiefen Venenthrombose kommt es, wenn sich in einer tief liegenden Vene – meist in einer Beinvene – ein Blutgerinnsel bildet. Häufig sind Vielreisende davon betroffen, ein erhöhtes Risiko haben aber auch Schwangere, Frauen, die die Antibabypille nehmen, Übergewichtige oder Fettleibige, ältere Menschen, Menschen mit Durchblutungsstörungen im Unterschenkel sowie Menschen, die sich kürzlich einer Operation haben unterziehen müssen.

Die TVT ist durchaus ernst zu nehmen, kann sie doch zur Lungenembolie führen, einer Blockade in einem Blutgefäß der Lunge; dann ist sie meist auch tödlich. Eine ausreichende Hydrierung beugt der TVT in zweierlei Weise vor: zum einen, indem sie das Blut flüssig hält und so das Risiko von Blutgerinnseln senkt, und zum anderen durch den vermehrten Harndrang, der uns in Bewegung hält. Und jede noch so kleine Bewegungseinheit senkt das TVT-Risiko.

Auch deshalb ist es so wichtig, bei einer Flugreise oder auf langen Autofahrten auf dehydrierende alkoholische Getränke zu verzichten und stattdessen auf Wasser – viel Wasser – zu setzen. Das Gleiche gilt, wenn Sie zu den oben aufgeführten TVT-Risikogruppen gehören.[8]

Lungenfunktionsstörungen wie chronisch obstruktive Lungenerkrankung (COPD) und Asthma bronchiale

Wasser schmiert alle Körperprozesse und sorgt dafür, dass im Inneren unseres Körpers alles so funktioniert, wie es soll. Da bilden Atemwege und Lunge keine Ausnahme. Wasser verdünnt die Schleimauskleidung von Lunge und Kehle. Und eine gesunde Schleimschicht hilft dem Körper dabei, eingeatmete Schad- und Giftstoffe sowie andere potenziell gefährliche Substanzen – gefährlich sowohl für die gesunde Lunge als auch für die bereits COPD-geschädigte – abzubauen und auszuscheiden. Zu zäher Schleim kann weniger Stoffe, die die Atmung beeinträchtigen, herausfiltern, was auch erklärt, warum eine Dehydrierung eine chronisch obstruktive Lungenerkrankung in Form einer chronischen Bronchitis oder eines Emphysems verschlimmert. Einigen Forschungsergebnissen zufolge kann eine Dehydrierung sogar zu entzündlichen Prozessen in den Atemwegen beitragen und so das Atmen erschweren.[9]

DR. DANAS FALLSTUDIE

HANK

Hank ist 30 Jahre alt und Systemanalytiker. Er kämpft schon lange mit seinem Gewicht, das seit der Teenagerzeit immer wieder stark schwankt. Mit Anfang 20 zeigte die Waage schließlich 113 Kilo an – bei einer Größe von 1,75 Meter war er damit schon adipös. Für Hank bedeutete das den Wendepunkt. Er war fest entschlossen abzunehmen und begann mit einem strengen Sportprogramm, unterstützt durch eine Low-Carb-High-Protein-Diät. Innerhalb eines Jahres nahm er damit tatsächlich über 30 Kilo ab. Als der Zeiger an der Waage auf 68 Kilo fiel, machte er sich schon Sorgen, nun ins Gegenteil umzuschlagen und magersüchtig zu werden. Doch dann schlichen sich die schlechten Essgewohnheiten wieder ein, und schon bald wog er erneut deutlich über 100 Kilogramm.

Als er zu mir in die Praxis kam, war er mehr als frustriert.

»Bitte helfen Sie mir. Ich weiß nicht, warum ich immer solche Probleme mit dem Gewicht habe.«

»Wir schauen uns das mal an«, beruhigte ich ihn.

Nach einigen Routine-Bluttests und einer körperlichen Untersuchung ging ich die Medikamente durch, die er einnahm. Hank litt schon seit seiner Kindheit an Asthma und benutzte täglich ein Salbutamol-Asthmaspray. Außerdem nahm er Medikamente gegen Angststörungen. Er rauchte eine halbe Schachtel Zigaretten am Tag und machte zweimal in der Woche Sport, sowohl Kraft- als auch Ausdauertraining. Sein typischer Speiseplan sah so aus:

Frühstück: ein kleiner Bagel mit Frischkäse, dazu zwei Tassen schwarzer Kaffee
Mittagessen: Salat mit gegrillter Hähnchenbrust und Feta, mit Olivenöl beträufelt
Abendessen: Fertig-Sandwich mit Putenbrust

Da ich den Verdacht hatte, dass möglicherweise eine Nahrungsmittelunverträglichkeit schuld an den Gewichtsschwankungen war und vielleicht auch das Asthma beeinflusste, versuchte ich es bei Hank mit einer Ausschlussdiät (mehr dazu auf den folgenden Seiten). Ich schlug ihm auch vor, die tägliche Wasserzufuhr durch zwei Gläser Wasser mit einer

Zitronenscheibe und etwas Meersalz am Morgen zu erhöhen; dazu sollte er noch ein Glas Wasser vor jeder Mahlzeit und ein bis zwei Gläser nach jedem Work-out trinken. Außerdem gab ich ihm ein Rezept für einen Frühstücks-Smoothie mit, das der Diät entsprechendes grünes Blattgemüse, pflanzliches Eiweiß aus Erbsen, Beeren, Kokosmilch und feuchtigkeitsspendende Chiasamen enthielt.

Hank kam drei Wochen später wieder in meine Praxis – vier Kilo leichter! Er konnte es nicht glauben, und auch ich war angenehm überrascht. Er erzählte mir, dass er sich leichter, energiegeladener und – das Wichtigste – besser fühlte. Als sei ihm eine Last von den Schultern genommen. Anschließend gingen wir gemeinsam die Laborergebnisse durch: Alle Werte waren normal, nur die im Zusammenhang mit seinen Umweltallergien waren nach wie vor stark erhöht.

Heute, ein Jahr später, ist Hank immer noch viel schlanker, er wiegt derzeit rund 88 Kilo. Ich habe ihm ein anderes Asthmaspray verschrieben, ein nichtsteroidales Medikament mit dem Wirkstoff Salmeterol, das er zweimal täglich benutzt. Das Spray, das er früher genommen hat, braucht er gar nicht mehr. Außerdem nimmt er jetzt ein Antiallergikum, das entzündliche Prozesse in der Lunge eindämmt, aber vergleichsweise nebenwirkungsarm ist. Und das Beste: Hank hat mit dem Rauchen aufgehört, wenngleich er hin und wieder einen Nikotinkaugummi kaut. Nachdem er sich jetzt so gut fühlt, treibt er begeistert viermal in der Woche Sport. Auch das Wassertrinken hat er beibehalten, und er sagt, er merke es tatsächlich, wenn er seinen Frühstücks-Smoothie einmal auslässt. Zahlreiche Nahrungsmittel haben inzwischen wieder Eingang in seinen Speiseplan gefunden, nur Meeresfrüchte – dagegen ist er tatsächlich allergisch –, Gluten und Milchprodukte meidet er nach wie vor. Eine echte Durstlöscher-Erfolgsgeschichte!

ANMERKUNG: Eine Ausschlussdiät empfiehlt sich grundsätzlich für alle, die an einer bislang nicht diagnostizierten chronischen Erkrankung leiden, da versteckte Nahrungsmittelunverträglichkeiten für eine Vielzahl gesundheitlicher Probleme verantwortlich sein können.[10] Ich empfehle sie im Grunde sogar beinahe jedem Patienten und durfte schon großartige Ergebnisse miterleben. Nahrungsmittelunverträglichkeiten zählen zu den unterschätzten Ursachen chronischer Erkrankungen wie Reizdarmsyndrom, Migräne, Asthma, Allergien und Muskel- sowie Gelenkschmerzen. Außerdem können die Unverträglichkeiten langfristig zu chronischen Leiden führen. Wenn wir auf die entsprechenden Nahrungsmittel verzichten, vermeiden wir auch mögliche Krankheitsauslöser, die beispielsweise Autoimmunerkrankungen oder Krebs verursachen.

Nahrungsmittelunverträglichkeiten sind keinesfalls mit echten Lebensmittelallergien zu verwechseln; zu Letzteren gehört etwa die Erdnussallergie, bei der es in der Kehle kribbelt oder schlimmstenfalls zu Schwellungen im Hals kommt. Die meisten Erwachsenen wissen bereits, ob sie akut allergisch auf bestimmte Nahrungsmittel reagieren – Intoleranzen oder Unverträglichkeiten lassen sich nicht so einfach aufdecken oder zweifelsfrei diagnostizieren. Doch hier greift die Ausschlussdiät.

Im Anhang finden Sie die umfassende Allergie-Ausschlussdiät von Dr. Alan Gaby, Sie können aber auch einen Kurztest durchführen. Dabei streichen Sie die fünf häufigsten Nahrungsmittel, die zu Unverträglichkeiten führen, für drei Wochen von Ihrem Speiseplan: glutenhaltige Produkte, Milch und Milchprodukte, Eier, Mais und Sojaprodukte. Nach den drei Wochen wird eine Nahrungsmittelgruppe nach der anderen wieder eingeführt. Am besten nehmen Sie das betreffende Nahrungsmittel drei Tage lang zweimal am Tag zu sich und halten in einem Tagebuch fest, was passiert. Zu den möglichen Unverträglichkeitssymptomen gehören Blähungen, das Gefühl des Aufgeblähtseins, Durchfall, Verstopfung, Müdigkeit, Kopfschmerzen, Hautausschläge, Gelenk- oder Muskelschmerzen sowie Brain Fog. Treten nach drei Tagen keinerlei Symptome auf, gehen Sie in gleicher Weise zum nächsten Nahrungsmittel über. Treten Symptome auf, meiden Sie das betreffende Nahrungsmittel und fahren dann wie beschrieben fort.

Jetzt denken Sie vielleicht: »Das ist ja alles schön und gut. Aber warum wird die Ausschlussdiät so ausführlich in einem Buch über adäquate

Hydrierung behandelt?« Nun, wie bereits erwähnt, dreht sich beim Thema Hydrierung viel um das Heilen des Körpers nach einer Schädigung und um Vorbeugung von Krankheiten. Stellen Sie sich unseren Durstlöscher-Plan und die Ausschlussdiät deshalb als eine Art Doppelstrategie vor: Gemeinsam bieten sie uns den optimalen Schutz vor chronischen Erkrankungen. Wir erwähnen hier beide Methoden in der Hoffnung, dass Sie auch beide ausprobieren – und zwar so lange Sie wollen. Hauptsache, Sie halten sich an die »erlaubten« Nahrungsmittel. Ich habe damit bei meinen Patienten ganz erstaunliche Erfolge erzielt.

Gleichzeitig möchten wir Ihnen aber auch dringend ans Herz legen, sich vor der Ausschlussdiät mit Ihrem Hausarzt zu beraten. Er kennt Ihre Krankengeschichte und weiß, was gut für Sie ist. Wird die Ausschlussdiät nämlich nicht fachgerecht durchgeführt, kann sie Mangelerscheinungen zur Folge haben. Darüber hinaus ist sie für Menschen mit schwerem Asthma oder starkem Hautausschlag nicht empfehlenswert. Letztlich steht es Ihnen natürlich frei, erst einmal mit dem Durstlöscher-Plan zu beginnen – denn schon der wird bemerkenswerte Ergebnisse zeitigen.

Gehirn und kognitive Fähigkeiten

Ja, natürlich, Sie wollen etwas für Ihre Gesundheit tun. Doch was die meisten Menschen anspornt, dann auch wirklich etwas zu unternehmen, ist der Wunsch, sich besser zu *fühlen.* Und auch das kann Wasser – in vielerlei Hinsicht. Sie fühlen sich irgendwie benebelt und unkonzentriert? Trinken Sie Wasser, und Sie werden sich augenblicklich besser fühlen. Einer 2012 im *Journal of Nutrition* veröffentlichten Studie zufolge senkt sogar eine geringe Dehydrierung die Konzentrationsfähigkeit bei Frauen: Sie schnitten bei Tests zu Konzentration und kognitiven Fähigkeiten vergleichsweise schlechter ab.[11] Umgekehrt hatten die Probandinnen bei den Tests keine Probleme, als sie ausreichend hydriert waren. Darüber hinaus führte eine Dehydrierung bei den Frauen zu einer schlechteren Stimmungslage. Und natürlich sind nicht nur Frauen von den negativen Folgen einer unzureichenden Wasserzufuhr betroffen: Andere Forschungen ergaben, dass Wasser auch bei Kindern und Männern Gedächtnisleistung und Konzentrationsfähigkeit verbesserte.[12]

Warum weist der männliche Körper einen höheren Prozentsatz an Wasser auf als der weibliche? Muskeln bestehen zu rund 75 Prozent aus Wasser, und Männer haben nun einmal etwas mehr Muskelmasse als Frauen. Für eine effektive Hydrierung und reibungslose Stoffwechselfunktionen ist es für Frauen deshalb sehr wichtig, Muskelmasse aufzubauen und zu erhalten.

Viele Wissenschaftler halten das benebelte Gefühl, das sich einstellt, wenn wir auch nur leicht dehydriert sind, für ein Signal des Gehirns: Es will uns sagen, dass es Wasser braucht. Eine sehr effektive Methode des Körpers, uns mitzuteilen, wann die Wasservorräte zur Neige gehen. Forschungen zufolge können Neuronen im Gehirn die frühen Warnzeichen einer Dehydrierung tatsächlich aufspüren; und in diesem Fall senden sie Signale an andere Neuronen sowie an die Gehirnregionen, die unsere Stimmung regulieren. Im Prinzip ein gut funktionierendes internes Frühwarnsystem.

Zwischen unseren Gehirnfunktionen und der Wasseraufnahme besteht jedoch noch ein gravierenderer Zusammenhang: Studien im Anfangsstadium belegen, dass eine chronische Dehydrierung auch bei der Entstehung von Alzheimer beteiligt sein kann. Wir wissen heute, dass Alzheimer und Diabetes eine gemeinsame Pathologie haben, viele Ärzte bezeichnen Alzheimer sogar schon als »Diabetes Typ 3«.[13] Zu den gemeinsamen Ursachen gehören Insulinresistenz, Entzündungsprozesse, oxidativer Stress, Fettleibigkeit und das metabolische Syndrom. Und wir glauben, dass eine ausreichende Wasserversorgung des Körpers der erste Schritt zur Vermeidung all dieser Schwächen ist!

Da stimmt uns Dr. Simon Thornton, Professor für Neurowissenschaften an der französischen Université de Lorraine, zu. Auch er ist davon überzeugt, dass eine chronische niedriggradige Dehydrierung eine der Hauptursachen für Fettleibigkeit, Diabetes, Hypertonie und Alzheimer ist.[14] Trifft dies zu, ist eine durch Wassermangel verringerte Blutmenge (Hypovolämie) mitverantwortlich für ein geringeres Hirnvolumen und eine verminderte Hirnfunktion.[15] Diese These wird durch Arbeiten weiter gestützt, die zeigen, dass der Gesamtwassergehalt des Körpers sowohl mit zunehmendem Alter[16] als auch mit steigendem Body-Mass-Index[17] abnimmt. Das wiederum legt nahe, dass ältere und / oder adipöse und / oder an Diabetes erkrankte Patienten chronisch dehydriert sein könnten. Erschwerend kommt hinzu, dass der Großteil der Medikamente, die bei der Behandlung von Herz-Kreislauf-Erkrankungen zum Einsatz kommen, die Fähigkeit der Zellen, Wasser aufzunehmen, blockieren. Mit anderen Worten: Die Medikamente hindern unseren Körper daran, ein System zu aktivieren, das Wasser dorthin bringt, wo wir es am dringendsten benötigen.[18] Zudem besteht aller Wahrscheinlichkeit nach auch ein Zusammenhang zwischen Bluthochdruck und verringertem Hirnvolumen.[19] Und all das stützt die These, dass zahlreiche Erkrankungen von einer chronischen Dehydrierung zumindest mitverursacht werden.

Hydrierung und Verletzungsprävention sowie Gehirnerschütterung

Auf der Internetseite der Centers for Disease Control and Prevention, der US-amerikanischen Behörde zum Schutz der öffentlichen Gesundheit, wird unter dem Stichwort »Hirnverletzungen – Sicherheitstipps und vorbeugende Maßnahmen« die ausreichende Hydrierung des Körpers nicht erwähnt. Auch auf der Webseite der Mayo Clinic zum Thema Gehirnerschütterung ist nirgends von Hydrierung die Rede. Wir bemühen uns, das zu ändern, da wir davon überzeugt sind, dass die adäquate Wasserversorgung des Körpers eine der wichtigsten präventiven Maßnahmen zur Vermeidung zahlreicher Krankheiten und Beschwerden darstellt. Zu diesen Erkrankungen zählt auch die Gehirnerschütterung, das sogenannte leichte Schädel-Hirn-Trauma (SHT). Ein wichtiges Thema, das vor allem Kinder und Sportler betrifft.

Unser Gehirn hat die Konsistenz von Gelatine. Vor Erschütterungen und Stößen im Alltag ist es durch die Zerebrospinalflüssigkeit (Gehirn-Rückenmarks-Flüssigkeit) im Inneren des Schädels geschützt, die es wie ein Kissen umgibt. Bei einem heftigen Schlag auf Kopf und Nacken oder den Oberkörper stößt das Gehirn an die innere Schädelwand. Auch eine plötzliche Beschleunigung oder ein plötzliches Abbremsen, etwa bei einem Autounfall, kann eine Verletzung des Gehirns verursachen. Mehr Wasser bedeutet ein größeres »Kissen« und damit mehr Schutz.

Das leichte SHT belastet die Kapazitäten unserer Notaufnahmen enorm.[20] In den vergangenen zehn Jahren haben die Fälle sportbedingter Gehirnerschütterungen in den Notaufnahmen der Krankenhäuser um mehr als 100 Prozent zugenommen – in manchen Altersgruppen sogar um mehr als 200 Prozent.

Dr. Stephanie Seneff, Wissenschaftlerin am Massachusetts Institut für Technologie, und Kollegen vertreten in einem Artikel, der in der Fachzeitschrift *Surgical Neurology International* veröffentlicht wurde[21], vehement die Ansicht, dass die Zunahme sportbedingter Gehirnerschütterungen mit einer vorhandenen verminderten Elastizität des Gehirns zusammenhängt, die durch allgegenwärtige Umweltgifte und Nährstoffmangel bei den Sportlern verursacht wird. Dies führe, so die Autorinnen, »zu einer erhöhten Anfälligkeit des Gehirns, das dieselbe Belastung vorher als harmlos empfunden hätte«, und spiegle die Unfähigkeit des Körpers wider, sein Gleichgewicht wiederzuerlangen. Umso wichtiger ist es, den Körper auch unter diesen Bedingungen mit ausreichend Wasser zu versorgen, denn Hauptzweck des Wassers in unserem Körper ist die Aufrechterhaltung der Homöostase.

Gehirnerschütterung und CTE

Wiederholte Schädel-Hirn-Traumata können auf Dauer verheerende Folgen haben, wenn sie nicht angemessen behandelt werden. Vielleicht erinnern Sie sich noch an die schrecklichen Schlagzeilen aus dem Jahr 2011, als die Nachricht vom Tod des berühmten Eishockeyspielers Derek Boogaard, der im Alter von nur 28 Jahren angeblich an einer Überdosis gestorben war, nicht nur die Sportwelt erschütterte. Der Minnesota-Wild- und New-York-Rangers-Spieler war bei seinen Fans vor allem wegen seiner Kampftüchtigkeit und der Einschüchterung der Gegner beliebt, die ihm den Spitznamen »Boogeyman« (Schreckgespenst) einbrachten. Allerdings musste er einen hohen Preis dafür zahlen: Wegen jahrelanger wiederholter Schläge auf den Kopf und daraus resultierender Gehirnerschütterungen musste er verschreibungspflichtige Medikamente einnehmen; während er auf dem Eis weiter seinen aggressiven Stil pflegte und gewann, wurde er persönlich immer launischer, sprunghafter, vergesslicher und unsozialer. Als er starb, machten Freunde und Familie zunächst den jahrelangen Drogenmissbrauch und den ungezügelten Lebenswandel Boogaards dafür verantwortlich. Doch der Autopsiebericht zeichnete ein anderes Bild: Boogaard war an chronisch-traumatischer Enzephalopathie (CTE) gestorben, einer mit Alzheimer verwandten Erkrankung, die durch häufige Schläge auf den Kopf ausgelöst wird. Sie ist schwer zu diagnostizieren und kann nur nach dem Tod des Betroffenen festgestellt werden; doch was den Gerichtsmediziner wirklich schockierte, war, wie fortgeschritten die CTE bei Boogaard bereits war – mehr als bei jedem anderen ehemaligen National-Hockey-League-Spieler, der daran gestorben war, und das in einem so jungen Alter. Obwohl Boogaards Diagnose solche Schlagzeilen machte, hat die National Hockey League den Zusammenhang zwischen Eishockey und Kopfverletzungen, die zu CTE führen, bislang noch nicht eingeräumt. Die gute Nachricht ist allerdings, dass die National Football League der University of North Carolina in Chapel Hill vor Kurzem mehrere Millionen Dollar gespendet hat, damit Forschungen zur aktiven Rehabilitation von Sportlern mit Gehirnerschütterung finanziert werden können.[22]

Bei einer Gehirnerschütterung kann man vorübergehend bewusstlos werden; man fühlt sich verwirrt, schwindelig und müde, oft ist einem auch schlecht. Die Sprache des Betroffenen ist verwaschen, es treten Konzentrations- und Schlafstörungen auf. Auch Reizbarkeit, Depressionen und Lichtempfindlichkeit gehören zu den Symptomen. Sie können sich direkt nach der Verletzung zeigen oder auch erst Stunden, Tage oder sogar Jahre später. Wer einmal ein leichtes Schädel-Hirn-Trauma hatte, ist anfälliger für weitere.[23] Die Diagnose stellt der Arzt aufgrund der auftretenden Symptome entweder mit oder ohne Hilfe bildgebender Verfahren wie MRT (Kernspintomografie) oder CT (Computertomografie). Allerdings kann die Diagnose durch eine Dehydrierung erschwert werden, denn die zeigt sich in ganz ähnlicher Weise. Auch deshalb ist es für Sportler so wichtig, dem Körper immer ausreichend Wasser zuzuführen; und der Arzt sollte sicherstellen, dass der Patient gut hydriert ist, *bevor* er ihn auf eine Gehirnerschütterung untersucht. Dies ist vor allem ein Hinweis für die Ärzte unter unseren Lesern.

In dem erwähnten Artikel schlussfolgern Dr. Seneff und ihre Kollegen, dass die sportbedingte Gehirnerschütterung ein Problem unserer Zeit ist, das durch eine verringerte Elastizität des Gehirns verursacht wird. Sie stellen außerdem einen kausalen Zusammenhang zu den folgenden Punkten her, die im Übrigen alle in unserem Durstlöscher-Plan stehen und erklären, warum sich Smoothies so perfekt als Getränk vor dem Sport eignen:

- Belastung durch Pestizide und chemische Stoffe
- Weniger Kontakt mit natürlichem Licht (Sonnenlicht)
- Schlechtes Verhältnis von Omega-3- zu Omega-6-Fettsäuren bei der Ernährung
- Übermäßiger Verzehr von industriell verarbeiteten Lebensmitteln, z. B. Fertiggerichten[24]

Obwohl die meisten großen medizinischen Informationsportale wie beispielsweise die Webseite der Mayo Clinic die Hydrierung als *Behandlungsform* von Gehirnerschütterungen nicht erwähnen, halten wir unser Durstlöscher-Programm für eine ausgezeichnete begleitende Therapie, zusätzlich zu der Ruhe, die bei Schädel-Hirn-Traumata unverzichtbar ist.[25]

Chronische Schmerzen

Mindestens jeder Fünfte leidet an chronischen Schmerzen, und noch viel mehr Menschen haben mit regelmäßig wiederkehrenden Schmerzen zu kämpfen. Da eine Dehydrierung die Ursache einiger mit Schmerzen verbundener Beschwerdebilder sein kann, darunter Migräne und Muskelkrämpfe, kann eine ausreichende Hydrierung hier ein hilfreiches Linderungs- oder sogar Heilmittel sein. Doch auch bei komplexeren Zusammenhängen wie beispielsweise akuten Verletzungen, Gelenkschmerzen und Menstruationsbeschwerden ist Wassertrinken sinnvoll. Forschungen haben ergeben, dass sich das Schmerzempfinden bei Dehydrierung subjektiv verschlimmert.[26] Und das ist auch logisch: Bei Dehydrierung wird das Wasser, das aufgenommen wird, sofort umgeleitet – weg vom Gewebe und den Gelenken, hin zu Gehirn, Herz und anderen wichtigen Organen, die uns ohne Wasser nicht am Leben erhalten könnten. Das macht die

Gewebe und Gelenke steifer, sorgt dafür, dass sich Stoffwechselabfallprodukte wie Milchsäure im Körper ansammeln, und trägt darüber hinaus zur Entstehung schmerzhafter Entzündungsprozesse bei.

Zudem steigert eine Dehydrierung die Hirnaktivität, die mit dem Schmerzempfinden verbunden ist, wohingegen ausreichend Wasser eben jene Aktivität verringert und so zu subjektiv weniger Schmerzen führt.[27] Möglicherweise empfehlen zahlreiche Ärzte der Funktionellen Medizin – Ärzte, die auf die Selbstheilungskräfte des Menschen setzen und ihre Patienten entsprechend unterstützen – ihren Fibromyalgiepatienten aus diesem Grund eine *zusätzliche* Hydrierung, manchmal in Form von intravenös verabreichter Flüssigkeit. Schon eine optimale Hydrierung kann die ungeheuer belastenden Schmerzen und die Erschöpfung, die mit dieser chronischen Erkrankung einhergehen, lindern.

DR. DANAS FALLSTUDIE

BETTY

Als Betty das erste Mal in meine Praxis kam, war ihre Fibromyalgie so schlimm, dass sie nicht arbeiten konnte. Die 54-Jährige aus Nantucket erzählte mir, ihr tue »alles weh« und sie brauche jeden Abend zwei bis vier Gläser Wein, um die Schmerzen ertragen und einschlafen zu können. Der Wein betäubte sie regelrecht, doch selbst so gelang es ihr nicht durchzuschlafen.

Bei dieser Schilderung überraschte es mich nicht, dass Betty darüber hinaus an Depressionen und Übergewicht litt. Was sie eigentlich in meine Praxis geführt hatte, waren ihre Wechseljahresbeschwerden; sie wollte sich über eine Hormonersatztherapie mit bioidentischen Hormonen informieren. Allerdings war mir am Ende des Termins klar, dass es hier um viel mehr als lediglich um Hitzewallungen ging. Ich schlug ihr das Durstlöscher-Programm vor und empfahl ihr, ihren Alkoholkonsum drastisch zu reduzieren. Da sie in ihrem Leben unbedingt etwas verändern wollte, willigte Betty ein.

Drei Wochen später kam Betty geradezu in meine Praxis gehüpft: »Dr. Cohen, mir geht es schon so viel besser!« Heute, ein Jahr später, fühlt sich Betty wie ein neuer Mensch – statt Alkohol trinkt sie nun leidenschaftlich gern Wasser und Smoothies. Sie hat ihre Ernährung umgestellt und treibt Sport, den sie wegen der Fibromyalgie jahrelang für unmöglich gehalten hatte. Sie hat viel weniger Schmerzen und fühlt sich so energiegeladen wie lange nicht. Das Durstlöscher-Programm war genau der kleine Anstoß, den sie gebraucht hatte, um die großen Veränderungen in ihrem Leben in Angriff zu nehmen. Mittlerweile trinkt sie gar keinen Alkohol mehr, da sie damit keine Schmerzen mehr betäuben muss, und leidet auch nicht mehr an Schlafstörungen.

Schlaf

Sie schlafen nicht so gut oder lang, wie Sie gern würden? Willkommen im Klub! Fast die Hälfte aller US-Amerikaner bekommt nicht annähernd den Schlaf, den sie sich wünscht.[28] Doch Schlafmittel sind leider keine dauerhafte Lösung und meist auch ausgesprochen risikobehaftet. Deshalb unser Vorschlag: Lassen Sie die Tabletten weg, und greifen Sie stattdessen zu Wasser. Ist der Körper ausreichend mit Wasser versorgt, wirkt sich das auch auf unseren Schlaf positiv aus, und zwar in mehrfacher Hinsicht. Zum einen hält Wasser Mund- und Nasenschleimhaut feucht, was weniger Schnarchen und einen erholsameren Schlaf bedeutet. Zum anderen beugt es Muskelkrämpfen in den Waden vor, die uns häufiger wecken, als wir uns am nächsten Morgen noch daran erinnern könnten. Und selbst wenn Sie nicht zum nächtlichen Wälderabholzen oder zu Wadenkrämpfen neigen, schlafen Sie nachts besser, wenn Sie tagsüber genügend Wasser zu sich nehmen.

Warum? Die Antwort auf diese Frage ist wichtig, wenn auch noch nicht hinreichend erforscht. Den Großteil seiner Entgiftungsarbeit leistet unser Körper, wenn wir schlafen. Und bei diesem Prozess spielt Wasser die Hauptrolle. Aus diesem Grund fühlen wir uns nach dem Schlafen auch so erfrischt: Wir wachen buchstäblich mit einem saubereren und effektiveren Betriebssystem auf. Neueren Forschungen zufolge beschleunigt der Körper im Schlaf den Fluss verschiedener wichtiger Körperflüssigkeiten, etwa der Zerebrospinalflüssigkeit und der interstitiellen Flüssigkeit, im Gehirn, in der Wirbelsäule, im Lymphsystem und in anderen entscheidenden Bereichen. Dies unterstützt das Gehirn und den ganzen Körper beim schnelleren Abbau von Metaboliten – Stoffwechselzwischenprodukte – und Giftstoffen wie beispielsweise dem Protein Beta-Amyloid. Letzteres ist an der Entstehung der Alzheimer-Krankheit beteiligt. Je besser hydriert Sie sind, desto reibungsloser läuft dieser Prozess ab.[29,30,31]

Zum Glück müssen Sie am Abend nicht zwei Liter Wasser in sich hineinschütten, um besser schlafen zu können. (In dem Kasten unten erfahren Sie, warum das Wassertrinken am Tag Ihren Schlaf in der Nacht nicht notwendigerweise sabotieren muss.) Wenn Sie den ganzen Tag über Wasser trinken und wasserreiche Lebensmittel zu sich nehmen, tun Sie schon genug für Ihre nächtliche Entgiftung und einen tiefen und erholsamen Schlaf. Sie machen sich noch immer Gedanken darüber, um ein Uhr nachts auf die Toilette zu müssen? Dann trinken Sie etwa eine Stunde vor dem Zubettgehen nicht mehr als rund 100 Milliliter Wasser, und lassen Sie auch den Schlummertrunk aus – Alkohol dehydriert nicht nur, er stört auch den Schlaf und reizt die Harnblase.

Wissenswertes über den Boxenstopp

Sicher – wer viel Wasser trinkt, muss auch öfter aufs Klo, und das ist auch gut so. Sie sollten mindestens alle drei Stunden einen Boxenstopp einlegen, manche Ärzte – beispielsweise der ganzheitlich arbeitende Mediziner Dr. Gabriel Cousens, Autor von *Spiritual Nutrition* – empfehlen sogar alle zwei Stunden. Wahrscheinlich verbringen Sie wie der Rest der modernen Menschheit viel zu viel Zeit im Sitzen. Aufstehen und die Toilette aufsuchen ist eine einfache Möglichkeit, den Kreislauf in Schwung zu bringen und den zahlreichen negativen Folgen eines überwiegend sitzenden Lebensstils entgegenzuwirken.

»Urinieren« klingt zwar nicht besonders schön, gehört aber zum Besten, das Sie für Blase und Nieren tun können: Jedes Mal, wenn wir Urin ausscheiden, befreien wir uns damit gleichzeitig von in unserem Körper herumlungernden Bakterien, Stoffwechselabfallprodukten und anderen Dingen, die das Filtersystem unseres Körpers passieren.

Vielleicht fragen Sie sich jetzt, wie Sie es schaffen, acht Mal oder mehr am Tag Pipi zu machen – und sieben bis neun Stunden in der Nacht *nicht*. Dafür müssen Sie Ihrem Gehirn danken. Während wir schlafen, setzt es ein antidiuretisches Hormon (ADH) frei, das es den Nieren ermöglicht, den Urin zu konzentrieren, statt die Blase zu überfüllen, was uns in der Regel mit dem Gefühl, müssen zu müssen, wecken würde. Aus diesem Grund ist der Morgenurin auch so dunkel: Er ist hoch konzentriert.

Mit zunehmendem Alter produziert der Körper immer weniger ADH, was erklärt, warum ältere Menschen auch nachts häufig auf die Toilette müssen – etwas, das sie aus ihrem früheren Leben kaum kennen. Deshalb ist es wichtig, unmittelbar vor dem Zubettgehen noch einmal die Toilette aufzusuchen, egal wie alt Sie sind. Außerdem sollten Sie Ihren täglichen Wasserbedarf nicht erst am Abend decken; wenn Sie tagsüber ausreichend trinken, werden Sie das auch nicht brauchen. Wenn Sie eine gute Schlafhygiene betreiben und Ihren Durst am Tag stillen, aber trotzdem nachts rausmüssen, sollten Sie es mit dem Vermeiden von Alkohol und Koffein versuchen und Ihren Arzt zurate ziehen. Oder Sie probieren es mit diesem einfachen, aber wirkungsvollen Rezept: Nehmen Sie etwa 1 Stunde vor dem Zubettgehen 1 Teelöffel gemahlene Chiasamen in ½ Tasse Tee gerührt zu sich. Die Chiasamen wirken wie ein Schwamm, der die Flüssigkeit während des Schlafs speichert.

Krebserkrankungen

Wasser allein kann Krebs sicher nicht heilen. Doch zeigen jüngere Forschungen, dass eine ausreichende Hydrierung eine Schlüsselrolle dabei spielen kann, das Risiko verschiedener häufig vorkommender Krebserkrankungen zu senken. So haben italienische Wissenschaftler herausgefunden, dass Erwachsene, die weniger Wasser tranken, anfälliger für Blasenkrebs und Karzinome des unteren Harntrakts waren. Sie vermuten, dass eine vermehrte Wasseraufnahme dazu beiträgt, krebserregende Stoffe aus den Harnwegen zu schwemmen. Je weniger Kontakt die schädlichen Substanzen mit dem Gewebe haben, desto geringer ist das Risiko, dass sie Krebs verursachen.[32]

Dasselbe Team hat zudem herausgefunden, dass eine erhöhte Wasseraufnahme das Risiko, an Dickdarmkrebs zu erkranken, senkt. Die Körperregionen mögen andere sein, doch der Mechanismus ist der gleiche: Durch das Wasser kann der Stuhl Dick- und Enddarm – die letzten 15 Zentimeter des Dickdarms – rascher passieren, was den Kontakt der Körperbereiche mit den Karzinogenen aus Ernährung oder Umwelt so gering wie möglich hält.

Gewichtsreduktion

Wer abnehmen will, muss viel Wasser trinken. Wie bereits erwähnt, hat eine Studie aus dem Jahr 2010 gezeigt, dass das Trinken von

Wasser vor jeder Mahlzeit zu einem Gewichtsverlust von über zwei Kilogramm in nur drei Monaten führen kann. Andere Studien kommen zu ähnlichen Ergebnissen. Die Wissenschaftler schreiben dieses Phänomen einer verminderten Kalorienaufnahme zu – Wasser füllt den Magen und macht es so schwieriger, zu viel zu essen –, es kann jedoch durchaus auch sein, dass Wasser den Appetit zügelt. Darüber hinaus hat Wasser praktischerweise selbst keine Kalorien. Wer Getränke mit wenigen Nährstoffen, dafür aber mit viel Zucker oder Glukose-Fruktose-Sirup durch Wasser ersetzt, verringert seine Kalorienaufnahme automatisch.

Es sind aber auch noch andere Mechanismen am Werk. Einer ebenfalls 2010 veröffentlichten Studie der Vanderbilt University zufolge erhöht Wasser die Aktivität des sympathischen Nervensystems, was den Körper dazu anregt, mehr Kalorien zu verbrennen. Die Wissenschaftler sind sogar der Meinung, dass das bloße Trinken von dreimal knapp einem halben Liter Wasser pro Tag die Kalorienverbrennung derart ankurbelt, dass man innerhalb eines Jahres über zwei Kilo abnimmt, ohne dabei seinen Lebensstil anderweitig umstellen zu müssen.[33] Eine ähnliche Studie deutscher Wissenschaftler ergab, dass ein halber Liter Wasser die Stoffwechselrate, also den Grundumsatz, um 30 Prozent erhöht, was dem zusätzlichen Verbrennen von durchschnittlich 200 Kilokalorien pro Tag entspricht.[34]

Davon einmal abgesehen bedeutet der Griff zu Wasser den Verzicht auf andere Getränke, die zu einer Gewichtszunahme beitragen können, etwa auf zuckerhaltige Limos, kalorienreiche Kaffeespezialitäten, alkoholische Getränke und Getränke mit Süßstoff. Diätlimos, das haben Studien ergeben, führen ganz im Gegensatz zu ihrem Namen nicht nur zu Gewichtszunahme, sondern auch zu einer Reihe von gesundheitlichen Problemen[35], darunter Osteoporose, Schlaganfall und Demenz.[36]

Wasserforschung – eine aufstrebende Wissenschaft

Wasser ist ein schwer greifbares Thema. Obwohl wir eine Menge über die Eigenschaften von Wasser wissen, wissen wir ebenso viel – oder mehr – noch nicht. Da sich Wissenschaftler auf der ganzen Welt jedoch bemühen, mehr über das flüchtige Molekül herauszufinden, gibt es auch immer mehr Studien über Wasser und die Aufnahmeeffizienz unserer Körperzellen. So hält die Wasserforschung auf Molekularebene die wissenschaftliche Welt in Atem, und wir gewinnen nicht nur immer mehr Einblicke in die Funktionsweise von Wasser, sondern – und das ist für Sie zweifelsohne relevanter – konnten die Forschungsergebnisse auch zur Grundlage dieses Buches und unseres Durstlöscher-Programms machen.

Und die besagen, dass das Wasser in unseren Zellen *etwas anders* ist, nämlich so wie das Wasser, das sich auch in Pflanzen findet. Wir wissen bereits, dass Wasser in verschiedenen Aggregatzuständen auftreten kann, etwa als Flüssigkeit, als Gas oder in fester Form; jüngeren Forschungen zufolge gibt es jedoch noch einen vierten Aggregatzustand, einen gelartigen, der nur zehn Prozent viskoser, also dickflüssiger als Wasser in seiner flüssigen Form ist. Dieser Wasserphasenwandel findet auf molekularer Ebene statt. Mit bloßem Auge können wir ihn nicht erkennen; sicher ist aber, dass Wasser in Gelform effizienter hydriert als Wasser in einem anderen Aggregatzustand. Für Sie bedeutet das: *weniger Flüssigkeit trinken und trotzdem besser hydriert sein.* Um wie viel effizienter Wasser in Gelform ist, können wir noch nicht exakt messen, wir vermuten aber, dass der Unterschied erheblich ist. Das schlussfolgern wir aus der Tatsache, dass diese Form der Hydrierung in wüstenähnlichen und anderen extremen Umgebungen schon seit Urzeiten in Gebrauch ist.

Uralte Strategien der Hydrierung

Einige der aufschlussreichsten Hinweise darauf, welche Nahrungsmittel effektiv hydrieren, verdanken wir den Bewohnern extremer Umgebungen, in denen der Zugang zu ausreichend Wasser begrenzt ist. Denn hier greift man neben Wasser in seiner flüssigen Form eben auf Nahrungsmittel zurück, um den Wasserbedarf des Körpers zu decken. Neben Wüstenregionen zählen beispielsweise die Gebirgsregionen des Himalaja und des peruanischen Hochlands zu den Umgebungen, in denen extreme Klimabedingungen herrschen und in denen der Mensch auf besondere Formen der Anpassung angewiesen ist.

Archäologischen Funden und forensischen Befunden im Zusammenhang mit alten Töpferwaren aus Hualcayan in den Anden zufolge dienten Eintöpfe damals überraschenderweise als weitverbreitete Quelle der Wasserzufuhr. Diese enthielten Gelatine aus Getreide. Die Anthropologin Dr. Rebecca Bria dazu: »Mittels mikrobotanischer Analyse fanden wir tatsächlich ›gelierte‹ Stärke in den Töpferwaren.«[37]

Der Ernährungswissenschaftler Harold McGee schreibt in seinem 1984 erschienenen Buch *On Food and Cooking*, in dem er sich der Wissenschaft und den molekularen Eigenschaften von Nahrungsmitteln widmet, dass das Erhitzen von Stärkekörnern mit Wasser die kristallinen Schichten aufbricht und dadurch die Stärke geliert, also einen viskosen Verbund mit dem Wasser bildet. Diese aus dem Getreide freigesetzte Gelatine verstärkte die absorbierende und damit hydrierende Kraft des Kochwassers in den Eintöpfen noch.

Tatsächlich finden sich diese uralten Strategien, die hydrierende Kraft des Wassers durch die Zugabe von Pflanzen wie Getreide, Kräutern, Samen oder Wurzeln zu verstärken, zu allen Zeiten und auf allen Kontinenten. Ethnografische und mittelalterliche Aufzeichnungen zeugen davon, wie man Pflanzen zur Hydrierung und zur Reinigung von Wasser benutzte. Langsam gegarte Eintöpfe und Gemüsesuppen setzten mehr Gelatine frei, indem sie die molekulare Struktur der Kochflüssigkeit veränderten. Bier und Met brachten dies durch den Gärprozess zustande und dienten überall auf der Welt als Mittel zur Reinigung kontaminierten Wassers.

Neue Aggregatzustände

Über diese neuen Aggregatzustände oder Phasen des Wassers wird mittlerweile in einigen der renommiertesten wissenschaftlichen Institutionen der Welt diskutiert. Es gibt brandneue Studien, die diese bislang unbekannten neuen Wasserformen belegen.

Im Sommer 2017 etwa entdeckte Katrin Amann-Winkel in ihrem Labor an der Stockholmer Universität eine andere und völlig neue Wasserphase. Sie beobachtete, dass sich das Wasser »zu einer viskosen Flüssigkeit wandelt, die sich fast augenblicklich selbst wiederum zu einer anderen, noch dickflüssigeren Substanz mit einer viel geringeren Dichte als Eis entwickelt«.[38] Laura Maestro und ihre wissenschaftlichen Kollegen an der Universität von Oxford bestätigen ebenfalls, dass Wasser zwischen verschiedenen Zuständen hin und her wechselt.[39] Maestro dazu: »Die Existenz dieser beiden Formen flüssigen Wassers spielt eine wichtige Rolle für biologische Systeme.«

Wichtig in unserem Zusammenhang ist, dass der neue Aggregatzustand entscheidend zur Funktionsfähigkeit auf molekularer Ebene und damit zur Funktionsfähigkeit unseres Körpers beiträgt. Denn der neue Aggregatzustand ist geordneter, und geordnete Moleküle verrichten ihre Arbeit einfach effektiver – ein Orchester mit Dirigent spielt ja auch besser als eines ohne. Diese wissenschaftlichen Erkenntnisse sind so jung, dass der neu entdeckte Aggregatzustand des Wassers noch keinen einheitlichen Namen hat. So spricht man beispielsweise von **strukturiertem Wasser**, von **Gel**- oder **EZ**-(Exclusion-zone-)**Wasser**, von **flüssigkristallinem, geordnetem** oder **kohärentem Wasser.** In diesem Buch wollen wir es der Einfachheit halber Gel-Wasser oder strukturiertes Wasser nennen.

Derzeit ist die Saykally Group an der University of California, Berkeley damit beschäftigt, einzelne Wassermoleküle mittels Ultrakurzzeit-Laserspektroskopie zu untersuchen, und auch sie kam zu dem Schluss, dass Wasser noch in anderen Aggregatzuständen auftritt als in flüssiger oder fester Form oder in gasförmigem Zustand. Als wichtige Randbemerkung des führenden Autors der Studie, R. J. Saykally, sei angeführt: »Wasser ist die wichtigste Substanz auf unserem Planeten. Dieser einzigartigen und vielseitigen chemischen Verbindung verdanken wir zahlreiche Prozesse, die für das Leben, wie wir es kennen, verantwortlich sind. Doch trotz jahrhundertelanger Forschung sind entscheidende Fragen zur spezifischen Natur von Wasser noch immer unbeantwortet.«[40]

Eine Forschungsgruppe der Cornell University hat herausgefunden, dass Wasser ein »Hydratrückgrat« um unsere DNA herum bildet. Lars Petersen, führender Autor der Studie, dazu: »Neuen Ergebnissen zufolge kann sich Wasser bei Zimmertemperatur nicht entscheiden, in welcher Form es vorliegen möchte: in hoher oder geringer Dichte. Daher schwankt es zwischen diesen beiden Zuständen. Wasser ist keine komplexe Flüssigkeit, sondern zwei simple Flüssigkeiten, die in einer komplexen Beziehung zueinander stehen.« Petersen schlussfolgert, dass »eine Veränderung im Hydratzustand zu dramatischen Veränderungen in der DNA-Struktur führen kann«. Wie Sie sehen, sind sich die Wissenschaftler einig, dass mit dem Wassermolekül etwas Ungewöhnliches und bislang nicht Erforschtes vor sich geht, etwas viel Komplexeres, als die schlichte Formel H_2O vermuten lassen würde. [41]

Strukturiertes Wasser

Die aufregendsten Studien der letzten Jahre zum Thema Wasser sind aus der Arbeit des Labors von Dr. Gerald Pollack heraus entstanden, der diesen neuen Aggregatzustand des Wassers mithilfe dokumentierter Experimente als Erster zweifelsfrei identifizierte. Dr. Pollack ist als promovierter Biotechniker an der University of Washington in Seattle tätig. Seine 30-jährige praktische Erfahrung auf diesem Wissensgebiet hat ihm weltweite Anerkennung und Wertschätzung eingebracht.

In seinen Laborexperimenten entdeckte Pollack das sogenannte EZ-Wasser; EZ steht für »exclusion zone« (Sperrzone) und verweist auf die Fähigkeit des Wassers in diesem Zustand, alle Partikel innerhalb dieser Zone zu eliminieren.

In der EZ des Gel-Wassers, so die Beobachtung von Dr. Pollack, können die Wassermoleküle eine Einheit bilden und alle Moleküle, die größer sind als sie selbst, verdrängen. Dazu muss man sich in Erinnerung rufen, dass Wassermoleküle zu den kleinsten gehören, die es gibt, und demnach zwar größere, aber immer noch ebenfalls winzige Partikel wie die von Giftstoffen oder anderen unerwünschten Substanzen herausfiltern. Diesen Prozess hat niemand je beobachten können, bis Dr. Pollack eine Möglichkeit gefunden hatte, ihn in seinem Labor sichtbar zu machen. In ihrer dichteren Gelform oder EZ-Phase sind Wassermoleküle in der Lage, sich zusammenzufügen und größere Partikel gewissermaßen wegzuschieben. Mit anderen Worten: EZ-Wasser ist sich selbst filterndes Wasser.

EZ-Wasser, so Dr. Pollack weiter, *unterscheidet sich maßgeblich* von einfachem flüssigem Wasser (H_2O). So besitzt es beispielsweise eine höhere Dichte und ist sauerstoffreicher. Doch der erstaunlichste Unterschied: Während flüssiges Wasser neutral ist, ist EZ-Wasser negativ geladen. Das mag zunächst einmal zwar nicht gut klingen, beschreibt aber die Tatsache, wie Wasser zur Batterie werden und in unserem Körper Energie erzeugen und speichern kann – Energie, die wir brauchen, um uns zu bewegen, zu denken, zu heilen und zu regenerieren. Das Wasser hat nicht nur eine höhere Dichte, es ist auch leitfähiger und damit besser in der Lage, elektrisch ablaufende Körperfunktionen zu steuern. In seinen Experimenten maß Pollack auch die elektromagnetische Kraft – die höhere Energie – des EZ-Wassers.

Warum Gel-Wasser so funktioniert, wie es funktioniert

Unsere Lieblingsgeschichte dazu, wie alles begann, stammt von Dr. Pollack selbst. Bei der Untersuchung einer Herzmuskelzelle durchstach er die Zellwand und bemerkte, dass das Wasser im Inneren der Zelle nicht auslief. Es lief nicht nur nicht aus, es tröpfelte auch nicht heraus. Das warf für Dr. Pollack folgende Frage auf: Warum bleibt das Wasser im Inneren, auch wenn die Zellmembran durchbrochen ist? »Hm. Anscheinend ist das Wasser irgendwie anders. Schon lustig.«

Er begann ein wenig herumzufragen und stellte fest, dass alle anderen es auch nicht wussten. Die Suche nach der Antwort veranlasste Dr. Pollack schließlich dazu, die nun bereits zum zwölften Mal stattfindende internationale Conference on the Physics, Chemistry and Biology of Water (»Wasserkonferenz«) einzuberufen, bei der Wissenschaftler aktuelle Thesen zum Verhalten von Wasser erkunden und gemeinsam nach neuen Antworten suchen. Bislang wurde Wasser immer eine verdünnende Wirkung zugeschrieben, doch nun zeigte sich plötzlich, dass es auch bindend sein kann. Der Durchbruch gelang Dr. Pollack, als er feststellte, dass sich Wasser, dessen Moleküle eine räumliche und zeitliche Verbindung eingingen, anders verhielt als herkömmliches Wasser. Dieser Zusammenschluss wurde immer enger; es handelte sich dabei noch nicht um ortsgebundene Eiskristalle wie Schneeflocken, sondern eher um einander überlappende oder verkettete Kristalle – im Textilbereich könnte man sie vielleicht mit einer Spitzen- oder Häkelarbeit vergleichen –, die allerdings immer noch flüssig waren. Eine solche Form nennt man auch flüssigkristallin. Die Kristalle bilden keine einzelne H_2O-Verbindung, sondern eine komplexere mit der Formel H_3O_2. Die Ergebnisse sind noch immer heftig umstritten – schließlich kannte man Wasser für eine sehr, sehr lange Zeit ausschließlich als H_2O. Dennoch sind sie vielversprechend, und viele Wissenschaftler sind sich einig, dass sie erklären, wie Wasser in der Natur funktioniert.

Auch der Konsens, dass Wasser in anderen Phasen als flüssig, gasförmig (Wasserdampf) oder fest (Eis) vorkommt, steigt. Eine Forschergruppe der Harvard University folgerte bereits im Jahr 2008, dass sich Wasser in Zellproteinen von flüssigem Wasser unterscheidet und ein gleichmäßiges, mehrschichtiges Sechseck bildet – eine Beschreibung, die der von EZ-Wasser verblüffend ähnelt.[42]

Was wir von Pollack und den anderen Studien auf jeden Fall im Hinterkopf behalten sollten, ist, dass Wasser komplexer ist, als wir bisher dachten. Wasser war nie nur eine zweitrangige Substanz, nie nur ein universelles Lösungsmittel, sondern *der* Hauptaktivator chemischer und elektrischer Prozesse im Körper. In der Welt der Moleküle ist Wasser ein *sich wandelndes Kontinuum*, das seine Phasen und Formen beständig wechselt, während es dem bloßen Auge als schlichtes Wasser erscheint. Wenn sich Flüssigkeit in Gel verwandelt – und wir werden noch zeigen, wie das abläuft –, verstärken sich die Leben spendenden Eigenschaften des Wassers. Das Wichtigste, das Sie über diese neue Wissenschaft vom Wasser im Kopf behalten sollten, ist, dass es Wasser gibt, das eine höhere Dichte aufweist, von Lichtwellen aktiviert wird und über mehr messbare Energie verfügt. Wir arbeiten immer noch daran, herauszufinden, wie das alles funktioniert; es zeigen sich jedoch immer mehr Hinweise darauf, dass dieses Wasser Reparatur- und Regenrationsprozesse in unseren Zellen beschleunigt und uns so letztlich mehr Vitalität verleiht.

Wo strukturiertes Wasser vorkommt

Wasser in Gelform existiert in den Zellen aller Lebewesen, auch in denen von Pflanzen. Und den Unterschied zwischen Wasser in Gelform und flüssigem Wasser können wir tatsächlich *schmecken* und *fühlen*. Wasser in Gelform kann so dünn wie flüssiges Wasser, wenn auch etwas seidiger erscheinen und so zähflüssig wie Gelatine werden. Es kommt in allen möglichen Lebensmitteln vor – der viel geschmähte Eisbergsalat beispielsweise ist ein ausgesprochen feuchtigkeitsspendendes Nahrungsmittel. Denn das Wasser im Salat ist strukturiert. Und was macht Knochenbrühe so gesund? Richtig: das enthaltene Wasser in Gelform. Wenn Sie Chiasamen einweichen, können Sie sogar zusehen, wie sich das Gel bildet.

Und das ist auch die Antwort auf die Frage, wie es kommt, dass Wasser in Gelform anders hydriert als flüssiges Wasser. Soweit wir mittlerweile wissen – und wir wissen vieles noch nicht! –, liegt dies am anderen Zustand des Gelwassers, ein Zustand, der nicht nur länger befeuchtet, sondern den Strom bei elektrischen Körperprozessen auch besser leitet. Ein sehr einleuchtendes Beispiel aus der Praxis dafür ist das Gel, das Ärzte auf die Haut auftragen, um bei Ultraschalluntersuchungen und Elektrokardiogrammen genauere Messergebnisse zu bekommen – das dichtere Gel leitet einfach besser. Und die Erregungsleitung hat viel mit den Elektrolyten zu tun, von denen wir immer wieder hören: Mineralien, die reichlich und überreichlich in Pflanzen vorkommen. Löst man sie in Wasser auf, geben sie ihre elektrische Ladung ab. Da Dichte und elektrische Ladung viel mit einer effizienten Leitfähigkeit zu tun haben, leitet Wasser in Gelform den Strom viel effektiver. Und mehr Energie bedeutet weniger Müdigkeit und mehr Heilkraft. Wer viel frisches Obst und Gemüse isst, nimmt damit Nahrungsmittel voller Power zu sich, die mehr Energie liefern und mehr Flüssigkeit spenden als eine simple Flasche Wasser.

Wüstencowboys schwören auf Kräuter

Um sich bei ihrer überwiegend auf Rindfleisch basierenden Ernährung gut hydriert zu halten, schworen die berühmten umherziehenden Cowboys der Pampa in Uruguay – die Gauchos – auf Matetee, einen intensiven Kräuteraufguss aus den Blättern des Matestrauchs, einer Pflanzenart aus der Familie der Stechpalmengewächse. Die Aufgüsse waren reich an Pflanzennährstoffen und Mineralien und sorgten offensichtlich – davon zeugt die robuste Gesundheit der Cowboys in einer solch ariden Umgebung – für eine optimale Hydrierung. In den 1960er-Jahren hat das Pasteur-Institut in Paris Matetee gründlich unter die Lupe genommen und kam zu folgendem Schluss: »Es ist schwer, irgendwo auf der Welt eine andere Pflanze zu finden, die einen auch nur annähernd ähnlichen Nährwert aufweist wie der Matestrauch; er enthält praktisch alle Vitamine, die zur Erhaltung des Lebens unverzichtbar sind.« Eine weitere Studie ergab, dass Matetee über einen sehr hohen Gehalt an Mineralien und über Elektrolyte im genau richtigen Verhältnis zueinander verfügt. Darüber hinaus gibt es mittlerweile wissenschaftliche Belege dafür, dass Matetee unterstützend dabei wirkt, das Gewicht zu halten, und sogar zu einer Gewichtsreduktion beitragen kann.[42]

Eines wissen wir ganz sicher: Pflanzen sind wahre Nährstoffpakete, und viele dieser Nährstoffe sind wasserlöslich und auch dann erst aktiv. Mithilfe von Wasser versorgen uns die Pflanzen nicht nur mit lebenswichtiger Flüssigkeit, sondern auch mit nicht minder lebenswichtigen Nährstoffen.

Lebenswichtige Sonnenenergie

Paradoxerweise beginnt die Hydrierung mit der Sonne. Die Beziehung zwischen Sonne und Wasser ist Leben spendend. Zur Wasseranlagerung kommt es, wenn Sonnenlicht auf Wassermoleküle trifft – auch durch unsere Haut hindurch. Dr. Pollack vermutet, dass eine Spaltung des Wassermoleküls stattfindet, wenn die Lichtwellen auf Wasser fallen, und sei es auf der Zellebene im Inneren unseres Körpers. Das hat eine größere negative Ladung zur Folge, die das Wasser mit Eigenschaften anreichert, die denen einer Batterie ähneln. Batterien enthalten und speichern elektrische Ladung, die zur Energiegewinnung herangezogen werden kann; auf ganz ähnliche Weise funktionieren auch unsere Zellen. Im Verbund machen Sonne und Wasser aus uns also elektrische Batterien. Unsere Energie und die Qualität unserer internen Wasserversorgung werden vom Sonnenlicht und Infrarotlicht sowie allen Spektren dazwischen bestimmt. Abgesehen von unserer Nahrung ist Sonnenlicht die natürlichste und am leichtesten verfügbare Möglichkeit, unseren Zellen bei der Verrichtung ihrer Arbeit zu helfen. Denn wenn wir Licht ausgesetzt sind – sei es in Form sichtbaren Lichts oder in Form von Infrarotstrahlung –, entsteht mehr Gel-Wasser im Körper. Dazu Pollack: »Die Energie zum Aufbau strukturierten Wassers kommt von der Sonne. Die Strahlungsenergie von Wellenlängen, von Ultraviolett über sichtbares Licht bis zu Infrarot, wandelt gewöhnliches flüssiges Wasser in strukturiertes Wasser um.« In seinen Experimenten hat Pollack gezeigt, dass Wasser die Lichtenergie aus der Umgebung absorbiert und sie dazu nutzt, um EZ-Wasser zu produzieren. Mehr Energie, ob nun von der Sonne oder pflanzlicher Nahrung, bedeutet mehr EZ-Wasser.

Daraus bezieht Pollack auch die chemische Formel für diese vierte Phase des Wassers – H_3O_2 –, bei der sowohl eine negative als auch eine positive Ladung frei wird. »Die absorbierte Strahlungsenergie spaltet die Wassermoleküle; die negativ geladene funktionelle

Gruppe bildet den Baustein für das EZ-Wasser, die positiv geladene geht mit den Wassermolekülen eine Verbindung ein, aus der freie Hydroniumionen (H_3O^+) hervorgehen, die im Wasser diffundieren. Zusätzliches Licht (Strahlungsenergie) regt eine stärkere Ladungstrennung an« – und damit die Bildung von mehr strukturiertem Wasser.[44]

Dr. Pollack ist jedoch nicht der Einzige, der sich damit beschäftigt, wie Licht im Körper in Energie umgewandelt wird. Tatsächlich geht auch eine neuere Studie aus dem Jahr 2014 darauf ein, welche Rolle Licht, Wasser und Pflanzen im Inneren von Säugetieren spielen. Die Studie erschien im *Journal of Cell Science* und legt dar, wie das Chlorophyllmolekül im menschlichen Körper in Zusammenarbeit mit Licht ATP produziert, Adenosintriphosphat, ein Molekül, das die Energie unserer Zellen speichert.[45] Erstmals zeigen die Autoren auf, dass mit der Nahrung aufgenommene Pflanzenmoleküle im Körper eines Säugetiers mithilfe von Licht Energie in Form von ATP produzieren. Das kommt Ihnen irgendwie bekannt vor? Richtig – der Vorgang erinnert stark an die Fotosynthese bei Pflanzen. Mit anderen Worten deuten die Autoren an, dass Säugetiere – also auch der Mensch – durch den Verzehr grüner und damit chlorophyllhaltiger Pflanzen in der Lage sind, Energie aus Sonnenlicht zu gewinnen.

Fällt Licht durch die Haut, löst es eine Kettenreaktion in allen Körperzellen aus, die die elektrische Ladung weitergibt und uns mit Energie versorgt. Wie richtig wir doch liegen, wenn wir davon sprechen, »unsere Batterien wieder aufladen zu müssen« – wie ein Handy oder ein Laptop, die hin und wieder an die Steckdose müssen. Nur dass wir zum Wiederaufladen Sonnenlicht und eine gute Hydrierung brauchen, die die elektrischen Impulse weiterleitet.

Abgesehen davon, dass wir uns regelmäßig dem Sonnenlicht aussetzen sollten, damit weiter Wasser in Gelform in unserem Körper entstehen kann, können wir auch *Nahrungsmittel* zu uns nehmen, die das strukturierte Wasser enthalten. Auch das hilft beim Aufbau elektrischer Ladung. Zu diesen Nahrungsmitteln gehört beispielsweise aus Pflanzen gewonnenes strukturiertes Wasser – und das erhalten Sie, indem Sie die Pflanzen im Entsafter oder Mixer verarbeiten. Dazu Pollack: »So geben Sie Ihrem Körper, was er wirklich braucht. Aus meiner Sicht ist das die größte Revolution der Medizin seit langer Zeit: Sie müssen nur die richtige Art von Wasser trinken und tun dadurch nicht nur etwas für Ihre Gesundheit, sondern können auch bereits bestehende Krankheiten heilen.«

Zusammenfassung

Dank der neuen Wissenschaft vom Wasser gewinnen wir Erkenntnisse darüber, wie wir unsere Hydrierung optimieren und Gesundheit und Vitalität fördern. Eine bessere Hydrierung bedeutet reibungsloser ablaufende Körperfunktionen, was all unsere Körpersysteme und Gewebe schützt. Eine Dehydrierung schadet uns hingegen. Wir leiden heute mehr denn je unter weitgehend künstlichen Lebensbedingungen. Da ist es der Wissenschaft gerade noch rechtzeitig gelungen, eine weitere Phase des Wassers zu entdecken, die sowohl in unseren Zellen als auch in Pflanzenzellen vorkommt. Wir können unsere Zellfunktion verbessern, indem wir die Menge des Gel-Wassers aus naturreinen Quellen in unserem Körper erhalten und erhöhen. Wenn wir wasserreiche Lebensmittel in unseren Speiseplan aufnehmen, steht dem Körper mehr Energie zur Verfügung. Unser Durstlöscher-Plan folgt der neuen Wissenschaft vom Wasser mit einfachen Smoothie-Rezepten, die Ihren Körper bis hinunter zur Zellebene hydrieren, auch wenn unsere Umgebung uns immer mehr dehydriert.

Kapitel 2

Wasser zum Essen: Optimale Hydrierung durch wasserreiche Lebensmittel

Ohne Wasser kein Leben.
Ohne Blau kein Grün.
– *Sylvia Earle*

Wussten Sie, dass auch das, was Sie essen, Ihrem Körper Wasser rauben kann? Oder umgekehrt Ihrem Körper Wasser zuführen kann? Die Wasservorräte Ihres Körpers sogar umfassender wieder auffüllen kann als Wasser allein? Ein Apfel und eine Flasche Wasser beispielsweise hydrieren Sie besser als zwei Flaschen Wasser. Denn die faserreichen Bestandteile des Apfels wirken wie ein Schwamm, der die Flüssigkeit fest im Inneren einschließt – sowohl im Apfel wie auch in Ihrem Körper.

Doch bevor wir uns dem Thema Lebensmittel widmen, wollen wir über das Thema Veränderung sprechen. Der Mensch ist für Veränderungen, Wachstum und Anpassung gemacht; diese zutiefst menschlichen Prinzipien sind in unseren Genen verankert, und wir können jederzeit auf sie zurückgreifen. Die Wahl unserer Lebensmittel kann zumindest einem Teil unserer modernen Erschöpfung ein Ende setzen, einem großen Teil sogar. Doch dafür müssen wir uns von alten Essgewohnheiten verabschieden. Sollten Sie Ihre Essgewohnheiten schon seit geraumer Zeit nicht mehr verändert haben, ist es jetzt höchste Zeit dafür. Freunden Sie sich mit dem Gedanken an, Ihr Wasser zu *essen.*

Denn unsere Lebenssituation hat sich ebenfalls verändert. Unsere gegenwärtigen Lebensmuster, und dazu gehört auch das hastige Essen, das Essen nebenbei, das Essen zwischen Tür und Angel, machen uns den Garaus. Sie ermüden uns und ersticken jede Lebensfreude im Keim. Der wahre Grund, den Körper ausreichend mit Wasser zu versorgen, und zwar am besten mithilfe wasserreicher Lebensmittel, besteht in einer ganz neuen Vitalität. In mehr Lebendigkeit. In gesteigerten kognitiven Fähigkeiten und einer verbesserten Wahrnehmung. Wasser mit wasserreichen Lebensmitteln zu kombinieren ist eindeutig die klügste Strategie der Wasserversorgung, eine Strategie, die sich die Natur ausgedacht hat. Wie konnte es überhaupt geschehen, dass wir Hydrierung und den Verzehr wasserreicher Lebensmittel heute als zwei Kategorien und nicht als eine erachten? Die Natur jedenfalls bietet sie als überaus effizientes Gesamtpaket an.

So vermeiden Sie eine umweltbedingte Dehydrierung

Problem: Wärme trocknet aus, und wir benutzen heute viele elektronische Geräte und Lampen, die sich aufheizen, sobald sie eingeschaltet sind. Ist Ihnen schon einmal aufgefallen, wie heiß Ihr Computer oder Ihr Smartphone wird?
Durstlöscher-Lösung: Schalten Sie Computer und Smartphone in den »Low Blue Light«-Modus, dann bleiben die Geräte kühler. Noch besser wäre, wenn Sie sich etwa jede Stunde für fünf Minuten von den Geräten entfernten. Arbeiten Sie so oft wie möglich unter natürlichem Licht. Stellen Sie sich im Büro eine hübsche Schreibtischlampe auf den Tisch, und schalten Sie die Deckenleuchten aus. Halten Sie Meetings auch einmal im Freien bei einem Spaziergang ab. Halten Sie den gesunden Abstand von etwa 60 Zentimetern zwischen Körper

und Smartphone ein – entweder mithilfe von Kopfhörern oder der Lautsprecherfunktion.

Problem: Das pausenlose Sitzen behindert den Fluss lebenswichtiger Flüssigkeiten im gesamten Körper.

Durstlöscher-Lösung: Bauen Sie immer wieder kleine Bewegungseinheiten ein, und überprüfen Sie stündlich Ihre Sitzhaltung. Sie sitzen mit krummem Rücken da? Dann nehmen Sie die Schultern herunter, und strecken Sie die Brust raus. Fühlt sich das nicht gleich viel besser an?

Problem: Klimaanlagen scheinen zunächst die Lösung für das Wärme-Dehydrierungs-Problem zu sein – doch auch sie trocknen uns aus, da sie dem Raum die Luftfeuchtigkeit entziehen. Das gilt auch für Teppiche, Vorhänge aus Synthetik, Möbel und unser insgesamt abgeriegeltes Lebensumfeld – dazu gehören beispielsweise auch Bürofenster, die sich nicht öffnen lassen. Sehen Sie sich in Ihrem Büro oder in Ihrer Wohnung einmal genau um: Mit wie vielen Gegenständen müssen Sie um die ohnehin schon geringe Luftfeuchtigkeit in Räumen konkurrieren?

Durstlöscher-Lösung: Wir können die Luftfeuchtigkeit in Innenräumen erhöhen, was mitunter aber eine sehr kostspielige Ausstattung erfordert. Beginnen Sie deshalb mit einem kleinen Zerstäuber, der Sie und nicht den ganzen Raum befeuchtet. Auch ein Gefäß mit Wasser oder Zimmerpflanzen können wahre Wunder wirken.

Wenn Sie dem Wasser im Zerstäuber noch einige Tropfen ätherischen Öls hinzufügen, profitieren Sie außerdem von duftenden Pflanzenmolekülen, die Ihnen zusätzliche Hydrierung verschaffen. Die Wasser-Öl-Tröpfchen befeuchten nicht nur die Haut, sondern auch Nasenschleimhaut und Lunge. Und noch ein einfacher, aber sehr wirkungsvoller Trick, der sich vor allem in Meetings bewährt hat: Stellen Sie sich eine Tasse heißen, aromatischen Tees auf den Tisch, und inhalieren Sie den Dampf hin und wieder. Auch das befeuchtet, und dazu müssen Sie den Tee noch nicht einmal trinken.

Problem: Autos, Flugzeuge, Züge und sogar U-Bahnen sind wahre Wasserräuber. Sie gehören zu den feuchtigkeitsärmsten Umfeldern, in denen wir uns aufhalten, wobei Flugzeuge eindeutig die Nase vorn haben. Die gesunde Luftfeuchtigkeit in Räumen liegt zwischen 50 und 60 Prozent, in Flugzeugen beträgt sie meist weniger als 20 Prozent, manchmal sogar nur ein Prozent. Autos sind auch nicht viel besser: Dort ist die Luft nicht nur trocken, sondern auch sauerstoffarm. Durch die Dehydrierung fühlen wir uns nach Reisen oft steif und müde, die Haut ist schlaff; all das kommt vom Bewegungsmangel und dem Sitzen in einem feuchtigkeitsarmen Umfeld.

Durstlöscher-Lösung: Reisen Sie nie ohne ausreichend Wasser. Öffnen Sie im Auto regelmäßig das Fenster, um frische Luft hereinzulassen, und machen Sie an roten Ampeln unsere Mikrobewegungen.

Problem: Mangelndes Sonnenlicht in der Wohnung oder im Büro raubt uns Wasser in einem Ausmaß, wie wir uns das nie hätten träumen lassen. Wir führen nicht nur ein stressreiches Leben in absichtlich entfeuchteten Räumen, wir bekommen auch immer weniger natürliches Licht ab, das bei der Wasserversorgung unseres Körpers ebenfalls eine große Rolle spielt. Darüber hinaus wärmt es uns und beruhigt unser gesamtes Nervensystem.

Durstlöscher-Lösung: Machen Sie sich bewusst, dass Sie Sonnenlicht brauchen, und legen Sie öfter zehn- bis fünfzehnminütige Pausen im Freien ein. Nutzen Sie auch die Mittagspause, um sich im Freien aufzuhalten. Wie viel Sonnenlicht genau der Mensch braucht, wissen wir noch nicht, wahrscheinlich ist das individuell verschieden.

Doch selbst die paar Minuten in der Mittagspause sind ein guter Anfang. Falls Sie Probleme mit der Sonne haben, sollten Sie sich natürlich vorher mit Ihrem Arzt besprechen. Auch an bewölkten Tagen profitieren wir von den Lichtwellen. Darüber hinaus legen neuere Forschungen nahe, dass wir das Sonnenlicht brauchen, um unsere innere Uhr täglich neu zu justieren. Die erste Stunde Tageslicht kann weit wichtiger sein, als wir denken.

Problem: Der Stress und der Druck unseres hektischen modernen Lebens setzen Neurochemikalien in unserem Körper frei, die er abbauen muss. Das belastet unsere Wasserreserven zusätzlich.

Durstlöscher-Lösung: In Smoothies und wasserreichen Lebensmitteln sind schützende Nährstoffe enthalten, die unserem Körper die Arbeit erleichtern. Eine regelmäßige Tiefenatmung baut Stress ab und führt dem Körper befeuchtende Luft zu.

In unserem Durstlöscher-Programm kommt wieder zusammen, was von Natur aus zusammengehört. Das erfordert nur etwas Anpassung – aber wie bereits erwähnt, ist der Mensch darin ja besonders gut. Und wir gehen es auch so langsam an, dass Sie die Umstellung auf jeden Fall schaffen. Schließlich sollen Sie nur ein paar Smoothies in den Speiseplan einbauen, zur richtigen Tageszeit etwas trinken und den Verzehr von dehydrierenden Nahrungsmitteln mit hydrierenden ausgleichen. Klingt einfach, oder?

Ein Beispiel: Wenn Sie statt zu zwei Stück Pizza zu zwei Äpfeln greifen … okay, das ist eher unwahrscheinlich. Aber wie wäre es mit einem Stück Pizza und einem Apfel? Damit geben Sie Ihrem Körper eine viel bessere Berechnungsgrundlage, wie viel Energie er zum Verdauen der Mahlzeit aufwenden muss. Denn Ihr Körper weiß, dass der Apfel hydriert. Gleichzeitig laden Sie Ihre innere Batterie wieder auf, da der Apfel jede Menge Wasser in Gelform enthält.

In diesem Kapitel erfahren Sie alles, was Sie wissen müssen, um positive Veränderungen vornehmen zu können. Mit unserem Programm werden Sie sich in Zukunft gesünder ernähren – Sie sind besser informiert, werden bald Ergebnisse sehen und haben auch noch Spaß daran. Die leicht umsetzbaren Tipps und Techniken in unserem Durstlöscher-Plan werden Ihnen neue Energie und damit ein ganz neues Lebensgefühl schenken.

Wasser ist nicht nur blau – es ist auch grün

Vielleicht hören Sie gerade das erste Mal, dass Sie Ihren Wasserbedarf auch über feste Nahrung decken können. Wenn wir an Wasser denken, denken wir dabei kaum an Nährstoffe; Wasser erfüllt für uns eher eine Funktion, es macht feucht, es ist nass. Außerdem hat man Ihnen eingebläut, Sie könnten Ihren Wasserbedarf ausschließlich mit acht Gläsern Wasser pro Tag decken. Vielleicht haben Sie auch diese komplizierte Formel im Kopf, zu der manche Ärzte raten: Ihr täglicher Wasserbedarf in Millilitern = Körpergewicht in Kilogramm × 30. Bei einem Körpergewicht von 60 Kilo bräuchten Sie rund 1,8 Liter Wasser am Tag. Die Empfehlung, acht Gläser Wasser am Tag zu trinken, stammt in den USA tatsächlich von staatlicher Stelle.[1] Überraschenderweise steht in diesen Empfehlungen aber auch, dass 45 Prozent des Wasserbedarfs über *Nahrungsmittel* gedeckt werden sollten. Per stille Post hat sich das im Laufe der Zeit zur reinen Aufnahme von *Flüssigkeit* und schließlich schlicht *Wasser* gewandelt. Allerdings ist die Kombination von Wasser und wasserreichen Lebensmitteln wie bereits dargelegt die weitaus klügere Strategie.

Stimmt die Formel »Körpergewicht in Kilogramm × 30 = täglicher Wasserbedarf in Millilitern« wirklich?

Die Formel ist eine grobe Richtlinie, an der man sich gut orientieren kann – als Evangelium sollte man sie jedoch nicht betrachten. Ob wir unserem Körper die optimale Hydrierung bieten, hängt von vielen Faktoren ab, nicht nur vom Körpergewicht. Vielleicht leben Sie in einer klimatisch sehr trockenen Region, sind schon älter, körperlich gerade nicht in Bestform oder müssen regelmäßig Medikamente nehmen; all das erfordert eine andere Berechnung des täglichen Wasserbedarfs. Vielleicht haben Sie weniger Muskelmasse (darin speichert der Körper besonders viel Feuchtigkeit) und schwitzen viel – auch das muss in die Kalkulation mit einbezogen werden. Die wahrscheinlich größte Rolle spielt aber, was Sie essen.

Mit diesem Buch wollen wir Sie für die Signale Ihres Körpers sensibilisieren, der Ihnen im Allgemeinen genau sagt, was er braucht – da nützt eine immer gleiche Flüssigkeitsmenge wenig. Die wichtigsten Anzeichen einer Dehydrierung sind Müdigkeit, insbesondere am Nachmittag, und Brain Fog. Gleich danach kommen Kopfschmerzen, Gelenksteife und Gelenkschmerzen, Reizbarkeit und ein Stimmungstief. Auch ein trockenes Gefühl in Mund, Rachen und Nase gehört zu den frühen Warnzeichen. Effizienter versorgen Sie Ihren Körper sicherlich mit Wasser, wenn Sie bereits früh am Tag damit beginnen; besonders empfehlenswert ist der Verzehr von viel saftigem Obst und Gemüse, da die enthaltenen Faserstoffe die Flüssigkeit länger speichern.

Mit 80 bis 98 Volumenprozent Wasser sind Pflanzen der perfekte Wasserspender von Mutter Natur. Wenn Sie das nächste Mal in einen Apfel oder eine Birne beißen, denken Sie daran, dass Ihnen die Frucht Wasser schenkt, das nicht nur rein – oder reiner – ist, sondern Ihren Körper auch noch bis in die tiefsten Schichten hinein hydriert und ihm obendrein jede Menge Nährstoffe und Mineralien liefert. Und das – ja, die Natur ist schlau – in absoluter funktioneller Ausgewogenheit: nicht zu viel, nicht zu wenig, nährstoffreich, ballaststoffreich und voller Wasser. Und denken Sie immer daran: Jedes Mal, wenn Sie eine Pflanze essen – sei es in Form von grünem Blattgemüse, in Form einer Birne oder als Chiasamen –, essen Sie Wasser.

Die 12 wasserreichsten Gemüsesorten (Wassergehalt in Prozent)	**Die 12 wasserreichsten Obstsorten (Wassergehalt in Prozent)**
1. Salatgurken (96,7 %)	1. Sternfrüchte (91,4 %)
2. Romanasalat (95,6 %)	2. Wassermelonen (91,4 %)
3. Sellerie (95,4 %)	3. Erdbeeren (91 %)
4. Radieschen (95,3 %)	4. Grapefruits (90,5 %)
5. Zucchini (95 %)	5. Cantaloupe-Melonen (90,2 %)
6. Tomaten (94,5 %)	6. Ananas (87 %)
7. Paprika (93,9 %)	7. Himbeeren (87 %)
8. Blumenkohl (92,1 %)	8. Heidelbeeren (85 %)
9. Spinat (91,4 %)	9. Kiwis (84,2 %)
10. Brokkoli (90,7 %)	10. Äpfel (84 %)
11. Karotten (90 %)	11. Birnen (84 %)
12. Rosenkohl (86,5 %)	12. Trauben (81,5 %)

Und das Beste: Wasserreiche Nahrungsmittel stecken auch voller Nährstoffe, Antioxidanzien, Proteine und Aminosäuren sowie voller Vitamine und Mineralstoffe. Sie enthalten auch wichtige Stoffe wie Kalzium, Magnesium, Kalium und Natrium, die man als Elektrolyte bezeichnet, sobald sie durch die elektrische Ladung im Wasser aktiviert werden. Durch neueste Erkenntnisse über das Wasser wissen wir aber ebenfalls, dass elektrolytreiches Wasser auch *elektronenreich* ist und dass diese Elektronen die elektrischen Funktionen in unserem Körper verbessern. Wasser leitet Strom, was uns nicht nur Treibstoff schenkt, sondern auch Einfluss auf unsere kognitiven Fähigkeiten, unser Urteilsvermögen und unsere Stimmung hat. Wie gut der Körper hydriert ist, hängt zudem von seiner elektrischen Leitfähigkeit ab. Wir können es nicht oft genug wiederholen: Wasser leitet Strom, und eine gute Hydrierung kommt unseren elektrisch regulierten Körperfunktionen zugute.

Mithilfe faserreicher Pflanzen verbleibt das Wasser länger in unserem Körper, da er es langsamer absorbiert. Ein dreifacher Gesundheitsjoker: reines Wasser, saugfähige Fasern und nicht nur wertvolle Nährstoffe, sondern auch Elektrolyte. *Wegen dieser verschiedenen Wirkungen sind wir davon überzeugt, dass Pflanzen uns effizienter hydrieren als ein Glas Wasser allein.*

Wie Kühe ihren Wasserbedarf decken

Kühe stehen den ganzen Tag auf der Weide, fressen das saftige Gras, das zu 97 Prozent aus Wasser besteht, und decken damit größtenteils ihren Wasserbedarf. Okay, sie müssen auch noch trinken, doch die wunderbare Kombination aus wasserreichem Gras und Pflanzenfasern, die die Feuchtigkeit im Körper speichern, ist bei der Hydrierung der Tiere mehr als die halbe Miete. Dazu muss man sich nur einmal Kühe ansehen, die ausschließlich mit Getreide gefüttert werden: Sie müssen mehr Wasser trinken und sind in puncto Nährstoffe meist unterversorgt.

Eine Untersuchung auf der Save Your Dairy Farm in Arizona im Sommer 2009 ergab, dass eine Herde von 130 auf der Weide grasenden Kühen durchschnittlich etwa 6800 Liter Wasser pro Tag trank. Eine ähnlich große Herde von mit Getreide gefütterten Kühen brauchte hingegen rund 11 000 bis 15 000 Liter Wasser täglich.[2]

Bei Erscheinen dieses Buchs deuteten noch unveröffentlichte Studien darauf hin, dass Pflanzen doppelt so gut hydrieren wie ein Glas Wasser. Das muss man sich einmal vorstellen!

Beispiel Pizza

Das Thema Pizza und Apfel hatten wir schon. Doch warum sollten Sie das eine Stück Pizza durch einen Apfel ersetzen? Weil Pizza dehydriert.

In Pizza steckt die falsche Art Salz, und zwar Unmengen davon. Dadurch verlieren Sie mehr Flüssigkeit, als Sie aufnehmen, weshalb Ihrem Körper nicht ausreichend Wasser und andere Flüssigkeiten zur Verfügung stehen, um seine ganz normalen Funktionen ausüben zu können. Wenn Sie verlorene Flüssigkeit nicht ersetzen, ist die logische Folge eine Dehydrierung.

Es gibt allerdings auch noch eine längere Antwort auf die oben gestellte Frage. Unsere Zellen nutzen und speichern Wasser in zwei Abteilungen: als intrazelluläre Flüssigkeit und als extrazelluläre Flüssigkeit. Erstere befindet sich im Inneren der Zelle und macht rund 60 bis 65 Prozent des gesamten Körperwassers aus, Letztere umgibt die Zelle und enthält die restlichen 35 bis 40 Prozent. Nährstoffe wie beispielsweise Chlorid, Kalium, Magnesium und Natrium gewährleisten, dass sich das Verhältnis von intrazellulärer zu extrazellulärer Flüssigkeit im Gleichgewicht befindet. Ist die Konzentration eines Moleküls in einem der beiden Bereiche zu hoch, zieht es Wasser aus dem anderen Bereich, um sich zu verdünnen.

Damit zurück zur Pizza: Das Natrium aus Tomatensoße und Käse – und vielleicht noch aus den Peperoni und anderem salzigem Belag – sammelt sich in der extrazellulären Flüssigkeit an, was der intrazellulären Flüssigkeit Wasser entzieht. Dadurch bekommt das Gehirn das Signal, dass die Zelle austrocknet. Daraufhin sendet es Ihnen das Signal, mehr Wasser zu trinken, um eine Dehydrierung zu vermeiden. Ergebnis: Sie fühlen sich aufgeschwemmt, einzig aufgrund dieses Ungleichgewichts.

Salz ist wichtig für die Hydrierung

Moment mal – Salz untersützt die Hydrierung?

Gerade haben wir doch davon gesprochen, dass Natrium – auch bekannt als Salz – dehydriert. Und das stimmt auch: Eine übermäßige Menge gewöhnlichen, industriell verarbeiteten Tafelsalzes ist nicht gut für uns. Die Nieren brauchen Wasser, um das Salz herauszufiltern und mit dem Urin auszuscheiden. Das ist ganz normal, ein alltäglicher Prozess. Doch ist Ihr Körper ohnehin schon nicht ausreichend hydriert und enthält Ihre Nahrung zu viel industriell verarbeitetes Salz, kann dies zu einer Dehydrierung und früher oder später zu Nierenproblemen führen.

Mit Salz zu knausern ist auch keine Lösung. Im Gegenteil: Auch das kann Ihrer Gesundheit schaden. Natrium gehört zu den Schlüsselelektrolyten. Zusammen mit Kalium gleicht es die körperinterne elektrische Ladung aus. In Wasser gelöstes Natrium und Kalium sind für eine lebenswichtige Zellfunktion, die sogenannte Natrium-Kalium-Pumpe, unverzichtbar. Natrium stellt dem Körper positiv geladene Ionen zur Verfügung, Kalium negativ geladene Ionen – eine Kombination, die elektrische Ladungen in den Zellmembranen erzeugt. Erst dieses konstante Hin und Her ermöglicht die Zellfunktion, auch die der Nerven und Neurotransmitter. Mangelt es Ihrem Körper an Salz, befindet sich die körperinterne elektrische Ladung in einem Ungleichgewicht, und die Zellen können elektrische Impulse nicht so empfangen und weitergeben, wie sie sollten. Eine kleine Menge natürlichen Salzes ist für die Hydrierung des Körpers absolut unerlässlich.

Aus diesem Grund können Sie Freizeitsportler und professionelle Athleten auch öfter dabei beobachten, wie sie beim und nach dem Sport Energydrinks in sich hineinschütten. Damit füllen sie nicht nur die erschöpften Wasservorräte des Körpers wieder auf, sie führen ihm auch lebenswichtiges Natrium und Kalium zu. Wenn Sie selbst Sport treiben, sollten Sie allerdings Sportgetränke mit künstlichen Süßstoffen, Lebensmittelfarbe und anderen unnötigen Zusätzen vermeiden.

Warum haben Sportgetränke mittlerweile so einen schlechten Ruf?

Sportgetränke haben tatsächlich an Beliebtheit verloren, und das aus gutem Grund: Sie enthalten Unmengen von Zucker, um den niemand gebeten hat und den man in »gesunden« Getränken auch niemals vermuten würde. Nach der sportlichen Betätigung an der frischen Luft will man dem Körper schließlich noch mehr Gutes tun – und Blutzuckerspitzen gehören definitiv nicht dazu. Doch Sportgetränke enthalten nicht nur ungewollten Zucker oder Zuckerersatz wie Süßstoffe, sondern meist auch synthetische Elektrolyte, also künstlich hergestellte und keine natürlichen Mineralien. Damit mangelt es ihnen auch an dem breiten Spektrum an Spurenelementen, deren Bedeutung für die Hydrierung wir gerade erst zu begreifen beginnen. Ganz offensichtlich sind sie entscheidend an der Regulierung des Stoffwechsels beteiligt. Was für Sportgetränke gilt, gilt auch für Getränke mit zugesetzten Vitaminen. Auch sie werden künstlich hergestellt, und zudem enthalten die Getränke des besseren Geschmacks wegen ebenfalls Unmengen von Zucker. Wir empfehlen Ihnen stattdessen unser Rezept für einen natürlichen Energydrink (siehe Kapitel 6).

Vor Kurzem hat ein Cochrane Review – die Reviews sind systematische Übersichtsarbeiten über wissenschaftliche Publikationen und werden von vielen Menschen als Standardwerke zu wissenschaftlichen Studien im medizinischen Bereich herangezogen – ergeben, dass eine natriumarme Ernährung die Produktion bestimmter Nierenhormone ankurbelt, die zu einer Blutdruckerhöhung führen können. Darüber hinaus erhöht eine natriumarme Ernährung den Spiegel der Katecholamine, Neurotransmitter, die für die Kampf-oder-Flucht-Reaktion verantwortlich sind und somit die Herzfrequenz beschleunigen und die Blutgefäße verengen können. Mit anderen Worten: Eine natriumarme Kost ist nicht unbedingt das Allheilmittel bei Bluthochdruck, als das es bislang propagiert wurde. Ganz im Gegenteil: Sie kann sogar zu Hypertonie beitragen.

Natrium und Hydrierung

Beim Thema Salz gilt: Qualität vor Quantität. Erst dann trägt es zur optimalen Hydrierung und Gesundheit bei. Gewöhnliches Tafelsalz beispielsweise besitzt eindeutig nicht die richtigen Eigenschaften, um Ihren Körper gut zu hydrieren und Sie gesund zu erhalten. Wohingegen natürliche, minimal industriell verarbeitete Salze eine entscheidende Rolle bei der Hydrierung spielen. Denn sie enthalten nicht nur Natrium, sondern auch Spurenelemente wie Jod, Eisen, Kalium, Magnesium und Kalzium. Einige dieser Mineralien, darunter etwa Kalium und Kalzium, fungieren auch als Elektrolyte, die die elektrische Ladung des Körpers regulieren und zur gesunden Zellfunktion beitragen, wenn Sie Ihren Körper ausreichend mit Wasser versorgen.

Wählen Sie daher die folgenden Salzarten:

- Meersalz
- Keltisches Meersalz
- Steinsalz
- Himalajasalz

Diese Salze sind nicht nur gesund, sie verleihen Ihren Speisen auch ungeheuer viel Geschmack. Noch besser wäre allerdings, wenn Sie statt des Essens zukünftig Ihr Wasser salzen. Eine Prise gesundes Salz im Wasser oder Smoothie stellt sicher, dass in Ihrem Körper der optimale Elektrolytaustausch stattfindet, der Ihnen zu einem ausgeglichenen Wasserhaushalt verhilft.

Wir empfehlen zwar natürliches Salz, doch muss an dieser Stelle auch gesagt werden, dass selbst normales Tafelsalz nicht der Bösewicht ist, zu dem es Gesundheitsexperten jahrzehntelang gemacht haben. Eine jüngere Studie der Emory University mit mehr als 2600 Erwachsenen beispielsweise hat ergeben, dass eine Natriumaufnahme von 1500 bis 2000 Milligramm am Tag nicht mit einem höheren Herzerkrankungsrisiko in Verbindung gebracht werden kann, die Probanden lebten sogar auch etwas länger als Menschen, die weniger als 1500 Milligramm Natrium täglich konsumierten. Sie haben richtig gelesen: Natrium kann tatsächlich das Leben verlängern. Einer weiteren, französischen Studie mit über 8000 Erwachsenen zufolge hängt die Natriumaufnahme auch nicht mit dem systolischen Blutdruck zusammen, woraus die Wissenschaftler die Feststellung ableiteten, die Betonung des Zusammenhangs zwischen Salz und Blutdruck sei »übertrieben«. Allerdings muss man dazusagen, dass die Franzosen überwiegend Meersalz verwenden.

Hyponatriämie

Ja, Sie können tatsächlich auch *zu viel* Wasser trinken. Eine Wasservergiftung ist gefährlich, weil sie die Natriumkonzentration im Blut auf ein lebensgefährliches Niveau absenkt. Zudem verlieren wir Natrium auch durch den Schweiß, während der Natriumspiegel in Haut, Muskeln und inneren Organen konstant bleibt. Um dieses Ungleichgewicht zu korrigieren, wird der extrazellulären Flüssigkeit durch Osmose Wasser entzogen, was dazu führt, dass die Zellen anschwellen. Das macht sich vor allem in geschwollenen Händen und Füßen bemerkbar. Es passiert allerdings nicht oft, da unsere Nieren in der Lage sind, in kürzester Zeit eine große Menge Urin zu produzieren, und damit den Natriumspiegel ausgleichen. Bei Sportlern ist die Gefahr einer Hyponatriämie jedoch größer, insbesondere im Verlauf ausgedehnter sportlicher Ausdauerbelastungen wie beispielsweise bei einem Marathon. Zu den Symptomen gehören Erbrechen, Kopfschmerzen, das besagte Anschwellen von Händen und Füßen, Verwirrtheit, übermäßige Müdigkeit und eine keuchende Atmung. Ein Ödem infolge von Hyponatriämie kommt zwar sehr selten vor, dennoch glauben wir, dass das exzessive Trinken von Wasser dem Körper wichtige Mineralien und Elektrolyte raubt. Daher sollten nicht nur Sportler Vorsicht walten lassen – auch Anhänger des Bikram-Yoga und sogar Kinder beim Schulsport können betroffen sein. Aus diesem Grund empfehlen wir Ihnen auch pflanzenbasierte Getränke.

Die meisten Menschen, die sich mäßig guter bis guter Gesundheit erfreuen, können mehr als die 1500 Milligramm Salz pro Tag verkraften, die viele Gesundheitsorganisationen empfehlen. Wichtiger noch ist allerdings, dass möglicherweise nicht das Salz selbst der Grund ist, warum manche Studien Bluthochdruck und Herzprobleme mit Natrium in Verbindung bringen. Vielleicht ist der wahre Sündenbock industriell verarbeitete Nahrung, die reich an industriell verarbeitetem Salz ist, wie Fast Food, Frittiertes, Gerichte aus der Mikrowelle und Junkfood wie Chips.

Dana empfiehlt ihren Patienten seit Jahren, ihrem Glas Wasser eine Prise Meersalz zuzugeben, vor allem am Morgen. Das schmeckt gut, hält uns hydriert und tut insbesondere Menschen gut, die unter sehr niedrigem Blutdruck leiden, sowie Menschen, die schnell dehydrieren. Bauen auch Sie diesen einfachen Tipp in Ihren Tagesablauf ein.

Dehydrierende Nahrungsmittel

Die folgenden Nahrungsmittel sollten Sie gar nicht oder nur eingeschränkt verzehren und dann durch andere, hydrierendere Nahrungsmittel ausgleichen:

Alkohol: Zum Abbau von Alkohol benötigt der Körper Unmengen von Wasser. Am besten trinken Sie zu jedem Glas Alkohol auch ein Glas Wasser. Das senkt gleichzeitig die Rechnung!

Zucker: Auch zum Verdauen von Zucker braucht der Körper sehr viel Wasser, und dabei sind die Kaskadeneffekte des Zuckers, die Sie noch mehr Wasser kosten – etwa die Auswirkung des Zuckers auf den Insulinspiegel –, noch nicht mit eingerechnet. Wenn's denn hin und wieder ein Donut, ein Eis oder ein Stück Kuchen sein muss, sollten Sie dies mit einem zusätzlichen Glas Wasser ausgleichen. (Siehe dazu auch den Kasten »Sich das Leben versüßen« in Kapitel 8.)

Getreide, Stärke, Fleisch und Käse: Sind auch Sie nach einer üppigen Mahlzeit, etwa an Weihnachten oder auch nach einem Geschäftsessen beim Italiener um die Ecke, schon einmal ins Suppenkoma gefallen? Das vermeiden Sie mit einer größeren Portion Salat oder Suppe und einer entsprechend kleineren an stärkehaltigen Beilagen oder Fleisch. Keine Angst: Sie müssen auf diese Köstlichkeiten nicht ganz verzichten, nur etwas weniger davon essen und den Genuss mit einem zusätzlichen Glas Wasser oder wasserreichen Nahrungsmitteln ausgleichen.

Kaffee und Tee: Wenn Sie täglich eine größere Menge dieser Getränke zu sich nehmen – und unter »größer« verstehen wir vier bis sechs Tassen –, werden Sie definitiv deren harntreibende Wirkung zu spüren bekommen, die unweigerlich zur Dehydrierung führt. Eine einfache Lösung dieses Problems ist es, Kaffee oder Tee nach der zweiten Tasse mit heißem Wasser zu verdünnen. Meist reicht uns das tröstende Gefühl einer warmen Tasse schon. Sie können den Kaffee oder den Tee auch mit einem Teelöffel Sommerbutter oder Ghee verrühren – ein uralter Trick aus dem Himalaja, der die Wirkung des Koffeins verringert.

Mikrobiome

Benjamin Franklin soll gewitzelt haben: »Im Wein findet sich Weisheit, im Bier die Freiheit und im Wasser Bakterien.«

Da hatte er recht, der Ben, er vergaß dabei nur, dass Bakterien GUT für uns sein können. Wenn Sie nicht ohnehin schon darüber informiert sind, was die neuen wissenschaftlichen Erkenntnisse hinsichtlich des Bedarfs an guten Bakterien in unserem Körper betrifft, dann sei hier nur erwähnt, dass die Mikrobe und nicht der Hund der beste Freund des Menschen ist und uns buchstäblich am nächsten steht – vorausgesetzt, das Mikrobiom befindet sich im Gleichgewicht und wir sind *gut hydriert.* Wenn wir mehr Wasser in Form von Pflanzen zu uns nehmen, unterstützen wir unser Mikrobiom bei seiner Arbeit, indem wir die Mikroben nicht nur mit Nähr- und Ballaststoffen, sondern auch mit dem *Wasser* füttern, das sie brauchen. Denn auch sie benötigen mehr und bessere Nährstoffe. Und sie profitieren von einer guten Hydrierung ebenso wie wir. Bakterien bestehen ebenso wie wir zu einem großen Teil aus Wasser. Kurz: Die Effizienz unserer gesamten inneren Ökologie steigt, wenn Wasser und Nährstoffe gemeinsam aufgenommen werden.

Die Fermentierung als Form der Filterung?

Die Pilger, die die Wüsten Spaniens im 12. Jahrhundert durchquerten, erholten sich, indem sie abends Met tranken, Honigwein, ein vergorenes Getränk, das sowohl verschmutztes Wasser reinigte als auch gut fürs Immunsystem war. Zweifelsohne binden die Probiotika in vergorenen Getränken Giftstoffe, Schimmel und Schwermetalle und transportieren sie aus dem Körper.[3] Tatsächlich verbessern vergorene Nahrungsmittel und Getränke unsere Körperfunktionen effektiver als handelsübliche Wasserfilter.

Vielleicht haben Sie im Zusammenhang mit der Darmgesundheit schon einmal vom Mikrobiom gehört, denn dort – im Darm – sind die meisten Bakterien in unserem Körper auch angesiedelt. Diese Bakterien verhindern, dass nicht absorbierte und zu große Nahrungspartikel wieder ins Blut gelangen. Die Darmmikrobiota spielen auch beim Aufbau der Darmschleimhaut eine Rolle. Sie erhöhen die Dichte der Dünndarmkapillaren und beeinflussen so die Physiologie und die Beweglichkeit des Darms. Zudem wissen wir mittlerweile, dass das Darmmikrobiom an der Verdauung, an der Immunstimulation und am Stoffwechsel seines Wirtes – das sind Sie – beteiligt ist.[4]

Vielleicht hilft Ihnen dieses Bild, sich etwas Genaueres unter dem Mikrobiom vorzustellen: Ihr Körper ist wie ein Aquarium, voller kleiner schwimmender Bewohner, die gut zirkulierendes, sauerstoffreiches, negativ geladenes und bestens mit wunderbaren Nährstoffen ausgestattetes Wasser brauchen.

Jahreszeitlich geprägte Mikroben

Ebenso wie unser Körper auf die verschiedenen Jahreszeiten reagiert, so weisen auch Mikroben jahreszeitlich bedingte Muster auf. Jede Saison mit ihren spezifischen Nahrungsmitteln bringt auch spezifische Mikroben mit sich; je saisonaler wir uns ernähren, desto mehr kann die Natur uns in unserem unnatürlichen Innenraumumfeld unterstützen. Dr. Lara Hooper leitet am University of Texas Southwestern Medical Center eines der führenden Mikrobiomforschungslabors der Welt. Und sie hat eine weitere wichtige Entdeckung gemacht: Mikrobakterien unterliegen ebenfalls einem Tagesrhythmus … das heißt, auch Mikrobakterien schlafen! Damit sie wissen, ob es Tag oder Nacht ist, müssen wir hin und wieder an die frische Luft. Selbst tief in unserem dunklen Körperinneren können sie den Einfallswinkel der Lichtwellen lesen und daran erkennen, wie viel Uhr es ist und welche Jahreszeit gerade herrscht. Ganz allmählich wird uns schmerzlich bewusst, welchen Preis unser Körpersystem für den ständigen Aufenthalt in Innenräumen zahlt. Und so ist auch eine saisonale Ernährung für uns wichtiger als bisher angenommen, was eine jüngere Studie der Stanford University beweist. Sie widmete sich den Lebensgewohnheiten der Hadza, eines nomadischen Stammes in Tansania, der sich noch überwiegend traditionell ernährt. Die Hadza überleben und gedeihen, indem sie beim Wechsel der Jahreszeiten bzw. bei Trockenheit in jeweils andere Landschaften ziehen und sich damit auch entsprechend anders ernähren. Sie essen nur das, was die Natur ihnen in der betreffenden Jahreszeit zur Verfügung stellt; diese Strategie liefert nicht nur ein breiteres Spektrum an Nährstoffen, sondern auch ein breiteres Spektrum »guter« Bakterien. Durch das vielfältigere Mikrobiom verfügen die Hadza auch über eine gesteigerte Immunabwehr, und sie sind widerstandsfähiger gegen Krankheiten. Darüber hinaus hilft ihnen die Nahrung, die sie essen, beim Verdauen und der Aufnahme der neuen und vielfältigen Mikroben: Die Bakterien sind auf die verfügbareren Nahrungsmittel abgestimmt. Samuel Smits, führender Autor der Studie, stellte zudem auffällige Unterschiede fest – einige Mikroben verschwanden in der einen Jahreszeit und tauchten in einer anderen wieder auf.[5]

Dr. John Douillard, ein weithin anerkannter Ernährungsexperte und Fachmann für Ayurveda, bestätigt, dass sich unsere Darmmikroben mit den Jahreszeiten verändern sollen. Dr. Douillard ist von der erwähnten Stanford-Studie begeistert, und das hat auch seinen Grund. Er befürwortet eine saisonal ausgerichtete Ernährungsweise schon lange. Als Autor des Buchs *The 3-Season Diet* hat er einen zeitgemäßen Drei-Jahreszeiten-Ernährungsplan entwickelt, dessen Zutaten man mühelos in jedem Supermarkt bekommt. Auch unser Durstlöscher-Plan empfiehlt saisonal angepasste Zutaten und maximiert damit den Nährstoffgehalt der Lebensmittel. Wir alle können von diesen Vorteilen profitieren, wenn wir so oft wie möglich das essen, was gerade Saison hat. Denn sobald das Obst gepflückt ist, beginnt es, seinen Nährstoffgehalt zu verlieren – ganz zu schweigen vom Abfall und den Kosten, die mit einem Transport über viele Tausend Kilometer verbunden sind. Wir greifen auf Dr. Douillards Arbeit zum Thema saisonale Ernährung zurück, indem wir Smoothies für heiße und kalte Tage anbieten. Dr. Douillard weiter: »Ernähren wir uns nicht jahreszeitengerecht, ist unser Mikrobiom schnell von der Intelligenz der Natur abgekoppelt, und es geht viel von unserer Gebundenheit an saisonal geprägte Mikroben verloren.«

Die Vorteile von Smoothies und Säften

In unserem Durstlöscher-Plan empfehlen wir, Smoothies gegenüber Säften den Vorzug zu geben. Natürlich sind wir nicht grundsätzlich gegen das Entsaften, da auch frisch gepresste Säfte das Gel-Wasser von Pflanzen enthalten und häufig die bessere, nährstoffreichere Alternative zur Hydrierung als eine Flasche Wasser allein sind. Doch uns geht es in diesem Buch um die *optimale* Hydrierung. Beim Entsaften wird der Saft der Früchte ausgepresst und das Fruchtmark herausgefiltert, wohingegen beim Smoothie das ganze Obst oder Gemüse im Mixer verarbeitet wird und die Pflanzenfasern so erhalten bleiben. In einem Smoothie sind alle Ernährungsvorteile des Pflanzenmaterials vereint. Die Schwammwirkung der Pflanzenfasern sorgt dafür, dass das Wasser langsam aufgenommen und länger gespeichert wird – die beste Strategie für Sie, im Inneren gut hydriert und jung zu bleiben.

DR. DANAS FALLSTUDIE

EVELYN

Evelyn ist 39 Jahre alt und rundum gesund: Sie achtet relativ gut auf sich und ihre Gesundheit, ernährt sich ausgewogen und hat weder eine ausgeprägte Krankengeschichte, noch ist sie, abgesehen von einigen Nahrungsergänzungsmitteln, auf Medikamente angewiesen.

Dennoch klagte sie irgendwann über Schmerzen im rechten Knie, die sie etwa ein Jahr lang immer wieder ärgerten. (Achtung: Warten Sie nie ein Jahr, bevor Sie wegen Schmerzen zum Arzt gehen!) Die Schmerzen verschlimmerten sich, wenn sie längere Zeit sitzen musste, und so hatte Evelyn allmählich Angst davor aufzustehen – was natürlich zu noch mehr Sitzen führte. Ihr Sport bestand überwiegend aus Walking und einer Stunde Pilates in der Woche, wodurch sich der Schmerz am nächsten Tag manchmal noch verschlimmerte.

Nach einer körperlichen Untersuchung und ein paar Bluttests gingen wir ihre Ernährung durch. Ich fragte sie, ob sie der Meinung sei, genug Wasser zu trinken. Wahrscheinlich nicht, antwortete sie, dieselbe Antwort, die viele meiner Patienten mir geben. Ich schickte sie mit dem Durstlöscher-Programm nach Hause: ein Smoothie am Tag, Mikrobewegungen und ein Glas Wasser am Morgen, mit einer Scheibe Zitrone und etwas Meersalz verfeinert.

Als sie zwei Wochen später wiederkam, fragte ich sie, wie sie sich fühlte. Gut, antwortete Evelyn. Dann fragte ich sie nach den Schmerzen im Knie – und überrascht stellte sie fest, dass sie verschwunden waren. Sie hatte sie tatsächlich völlig vergessen! Bei einem weiteren Folgetermin sechs Monate später erzählte sie mir, dass die Schmerzen nie wiedergekommen waren und sie obendrein nun fast fünf Kilo weniger wog. Seitdem ist Evelyn schmerzfrei.

Die Pflanzenfasern, die Zellulose, säubert unser System im Großen und Ganzen von den mikroskopisch kleinen Giftstoffen, den zellulären Abfallprodukten und anderen Rückständen, die uns unsere künstliche Umgebung konstant beschert. Das Pflanzenmaterial kann uns sogar vor elektromagnetischen Wellen schützen, die zu einem Ungleichgewicht der Mineralien führen können.[6] Und dieses kostbare Pflanzenmaterial bleibt uns in Smoothies vollständig erhalten. Die zahlreichen synergetischen Pflanzenbestandteile und biologischen Kofaktoren, die sich im Fruchtmark verstecken, gehen im Smoothie nicht verloren. Und wir haben längst noch nicht alles identifiziert, was uns Mutter Natur da in dieser genialen Verpackung bietet. Smoothies verschaffen uns die wichtigen Ballaststoffe, die wir in der typischen Ernährung so oft vermissen. Die Pflanzenfasern schaffen die optimale Umgebung für unser Mikrobiom und all die guten Bakterien, die ja ebenso wie wir auf eine ausreichende Hydrierung angewiesen sind! Smoothies machen wunderbar satt und tun unserem Körper gut. Sie nähren uns und unser Mikrobiom und mindern so Heißhungerattacken und beugen Übergewicht vor, das mit Heißhungerattacken fast unweigerlich einhergeht. Machen Sie ihnen mit Smoothies den Garaus!

Smoothies liefern:

- Wasseraufnahme
- Längere Wasserspeicherung
- Nährstoffdichte
- Ballaststoffdichte
- Nahrung für uns
- Nahrung für unser Mikrobiom
- Reinigung auf der Mikroebene
- Schutz vor Giftstoffen aus der Umwelt und elektromagnetischen Wellen
- Keinerlei Abfallprodukte
- Eine kosteneffiziente Ernährung
- Weniger Heißhungerattacken

Säfte liefern:

- Nährstoffreiche Hydrierung
- Leicht zu absorbierende Vitamine und Mineralstoffe
- Eine sofortige Bioverfügbarkeit
- Dafür aber auch eine höhere Zuckeraufnahme

Eine Millionen Jahre alte Ernährungsform

Die Hadza aus Nordtansania gehören zu den Volksgruppen, die Gina im Rahmen ihrer anthropologischen Studien unter dem Aspekt untersuchte, wie Bewohner von Wüsten oder anderen sehr trockenen Regionen mit dem wenigen Wasser, das ihnen zur Verfügung steht, zurechtkommen. Die Hadza leben in einem überwiegend ariden Savannengebiet und haben zwar auch Kontakt zu anderen Kulturen, folgen im Großen und Ganzen aber dennoch ihrem traditionellen Lebensstil.

Professor Tim Spector von der Abteilung Genetic Epidemiology des King's College London verbrachte drei Tage bei den Hadza und aß in dieser Zeit nur das, was sie auch aßen. Die Ernährung entsprach exakt Ginas Aufzeichnungen: Spector berichtete von einem Morgen-«Smoothie«, der den Körper ausgesprochen gut hydrierte und ihm wichtige Nährstoffe lieferte. Sein Bericht war faszinierend.[7]

Wichtiger Bestandteil der Ernährung der Hadza ist die Frucht des Affenbrotbaums. Sie steckt voller Vitamine, ist fett- und ballaststoffreich, und ihre harte, kokosnussähnliche Schale birgt ein kreideartiges Fruchtfleisch, das einen Kern umgibt. Spector beschreibt, wie die Hadza das Fruchtfleisch mit Wasser zu einem dickflüssigen, milchigen Brei vermischen, den sie zum Frühstück essen. Er beschreibt auch, dass sich die Hadza von wilden Beeren, sogenannten Kongorobi-Beeren, ernähren, die 20-mal mehr Ballaststoffe und Polyphenole enthalten als die Beeren, die wir heute im Supermarkt bekommen. Das späte Mittagessen besteht im Allgemeinen aus einer Handvoll ballaststoffreicher Wurzelknollen.

In seinem Bericht beschreibt Spector außerordentlich detailliert eine Ernährungsform, die im Grunde mit unserem

Durstlöscher-Plan übereinstimmt, angefangen beim Smoothie am Morgen. Eine faser- und fettreiche Kost, mit Wasser vermischt, bietet dem Körper in trockenen Klimata eine lang anhaltende Hydrierung und macht zudem noch lange satt. Bei all der Beliebtheit, der sich Ernährungsweisen nach dem Muster unserer Vorfahren heute erfreuen, darunter etwa die Paleo-Diät, vergessen wir dabei doch einen ganz wichtigen Faktor: Ebenso wie die Hadza ernährten sich auch unsere Urahnen in großem Umfang von Pflanzen. Sie aßen weit mehr Pflanzen als Fleisch. Diese pflanzenreiche Kost unterstützt die Hydrierung des Körpers optimal, eine Strategie, die sich vor allem in ariden Gegenden bestens bewährt hat.

Spector merkt auch an, dass die Hadza eine große Vielfalt an Pflanzen und Fleisch verzehren – und trotzdem wenig Zeit mit dem Jagen und Sammeln verbringen. Da fragt man sich, welche die fortschrittlichere Kultur ist: Jäger-Sammler-Gesellschaften, die weniger arbeiten müssen, um ihre Familie zu ernähren, oder unsere moderne Gesellschaft, die acht Stunden plus am Tag schuftet.[8]

Mit saisonaler Ernährung funktioniert der Körper das ganze Jahr über effizient. Wir mögen noch nicht alles über die Wechselbeziehungen wissen, doch wenn wir essen, was gerade Saison hat, und uns viel an der frischen Luft aufhalten, müssen wir auch nicht alles über diese symbiotischen Beziehungen wissen, um von ihren Vorteilen profitieren zu können.

Eifrige Helfer

Sie haben in letzter Zeit sicher einiges über vergorene Lebensmittel gehört. Lebensmittel, die, salopp ausgedrückt, nur rumhängen und »altern«, gewinnen dadurch Eigenschaften, die ihren Nährwert noch verstärken. Die Fermentation ist der älteste uns bekannte Prozess zur Haltbarmachung von Lebensmitteln. Bei der Vergärung erzeugen natürliche Bakterien mithilfe von Zuckern und Kohlenhydraten Milchsäure. Zudem entstehen dadurch weitere nützliche Bakterien sowie Enzyme; obendrein sammeln sich Omega-3-Fettsäuren an, was wiederum unserem Verdauungstrakt die Arbeit erleichtert.

Leider machen wir es diesen natürlichen Bakterien heute relativ schwer, bei all den Antibiotika, die wir einnehmen, unserer Hypersauberkeit und der übertriebenen Hygiene. Lebensmittel zu vergären ist eine sehr, sehr alte Strategie, die in den Kulturen auf der ganzen Welt zu finden ist und die den natürlichen Bakterien eine ausgezeichnete Nahrungsgrundlage bietet. Wie bereits erwähnt, ist die Fermentation eine sehr frühe Form der Konservierung – ohne schädliche Konservierungsstoffe. Sie machte Kühlschränke überflüssig. Die Evolution des Menschen fand parallel zu der der Bakterien statt, die viel zum reibungslosen Ablauf unserer Körperfunktionen beitragen. Wir sollten sie also unbedingt wieder auf unseren täglichen Speiseplan setzen. Bakterien können sich blitzschnell anpassen, und so finden sie auch schnell heraus, wie sie uns am besten unterstützen können – weil sie sich dadurch selbst unterstützen. Solche Gäste hat man gern!

Sind Pflanzen Drogen?

Wussten Sie, dass das Wort »Droge« vom französischen *drogue* stammt, das nichts anderes als »getrocknete Pflanze« bedeutet? Der Ursprung des Wortes deutet stark darauf hin, dass die ersten Drogen – Heilmittel – aus Pflanzen hergestellt wurden, was auch heute noch zumindest teilweise der Fall ist. In den

USA macht der Anteil an pflanzlichen Pharmazeutika sogar überraschende 40 Prozent aller verkauften Medikamente aus. Sieht man sich einmal an, wie viel Geld die Pharmaindustrie mit pflanzlichen Mitteln verdient, könnte man meinen, sie sei damit etwas auf der Spur. Und das ist sie auch: Pflanzen tun dem Körper gut, und wir beginnen erst allmählich zu ahnen, wie gut.

Nicht alle unsere Smoothie-Rezepte enthalten fermentierte Zutaten, doch wir verraten Ihnen einige Tricks, die Sie ganz nach Belieben und Bedarf anwenden können. Denken Sie immer daran: Die Pflanzenfasern und Ballaststoffe in unseren Smoothies, die manchmal auch als Präbiotika bezeichnet werden, nähren Ihr Mikrobiom. Und es gibt noch einen Grund, Smoothies mit vergorenen Zutaten darin zu trinken: Sie schmecken einfach köstlich!

Mit unserer Durstlöscher-Strategie, die auf alten Traditionen und neuesten wissenschaftlichen Erkenntnissen beruht, erhalten und schützen wir die Wasservorräte unseres Planeten. Decken wir unseren Wasserbedarf über Nahrungsmittel, also Pflanzen, anstatt über das Grundwasser, schenken wir dieses Wasser wiederum den Pflanzen. Sie wandeln das Wasser in eine für uns wesentlich günstigere Form, nämlich Gel-Wasser um, das uns mit dem Verzehr der Pflanzen zur Verfügung steht. Auf diese Weise essen wir unser Wasser.

Kapitel 3

Alles im Fluss: Hydrierung und Faszien

Wenn es irgendwo Zauberei auf unserem Planeten gibt,
dann im Wasser.
– *Loren Eiseley*

Wie gelangt das Wasser im Körper nun dorthin, wo es gebraucht wird, also in die Hautzellen, ins Gehirn, in die Muskeln, die Organe und andere Gewebe? Auf diese Frage gibt es neuerdings eine Antwort: durch die Faszien.

In der kürzestmöglichen Definition handelt es sich bei den Faszien schlicht um Gewebe. Allerdings um ein spezialisiertes, außergewöhnlich zartes, gazeartiges Gewebe, das sich nicht nur unter der Haut befindet, sondern auch zwischen den Organen und um die Organe und Knochen herum. Ausgebreitet würde sich das Gewebe beinahe endlos erstrecken. Unser Körper ist durch und durch von diesem Fasziengewebe durchzogen. Die Faszien gehören zu den verblüffendsten anatomischen Rätseln, die die Wissenschaftler gerade zu lösen versuchen. Dieses mysteriöse Terrain ist heute noch so unbekannt wie zu der Zeit, als man die ersten menschlichen Leichen öffnete. Dr. James Oschman, ein US-amerikanischer Biophysiker, der im Rahmen seiner Forschungen zu Flüssigkeit und elektrischem Transport im Zellinneren vier Jahre lang an der Universität in Cambridge tätig war, bringt es am besten zum Ausdruck: »Die Faszien bilden das größte Körpersystem, da sie alle anderen Systeme betreffen.«[1] Und wie sich allmählich herausstellt, ist die Funktion der Faszien entscheidend wichtig für die Hydrierung. Vielleicht haben Sie von diesem Gewebe noch nie etwas gehört, es sei denn, Sie hatten schon einmal eine Plantarfasziitis, eine weitverbreitete und leider recht schmerzhafte Entzündung des Bindegewebes im Fußgewölbe. Entsprechende Dehnübungen des Gewebes versorgen den Bereich wieder ausreichend mit Wasser und beschleunigen die Regeneration.

Bis vor Kurzem glaubte man, die Faszien erfüllten eine rein stützende Funktion, um Organe und Muskeln zu fixieren. Die Präparatoren schälten sie ab und warfen sie weg, um an das wirklich wichtige Zeug zu gelangen: Organe sowie das Skelett-, Gefäß-, Muskel- und Nervensystem. Wenn das weggeworfene Gewebe auf dem Präparationstisch der Studenten landete, war es bereits ausgetrocknet und sah wahrlich nach nichts aus. Erst im Jahr 2005 trafen Wissenschaftler zum ersten Mal auf absolut lebendige und vollständig hydrierte Faszien. Das Video dazu verbreitete sich wie ein Lauffeuer.

DR. DANAS FALLSTUDIE

JEFFREY

Ein Facharzt für Physikalische und Rehabilitative Medizin in meiner Praxis bat mich darum, mir Jeffrey anzusehen. Er hatte ihn wegen seiner Fußprobleme behandelt, insbesondere wegen einer sehr schmerzhaften Plantarfasziitis. Er hatte ihn mit Übungsempfehlungen und orthopädischen Einlagen nach Hause geschickt, durch die sich seine Schmerzen auch nach zwei Monaten allerdings noch nicht gebessert hatten. Jeffrey hatte starkes Übergewicht, in dem mein Kollege die mögliche Ursache für seine Beschwerden sah.

Als Jeffrey in meine Sprechstunde kam, nahmen wir uns zunächst seine Krankengeschichte vor.

»Ich hatte schon immer Übergewicht, selbst als Kind. In meinen schlimmsten Zeiten wog ich 150 Kilo; das hat sich mittlerweile schon auf 113 Kilo verringert, in erster Linie weil ich auf Kohlenhydrate verzichte. Doch das ist schon einige Monate her, und seitdem habe ich nicht weiter abgenommen. Ich würde gern mehr Sport treiben, aber mein Fuß ...«

Während unseres Gesprächs stellte sich heraus, dass er schon zweimal ohnmächtig geworden war – wegen einer Dehydrierung. Ich ließ ein paar Bluttests machen, und bis die Ergebnisse da waren, sollte er das Durstlöscher-Programm durchführen. Er zögerte erst ein wenig, da er davon überzeugt war, das Einzige, das ihm helfen könnte, sei seine Low-Carb-Diät; er hatte sogar Angst davor, Obst zu essen, sogar einige Gemüsesorten, weil die seiner Meinung nach zu viele Kohlenhydrate enthielten. Ich versicherte ihm, das Programm würde ihm nicht schaden, dass es auch gute Kohlenhydrate gab, und stellte ihm noch einen Ernährungsplan auf, der dem in diesem Buch ähnelte.

Als wir uns zwei Wochen später wiedersahen, war er bereits knapp drei Kilo leichter und trieb mehr Sport, weil es seinem Fuß inzwischen deutlich besser ging. Heute, sechs Monate später, wiegt er keine 100 Kilo mehr, treibt regelmäßig Sport, ernährt sich ausgewogen und schwört auf den Durstlöscher-Plan. Seine Plantarfasziitis ist Geschichte. Er trinkt jetzt direkt nach dem Aufstehen immer ein großes Glas Wasser mit Meersalz, ein Glas Wasser vor jeder Mahlzeit und für gewöhnlich zwei Smoothies am Tag.

In diesem Jahr führte Dr. Jean-Claude Guimberteau, ein brillanter französischer Chirurg und Experte für Handrekonstruktionen, eine recht schwierige Operation durch. Um das Gewebe während der Operation besser sehen zu können, positionierte er eine Glasfaserkamera unter der Haut des Patienten. Normalerweise hätte das Blut die komplexe Schicht der Faszien verdeckt, doch da er die Blutgefäße in diesem Bereich abgeklemmt hatte, konnte man das Fasziengewebe gut erkennen. Und so zeichnete die Glasfaserkamera ein wunderbar pulsierendes und sich bewegendes Geflecht auf, das beinahe so aussah, als atmete es. Dieses Netz *transportierte Wassertröpfchen*, was erstmals belegt, dass die Faszien zu den wichtigsten Wassertransportsystemen des Körpers gehören.[2] Das Video offenbarte das sich ausdehnende und sich zusammenziehende Bewässerungssystem des Körpers, das Wasser dorthin bringt, wo es gebraucht wird. Die Faszien wässern unseren Körper wie wir die Pflanzen in unserem Garten.

Neben der Entdeckung des Gel-Wassers gehört auch die Entdeckung der Faszien zu den großen Errungenschaften unserer Zeit. Dieser Heureka-Moment hat unser Wissen hinsichtlich dessen, wie der Körper Flüssigkeit speichert und sie in seinem Inneren zirkulieren lässt, revolutioniert. Die Kamera zeigte, dass die Faszien aus hohlen Röhren und folienartigen Schichten bestehen, die das Wasser ins Gewebe befördern. Falls Sie sich das Ganze einmal selbst ansehen wollen: In den Quellen im Anhang finden Sie den Link zum Video.[3]

Die Entdeckung beweist, dass die Faszien im Zusammenhang von Hydrierung und Bewegung eine entscheidende Rolle spielen. Jede Bewegung – ob wir uns nun drehen oder strecken – aktiviert dieses Bewässerungssystem des Körpers. Ihre Funktion als hydraulische Pumpe erfüllen die Faszien, indem sie sich zusammenziehen und wieder ausdehnen. Man kann sich das tatsächlich wie eine Hydraulikpumpe vorstellen – das Wort »hydraulisch« bedeutet übrigens nichts anderes als »mit Wasserdruck arbeitend«.

Eine wahrhaft großartige Entdeckung! Die Faszien sind kein reines Filtergewebe und auch keine bloße Schutzhülle unserer Organe – sie erfüllen eine ganz eigene, für die Wasserversorgung des Körpers ungeheuer wichtige Funktion. Ein transparentes, ja fast unsichtbares mobiles System, das entscheidend am Wassertransport beteiligt ist. Endlich wissen wir, wie Wasser in Gewebe und Zellen dringt.[4] Das eine ist Wassertrinken, Bewegung das andere. Mit dem Trinken von Wasser beginnt der Prozess der Hydrierung, doch erst die Bewegung vervollständigt ihn.

Was die Faszien alles tun

Die Faszien erfüllen geradezu wundersam multiple Funktionen. Mit ihrem Geflecht verankern sie beispielsweise Muskeln an Knochen und betten die Augen in die Augenhöhlen. Doch unsere außergewöhnliche Erkenntnis der Faszien als Bewässerungssystem des Körpers enthüllt noch viel mehr: Sie transportieren nicht nur Wasser, sie *bestehen* tatsächlich aus Wasser, genauer gesagt: Gel-Wasser, und aus Kollagen, dem am reichlichsten vorhandenen Protein im Körper. Gel-Wasser und Kollagen bilden das flexible, formbare Gerüst unseres Körpers. Und worin besteht nun genau ihre Aufgabe?

Die Faszien sind ein elektrisches System, das aus Wasser besteht und von Wasser betrieben wird. Früher dachte man, das Nervensystem sei der einzige Elektrotransmitter im Körper; heute wissen wir, dass auch die Faszien elektrische Ladungen übermitteln. Unvorstellbar, dass dieses wichtige System erst jetzt erkannt und erfasst wird! Wasser leitet Elektrizität, also ist es durchaus plausibel, dass die aus Wasser bestehenden Faszien ebenfalls diese Aufgabe wahrnehmen. Mittlerweile wurde auch herausgefunden, dass Faszien die Elektrizität exponentiell schneller leiten. Während alle Nerven in einem durchschnittlichen menschlichen Körper aneinandergehängt eine Strecke von rund 75 Kilometern ergeben würden, wäre die Strecke der aneinandergehängten Faszien viel länger. Die Faszien umgeben jedes Organ und jedes Gefäß, auch die Nerven. Und aufgrund ihrer Leitungsgeschwindigkeit könnte man die Faszien eher als Glasfaserkommunikations- und -informationssystem des Körpers bezeichnen.

Dr. Mae-Wan Ho, Biophysikerin, Nanopartikelforscherin und Gründerin des Institute for Science and Society in London, fand heraus, dass Nanoröhrchen im Inneren der mikroskopisch kleinen Wasserkristalle der Faszien durch Kollagenfasern ausgerichtet werden – die beste Voraussetzung, so Dr. Ho weiter, für eine Supraleitung. Wir wissen zwar noch nicht genau, wie der Mechanismus funktioniert, wie also das Gel-Wasser Strom erzeugt, doch geschieht die Supraleitung im Inneren jedes menschlichen Körpers, und zwar die ganze Zeit über.[5] Dieser Highspeed-Informationsdienst zu und aus unseren Zellen lädt sich immer wieder selbst auf – schlicht durch Bewegung. Wow – wenn wir ein solches System doch nur auch für unsere Handys hätten!

Zudem sind die Faszien ein Schallsystem, das sich Schwingungs- und Schallenergie zunutze macht. Dies eröffnet eine ganze Welt an diagnostischen und therapeutischen Möglichkeiten der Heilung und der Förderung des Wohlbefindens. Derzeit behandeln Ärzte Sehnenschmerzen bereits mit Ultraschall. Gesunde, gut hydrierte Faszien sprechen ebenfalls auf Schwingungen an. Dr. Sungchul Ji von der Rutgers University hat eine brillant einfache Analogie entwickelt, mit der er einleuchtend erklärt, wie Wassermoleküle effizienter werden könnten: Mit seiner einzigartigen kristallinen Ausrichtung fungiert Gel-Wasser als eine Art Stimmgabel – die Schwingungen synchronisieren sich und werden gebündelt, wie ein Laser, doch weniger zerstreut. Sie rücken zusammen und erzeugen so eine neue und veränderte Resonanz.

Schon Albert Einstein hat erkannt: »Alles im Leben ist Schwingung« – warum also nicht auch Wasser? Die Schwingungssynchronisation führt zu einer effizienteren Funktion. Sie kann möglicherweise elektrische Ladungen ordnen und verstärken, »aufgrund der extremen Sensibilität der Wassermoleküle gegenüber der Schallschwingung und deren Veränderungen im molekularen Umfeld«, so Ji.[6]

Um diese neuen Erkenntnisse bezüglich der Faszien einer breiten Öffentlichkeit zugänglich zu machen, bedurfte und bedarf es zahlreicher Wissenschaftler in vielen verschiedenen Disziplinen. Ganzheitlich arbeitende Heilpraktiker, Tänzer und Masseure wussten dank ihrer Erfahrungen schon lange, dass mit den Faszien etwas vor sich ging, das erst noch näher definiert werden musste. Auch heute noch geht es auf dem Gebiet der Faszienforschung zu wie in der Geschichte der Blinden, die einen Elefanten beschreiben sollen: Jeder von ihnen beschreibt nur einen Teil des Elefanten, und wie der Elefant, so bilden auch die Faszien ein wahrhaft verblüffendes komplexes Ganzes.

Noch längst ist noch nicht alles über die Faszien erforscht, aber eines ist sicher: Faszien brauchen Wasser, um ihre Aufgaben zu erledigen. Während die Faszienforschung noch relativ neu und revolutionär ist, sind die Techniken, mit denen dieses erstaunliche Gewebe behandelt und elastisch gehalten wird, uralt. Yoga, Tai-Chi, Qigong und natürlich das Tanzen stellen nur einige der weitverbreiteten Praktiken dar, die unsere gelenkigen Hundertjährigen von heute hervorbringen.

Um Ihre Faszien einmal in Aktion zu erleben, können Sie Folgendes ausprobieren: Heben Sie den Arm auf Schulterhöhe, der Ellbogen ist durchgedrückt, die Handfläche weist nach oben, die Finger sind weitestmöglich gespreizt. Versuchen Sie nun, die Hand so weit wie möglich einmal um die eigene Achse zu drehen und mit dem Daumen einen vollständigen Kreis in die Luft zu zeichnen. Wie weit konnten Sie die Hand drehen? Haben Sie die Drehung von den Fingerspitzen bis ins Schulterblatt hinein gespürt? An dieser Bewegung sind weit mehr Faszien als Muskeln, Sehnen und Nerven beteiligt. Je weiter Sie Ihren Daumen ausstrecken, desto mehr können Sie eine Dehnung im ganzen Körper wahrnehmen.

Eine weitere gute Möglichkeit, Ihre Faszien bewusst wahrzunehmen, ist die Überprüfung der Wirbelsäule mehrmals am Tag. Sitzen Sie aufrecht oder gebeugt? Korrigieren Sie Ihre Haltung, die mehr Faszien als Wirbel benötigt, um Sie aufrecht zu halten. Je öfter Sie das tun, desto mehr verbessern Sie den Fluss der Körperflüssigkeiten. Außerdem sehen Sie dadurch auch besser aus! Darüber hinaus sind eine gute Hydrierung und Vitalität auch mit einem längeren Leben verbunden. Warum? Wenn Sie gebeugt sitzen, blockieren Sie Gewebe und Atmung und damit auch den Fluss des Wassers im Körper. Es ist gar nicht gut, die Wirbelsäule wie einen zusammengefalteten und zusammengedrückten Gartenschlauch zu behandeln, in dem das Wasser nicht frei fließen kann und mit dem wir auch nicht ungehindert atmen können. Apropos Atmung: Auch sie ist eine unterschätzte Quelle der ausreichenden Körperhydrierung, denn mit dem Einatmen nehmen wir Feuchtigkeit aus der Luft auf. Bei einer gebeugten Sitzhaltung wird zudem auch der Darmtrakt komprimiert, was wiederum sowohl Verdauung als auch den Fluss der Verdauungssäfte behindert. Unsere Haltung hat auf all diese Körperfunktionen einen Einfluss. Und Sie wissen ja: Der freie Fluss des Wassers im Körper ist nicht nur hydraulischer Natur, sondern auch elektrischer, weil *der Fluss des Wassers auch das Fließen des Stroms bedeutet.* Beim Wasser geht es immer um Bewegung. Bewegt es sich nicht, lebt es nicht, ebenso wenig wie wir. Vielleicht ändert dies Ihre Einstellung zu Sport und Bewegung: Mit häufigen sanften Dehnübungen können Sie Ihre Gesundheit und Ihr Wohlbefinden effektiver beeinflussen als mit Marathonsitzungen an Crunches und Bauchpressen.

Vergessen Sie also nicht, sich den ganzen Tag über hin und wieder zu dehnen und zu strecken und damit zu »entknoten«.

Faszien und Sport

Auch die moderne Sportmedizin hat mittlerweile Techniken zur Gesunderhaltung der Faszien entwickelt. Insbesondere aus der Welt des Hochleistungssports erhalten wir viel praktisches Wissen über die Faszien und Behandlung von Verletzungen. Der bekannte DFB-Physiotherapeut Klaus Eder etwa beschäftigt sich ausgiebig mit beschädigtem Fasziengewebe. Er war es auch, der mittels Spezialultraschall feststellte, dass sich zwischen den Faszienschichten ein Gel-Film befindet. Er versucht nun, durch Verletzung verklebte Faszienschichten wieder voneinander zu trennen, damit sich der Gel-Film dazwischen wieder frei entfalten kann. So können die Schichten wieder frei gleiten, was die Regeneration der Sportler beschleunigt. Eder vergleicht verletztes Fasziengewebe mit einem zu heiß gewaschenen Pulli, der seine Elastizität verloren hat. Verklebte oder verhärtete Faszien sind anfälliger für Verletzungen, außerdem wird der betroffene Bereich schlechter mit Nährstoffen, Blut und Sauerstoff versorgt. Die erste Notfallmaßnahme nach Sportverletzungen ist eine ausreichende Hydrierung – greifen Sie also nicht nur zum Coolpack, sondern auch zum Wasserglas.

Faszien – Tensegrity in Reinkultur

Jeder Muskelfaserstrang ist von einem Film schützender Faszien umgeben, und darüber hinaus verfügen auch die Faszien selbst über ein eigenes biomechanisches Stützsystem. Dafür hat Thomas Myers, ein Pionier auf dem Gebiet der Verbindung von Muskeln und Faszien, ein wundervolles Wort gefunden: Tensegrity.[7] Ursprünglich geprägt wurde es von dem legendären Architekten und Ingenieur Richard Buckminster Fuller. Er benutzte den Begriff im Hinblick auf die Festigkeit von Baustrukturen mit im Gleichgewicht befindlichen Stahlseilen. Myers hat das Konzept auf den menschlichen Körper übertragen und vergleicht dabei die Faszien mit den Stahlseilen einer Hängebrücke. »Im normalen, gesunden Zustand sind die Faszien entspannt und besitzen eine wellenförmige Struktur. Sie können sich ausdehnen und frei bewegen. Bei einer körperlichen Verletzung, einem emotionalen Trauma, Narbenbildung oder einer Entzündung verlieren die Faszien jedoch ihre Biegsamkeit. Das Gewebe verhärtet, ist nur noch eingeschränkt beweglich und löst dadurch Verspannungen aus.«[8] Alles, so Myers weiter, von einem größeren Trauma wie einem Autounfall oder einer Operation bis hin zu schlechter Haltung oder einer wiederholten Überbelastung, kann sich kumulativ auf den Körper auswirken, insbesondere auf das Fasziensystem. Die Veränderungen, die ein Trauma im Fasziensystem bewirkt, beeinflussen Wohlbefinden und Funktion des gesamten Körpers. Kommt es zu einer Verletzung oder einem Trauma, kann dies die Faszien derart einschränken, dass gleichzeitig auch Bewegungsradius, Flexibilität und Stabilität beeinträchtigt sind und Symptome wie Kopf- oder andere Schmerzen auftreten. Neben der Physiotherapie und ähnlichen Maßnahmen sollte eine ausreichende Hydrierung zu den ersten Schritten gehören, die zur Regeneration der Faszien unternommen werden. Denn ausreichend Wasser stellt die Elastizität der Faszien wieder her.

Empfindsame Faszien

Eine weitere interessante Entdeckung hat der deutsche Humanbiologe und Diplom-Psychologe Dr. Robert Schleip gemacht: Er hat herausgefunden, dass die Faszien mit Rezeptoren und Nervenenden ausgestattet sind.[9] Genauer gesagt, sind sie der Bereich im menschlichen Körper, der am dichtesten mit Rezeptoren, die für die räumliche Wahrnehmung zuständig sind, besiedelt ist. Die Rezeptoren senden Signale, wenn *sich das Gewebe dehnt*, wodurch unser Gehirn und der Rest des Körpers erkennen, wo im Raum sie sich befinden. Die Faszien und das vegetative Nervensystem scheinen in einer ausgesprochen engen Verbindung zueinander zu stehen. Unser Propriozeptionssinn, gewissermaßen unser eingebautes GPS, hilft uns dabei, uns als dreidimensionale Wesen im Raum zurechtzufinden. Aber jetzt kommt's: Das bedeutet auch, dass unsere räumliche Wahrnehmung vom Grad unserer Hydrierung abhängt.

Sie sind unglücklich gestürzt? Tja – unsere Muskeln stehen leider ganz am Ende der Informationskette. Zuallererst kommen die Signale im Rezeptorensystem der Faszien an. Und eine Dehydrierung in diesem sensiblen System bringt sowohl unsere räumliche Wahrnehmung als auch unseren Gleichgewichtssinn durcheinander. Deshalb ist es für junge Menschen, die sportliche Höchstleistungen erbringen wollen, und für ältere Menschen, die unglückliche Stürze vermeiden wollen, so wichtig, den Körper und damit vor allem die Faszien immer ausreichend mit Wasser zu versorgen.

Hier ein Beispiel für die Arbeit der Faszien: Um die räumliche Wahrnehmung bei Kindern, die ein Defizit in diesem Bereich aufweisen, zu trainieren, legen Ergotherapeuten ihnen eng sitzende Westen an. Dann können die Kinder spüren, wo genau sich ihr Körper im Raum befindet. Denn durch die Berührung und den Druck der Weste werden die Rezeptoren in den Faszien stimuliert.

Diese Therapie erinnert an eine andere Anwendung, die ebenfalls mit Stimulierung durch Berührung arbeitet. Das Trockenbürsten ist zwar in erster Linie wegen seiner Peelingwirkung für die Haut bekannt, wobei nicht nur alte Hautschüppchen entfernt, sondern darüber hinaus auch die Durchblutung angeregt und die Lymphdrainage gefördert werden. Aber es kann noch mehr: Es unterstützt die Faszien, und das gleich auf dreierlei Weise. Zum einen werden durch das Trockenbürsten die verschiedenen Rezeptoren und Nervenenden unter der Haut stimuliert. Zum anderen erfolgt durch den Druck der Borsten eine Art oberflächliche Akupunktur. Und schließlich wird durch die Bewegung der trockenen Bürste auf der trockenen Haut Flüssigkeit durch das Netzwerk der Faszien gedrückt. Eine Behandlung – drei gesundheitliche Vorteile.

Trockenbürsten – einfach, aber sehr effektiv

Eine Bürste mit Naturborsten zum Trockenbürsten bekommen Sie mittlerweile in jedem Drogeriemarkt. Streichen Sie mit ihr in langen Strichen an den Gliedmaßen entlang, von unten nach oben, damit die Flüssigkeit zu den Lymphknoten in der Leistengegend und den Achselhöhlen geleitet wird. Bürsten Sie anschließend auch über Gesäß, Rumpf und Rücken, immer in Richtung Herz. Wahrscheinlich müssen Sie sich etwas bücken oder strecken, um an diese Bereiche heranzukommen – umso besser, denn damit dehnen Sie gleichzeitig Ihre Faszien.

Eine weitere Form des Trockenbürstens besteht in der einfachen Selbstmassage. Einige Selbstmassagetechniken aus dem alten Indien und China stellen wir Ihnen in Kapitel 7 vor.

Faszien und Akupunktur

Schon seit langer Zeit wird Akupunktur bei der Schmerztherapie eingesetzt. Und die neuen Entdeckungen auf dem Gebiet der Faszien untermauern die Thesen, die hinter dieser uralten Praktik stehen. Jüngeren Forschungen zufolge sind die Neurorezeptoren in den Faszien nicht gleichmäßig verteilt, sondern in bestimmten Bahnen oder Kanälen konzentriert. Helene Langevin, Neurologin an der Universität von Vermont, beschreibt eine 80-prozentige Übereinstimmung der Rezeptorenkonzentrationspunkte in den Faszien mit den Punkten, die bei der Akupunktur zum Einsatz kommen. An diesen Punkten ballen sich die Rezeptoren und Nervenenden. Ihr und ihrem Team gelang es darüber hinaus, filmisch festzuhalten, wie die Faszien auf das Setzen von Akupunkturnadeln reagieren. Dabei bot sich den Forschern ein erstaunlicher Anblick: Wird die Nadel gesetzt, verdickt sich das Fasziengewebe um die Nadelspitze herum und bildet dort ein dichteres Netz an Kollagenfasern.[10] Und was bedeutet das? Nun, das wissen wir noch nicht. Doch wir vermuten, dass es erklärt, warum sich die Akupunktur bei der Behandlung von Schmerzen so gut bewährt hat. Eine ganz neue Welt, doch möglicherweise kann die Forschung so dazu beitragen, die wirkungsvollen Praktiken der östlichen Medizin besser zu verstehen.

Kapitel 4

Bewegung und Hydrierung: Was Sie mit Mikrobewegungen erreichen können

Wasser ist die treibende Kraft der Natur.
– Leonardo da Vinci

Wir haben noch eine Überraschung für Sie: *Auch Bewegung versorgt Ihren Körper ausreichend mit Wasser.* Man würde annehmen, Sport dehydriere den Körper, und bis zu einem gewissen Grade trifft das auch zu; dennoch brauchen wir Bewegung, wenn wir gut hydriert sein wollen. Es gibt Hunderte von Studien, die belegen, wie wichtig Sport und Bewegung für die Gesundheit sind – das ist natürlich nichts Neues. Die bahnbrechende Neuigkeit ist, dass Bewegung eine noch grundlegendere Rolle spielt als bisher angenommen: Denn durch sie erst gelangt das Wasser im Körper bis auf die Zellebene hinunter. Dazu muss man glücklicherweise keinen Marathon laufen, nein, die simpelsten, kleinsten Bewegungen reichen schon aus, damit das Wasser in alle Bereiche des Körpers transportiert werden kann. Wie bereits erwähnt, ist Wasser bei der Hydrierung also nur die halbe Miete – die andere Hälfte ist die Bewegung. Ohne Bewegung gelangt das aufgenommene Wasser nicht zu den Faszien und damit letztlich auch nicht in die Zellen.

Im Jahr 2016 ist eine groß angelegte Studie veröffentlicht worden, im Rahmen derer man 12 776 britische Frauen unter einem einzigen Aspekt beobachtet hatte: Trägt Herumzappeln zu einer längeren Lebensdauer bei?[1] Das Ergebnis lautete: ja. Die Frauen, die sieben Stunden oder länger täglich sitzend verbrachten und sich nicht viel bewegten, wiesen ein sage und schreibe um 43 Prozent höheres Risiko, vorzeitig zu sterben, im Vergleich zu den Frauen auf, die sich mäßig oder viel bewegten. Bei ihnen war das vorzeitige Sterberisiko nicht höher, auch dann nicht, *wenn sie täglich mehr als sieben Stunden saßen.* Das beweist wieder einmal, dass Bewegung zu unserer Gesundheit beiträgt, auch kleine Bewegungen. Sogar im Sitzen, und selbst dann, wenn es sich bei der Bewegung nur um Herumzappeln handelt.

Eine weitere Studie rückt das Ganze in ein etwas klareres Licht. Wie ebenfalls 2016 im *American Journal of Physiology* berichtet wurde,[2] bat man elf junge Männer darum, drei Stunden lang still zu sitzen und nur ein Bein hin und wieder zu bewegen. Was wir im Namen der Wissenschaft nicht alles tun! Die Ergebnisse waren allerdings ziemlich beunruhigend: Bewegten die Männer ein Bein eine Minute lang alle vier Minuten, *verbesserte* dies die Durchblutung in besagtem Bein, *erhöhte* aber gleichzeitig auch die *Gefäßwandrigidität*, also die Steifigkeit, in dem still gehaltenen Bein. Daraus folgerten die Autoren der Studie: »Einfaches Herumzappeln reicht schon aus, um den schädlichen Auswirkungen längeren Sitzens entgegenzuwirken.« Damit lieferten sie den ersten wissenschaftlichen Beweis, dass die negativen Folgen längeren Bewegungsmangels mit gelegentlichen Minibewegungen vermieden werden können.

Die Zellen als Bewegungsmelder

Was Sie aus diesem Kapitel auf jeden Fall mitnehmen sollten, ist die Botschaft, dass Bewegung die Zellfunktion stimuliert. Unsere Zellen sind im wahrsten Sinne des Wortes Bewegungsmelder. Man kann den Körper mit einer Maschine vergleichen, deren Initialzündung die Bewegung ist – jede Bewegung. Erfolgt keine Bewegung, ist die Zellfunktion beeinträchtigt: Die Zellen werden nicht hydriert oder aufgeladen. Und noch einmal: Wir sprechen hier nicht von einem Marathonlauf oder von stundenlangem Schwitzen im Fitnessstudio, wir sprechen von simplen, kleinen Bewegungen, durch die der Körper mit Wasser und elektrischer Ladung versorgt wird. In diesem Buch zeigen wir Ihnen, wie einfach diese Bewegungen sind.

Wie funktioniert die Wechselwirkung von Bewegung und Hydrierung? Auch bei dieser Frage landen wir wieder bei dem faszinierenden (!) Netzwerk unter unserer Haut, den Faszien. Bewegen wir uns, wird durch das Zusammenspiel von Muskeln, Faszien und Haut, das sich über unsere gesamte Skelettarchitektur erstreckt, Wasser bis in die tiefsten Gewebeschichten transportiert und regt die Zellen an.

Jede Bewegung, ob ein Neigen des Kopfes, ein leichtes Anheben der Schultern oder ein großes Ausschreiten, dehnt das Gewebe und erzeugt Elektrizität. Dieses Prinzip gilt nicht nur für den menschlichen Körper, es kommt überall in der Natur vor; man bezeichnet es auch als Piezoelektrizität (»Druckelektrizität«), und es beruht auf direkter mechanischer Belastung. Die piezoelektrische Bewegung transportiert Wasser ins Gewebe und lädt die Zellen auf. Dabei müssen die Bewegungen wie gesagt nicht groß oder lang anhaltend sein – Zellen sind winzig, und so ist auch eine winzige Bewegung für die Zelle eine große Sache.

Es waren Pierre und Jacques Curie, die den piezoelektrischen Effekt im Jahr 1880 entdeckten und demonstrierten, dass mechanischer Druck in Stromspannung umgewandelt werden kann. Die moderne Wissenschaft hat herausgefunden, dass das Prinzip bis in die zelluläre und molekulare Ebene hinunter aktiv ist. Wissenschaftler der Yale University haben in der Fachzeitschrift *Cellular Neuroscience, Neurodegeneration and Repair* dargelegt, dass in unseren Zellen bereits piezoelektrische Proteine existieren. Diese sind für das Aufspüren von Bewegung und Dehnung verantwortlich, eben jene kleine Bewegungen, die zahlreiche Zellfunktionen aktivieren.[3]

Druck erzeugt Energie

Wussten Sie, dass Energie entsteht, wenn Sie einen Quarzkristall zwischen zwei Finger nehmen und ihn drücken? Auf ganz ähnliche Weise funktionieren Computer-Touchscreens, denn auch sie bestehen aus Flüssigkristallen. Flüssigkristalline Substanzen, wie sie auch in Gel-Wasser vorkommen, reagieren auf Druck.

Was genau sind Mikrobewegungen?

Wenn Sie sich jeden Tag auf die immer gleiche, gewohnte Weise bewegen, ist schätzungsweise die Hälfte Ihres Körpers nicht ausreichend aktiviert. Der Mensch ist ein dreidimensionales Wesen, weshalb neue Bewegungspfade die Faszien dehnen und die Zellen, die vor lauter Sitzen faul und träge geworden sind, auf Trab bringen. Einer weitverbreiteten Ansicht nach heilt ein schmerzender Muskel am besten, wenn er ruhig gestellt wird. Dieser schützende Instinkt ist teilweise auch berechtigt, doch kann die Heilung durch winzige, sanfte Bewegungen, die die schmerzenden Körperteile dehnen, tatsächlich beschleunigt werden.

Fühlen Sie sich träge? Wenn Sie über zu wenig Energie verfügen, ist dies vermutlich nicht Ihre Schuld. Es ist sicherlich keine Charakterschwäche – Sie sind nicht faul. Nein, es ist unsere zeitgenössische Kultur, die uns darauf konditioniert, uns nicht zu bewegen – was uns allesamt unsere Vitalität kostet. Das fängt schon in der Kindheit an, wenn man uns auf Schulbänke setzt, und setzt sich bis ins Erwachsenenalter hinein fort, wenn man uns acht Stunden täglich oder sogar länger an Schreibtisch, Sessel und Auto fesselt. Und wer sich nicht bewegt, spendet sich selbst keine Energie. Wobei es wie gesagt nicht Ihre Schuld ist, wenn Sie sich weniger bewegen, als dies von der Natur vorgesehen wäre. Doch vielleicht können Sie die Vitalität und Energie in sich wiederentdecken und so wieder etwas Bewegung in Ihren Alltag bringen, die Ihre Zellen vollständig hydriert und Ihnen neuen Schwung verleiht – unabhängig von Ihrer beruflichen Tätigkeit und Ihrem Alter.

Sicherlich haben Sie schon gemerkt, dass wir hier nicht von *Sport*, sondern von *Bewegung* sprechen, und das aus einem ganz bestimmten Grund. Wenn Sie sich mehr bewegen und dadurch energiegeladener sind, werden Sie sicherlich auch irgendwann auf den Geschmack regelmäßigen Sports kommen. Doch das ist nicht Thema unseres Buchs. Und vielleicht sind Sie ja schon ein Sportenthusiast – auch oder vor allem dann ist es ungeheuer wichtig, dass Sie Ihren Körper mit 360-Grad-Mikrobewegungen flexibel halten. Unser Thema hier ist die neue Erkenntnis, dass die Energie, die Mikrobewegungen den Zellen schenken, aus der vollständigen Hydrierung stammt.

Sie können den ganzen Tag darauf achten, dass Ihr Körper nicht in den Schlafmodus rutscht – wie ein Computer, den man längere Zeit nicht bedient. Und zwar durch Mikrobewegungen: Sie halten Ihre Zellen und damit Ihren Körper auf Trab, bis er abends dann wirklich in den wohlverdienten Schlaf fallen kann.

Aus kleinen Schritten werden große

Natürlich sind wir nicht grundsätzlich gegen Sport. Was wir Ihnen mit diesem Kapitel verdeutlichen wollen, ist, dass selbst die kleinste Bewegung mit der Zellaktivierung verbunden ist, weil eine ausreichende Hydrierung des Körpers uns Energie schenkt. Es gibt zahlreiche Bücher, die sich mit den physischen und psychischen Vorteilen des Sports für die Gesundheit beschäftigen; einige davon finden Sie in den Quellen im Anhang. Denjenigen, die keinen Sport treiben wollen oder können, bieten die Mikrobewegungen den Anstoß dazu, trotzdem mehr Bewegung in den Alltag zu integrieren. Denn schon mit diesen kleinen Übungen können Sie viel bewirken: Sie sind genau so zugeschnitten, dass sie unseren Körper in seinen Funktionen unterstützen. Dazu zählt selbst das gelegentliche Herumzappeln, wenngleich präzise Mikrobewegungen natürlich viel effektiver sind.

Zur Hydrierung gehört auch die Ausscheidung

Wir stellen Ihnen eine Abfolge kleiner, zielgerichteter Bewegungen vor, die Schwung in Ihren Körper bringt, von den Haarspitzen bis in die kleinen Zehen. Sie basieren auf den neuesten wissenschaftlichen Erkenntnissen zum Thema Herumzappeln, die belegen, wie effektiv selbst die winzigsten Bewegungen sind. Darüber hinaus wollen wir Ihr dreidimensionales Bewusstsein schärfen, damit ungenutztes Gewebe nicht versteift. Eine vollständige Hydrierung findet nur statt, wenn wir uns in alle Richtungen drehen, uns oft umsehen, Schultern, Knöchel, Hüften und sogar Augen kreisen lassen. Wenn Sie sich erst einmal mit dem Konzept der Mikrobewegungen vertraut gemacht haben, werden Sie versteifte Bereiche in Ihrem Körper feststellen und diese mit gezielten kleinen Bewegungen bearbeiten. Dabei können Sie die Mikrobewegungen Ihren ganz persönlichen Bedürfnissen anpassen. Hilfreich ist auch, dass die Übungen so unauffällig sind, dass Sie sie wirklich überall durchführen können, sei es im Bett, am Schreibtisch, im Auto oder beim Schlangestehen im Supermarkt. Und da Sie sich danach sofort besser fühlen, werden Sie unsere Mikrobewegungen bald nicht mehr missen wollen.

Zudem tragen die Mikrobewegungen dazu bei, dass beispielsweise Abfallprodukte, die beim Zellstoffwechsel entstehen, effektiver ausgeschwemmt werden. Bewegungseinschränkungen nehmen mit der Unterinanspruchnahme bestimmter Gewebe ihren Anfang, wodurch sich eben jene Abfallprodukte ansammeln und Entzündungsprozesse im Körper gefördert werden. Wer sich eines umfassenden Bewegungsradius erfreuen will, muss sicherstellen, dass der Fluss im Körper erhalten bleibt, mit dem einerseits Nährstoffe aufgenommen und andererseits Abfallstoffe abtransportiert werden.

Bislang haben wir uns auf die Wasseraufnahme bis zur Zellebene hinunter konzentriert. Nun wollen wir uns der anderen Aufgabe einer guten Hydrierung widmen: Das Wasser in unserem Körper soll nämlich auch Stoffwechselabbauprodukte *aus* den Zellen, ja aus dem gesamten Gewebe schwemmen. Zur vollständigen Hydrierung gehört also neben der Aufnahme auch die Ausscheidung. Unser gesamtes Lymphsystem – quasi die körpereigenen sanitären Anlagen – ist in seiner Funktion voll und ganz auf Bewegung angewiesen. Ohne die zahlreichen kleinen Mikrobewegungen sammeln sich Abfallstoffe an. Um diesen »Abwasserschlamm« zu klären, müssen Sie sich bewegen. Tun Sie das nicht, verwandeln sich die Abfallstoffe in Giftstoffe, die entzündliche Prozesse im Gewebe hervorrufen, die Körperfunktionen beeinträchtigen und Sie schneller altern lassen. Doch es gibt ein Gegenmittel: das Drehen. Sie finden unsere kleine, aber hocheffektive Übungsabfolge am Ende dieses Kapitels.

Let's twist again

Die Drehbewegung, sei sie nun in Armen, Beinen, Hals oder Wirbelsäule, stellt eine ungeheuer effektive Technik des Abfallmanagements dar. Stellen Sie sich das wie das Auswringen eines nassen Spüllappens vor, mit dem Sie neben dem Wasser auch Schmutz aus dem Tuch pressen. Die klassischen Drehbewegungen, wie man sie auch im Tai-Chi, im Yoga oder beim schlichten Tanzen findet, bringen die Wirbelsäule in Bewegung und drücken sie sanft. Gehen Sie aus der Drehbewegung heraus, ziehen Sie damit frische Flüssigkeit voller Sauerstoff und Nährstoffe ins Gewebe. Eine ausgesprochen wirksame Maßnahme, die entzündlichen Prozessen im Körper vorbeugt.

Mikrobewegungen im Alltag

Sie können der Müdigkeit, die sich im Laufe des Tages einstellen will, entgegenwirken. Beim Telefonieren beispielsweise können Sie das Kinn immer wieder zur Schulter drehen oder die Fußknöchel kreisen lassen. Im Gegensatz zum Aerobic, wo das Motto lautet: Ohne Fleiß kein Preis, kann man mit kleinen Drehbewegungen auch ohne große körperliche Anstrengung viel erreichen. Denken Sie nur an die »Zappel-Studie« zurück.

Zusätzlich haben unsere Mikrobewegungen den Vorteil, dass man sie jederzeit und überall ausüben kann. Wie oft beispielsweise blicken Sie über die Schulter nach hinten, beim Ausparken etwa? Machen Sie die gleiche Bewegung auch jetzt – ganz langsam und keinesfalls über die Schmerzgrenze hinaus. Doch versuchen Sie, das Kinn so weit zu drehen, dass es sich auf einer Linie mit der Schulter befindet. Merken Sie, wie durch diese einfache Bewegung ganze Muskelgruppen im Rücken aktiviert werden? Muskeln, die Sie im Alltagstrott eher weniger benutzen. Bauen Sie in typische Alltagssituationen, im Auto oder beim Telefonieren, immer wieder diese kleinen Mikrobewegungen ein. Damit brechen Sie aus dem Teufelskreis gewohnter – schlechter – Haltungen aus, die uns mit der Zeit steif, unflexibel und unbeweglich machen.

Wenn auch Sie an ständigen Nacken- und Schulterverspannungen leiden – kein Wunder, wenn Sie den ganzen Tag über die Computertastatur gebeugt sind und auf den Bildschirm starren –, verschaffen Ihnen unsere einfachen Übungen wieder mehr Beweglichkeit und Schmerzfreiheit. Sehen Sie sie als Physiotherapiesitzung, die jedoch nicht auf den Besuch beim Therapeuten beschränkt ist, sondern den ganzen Tag lang stattfinden kann. Das kommt uns allen zugute, die wir rund um die Uhr mit unseren Smartphones beschäftigt sind.

Tägliche Bewegung steht ganz oben auf der Liste der neun Punkte, die Menschen in den sogenannten Blauen Zonen – Regionen, in denen die Einwohner besonders alt werden – länger leben lassen. Dort sind die Menschen bis ins hohe Alter aktiv, und wer wünscht sich das nicht: auch in fortgeschrittenem Alter unabhängig, wach, flexibel, humorvoll und noch voller Fürsorge für die Mitmenschen zu sein? Kann man sich einen schöneren Lebensabend vorstellen? Ihr Körper steckt voller Bewegungen, die er noch nie zuvor ausprobiert hat, und Ihre Zellen reagieren begierig auf jedes kleine Drücken und Pressen. Wer hätte geahnt, dass Hydrierung uns eine so lebendige Langlebigkeit verschaffen könnte? Wasser war schon immer der Quell der Jugend und wird es auch immer sein.

Mikrobewegungen und Mikrogedächtnis

Dr. Norman Doidge, Neurologe und Autor des bahnbrechenden Buchs *Neustart im Kopf: Wie sich unser Gehirn selbst repariert*[4], zeigt, dass Neuronen stärkere Verbindungen eingehen, wenn sie gemeinsam feuern, wenn also beispielsweise Bewegung und Gedächtnis gleichzeitig aktiviert werden.

Fragen Sie sich einmal selbst: Wann haben Sie sich zuletzt *wirklich gut* gefühlt? Gesund und lebendig? Voller Energie? Unter welchen Umständen war das? Vielleicht zu einer Zeit, zu der Sie aktiver waren? Halten Sie dieses Bild fest, und versuchen Sie, Ihr diesbezügliches Körpergedächtnis zu reaktivieren, indem Sie täglich kleine Bewegungen ausführen. Unsere supereinfachen Mikrobewegungen kann jeder durchführen; verknüpfen Sie diese nun mit der Erinnerung an Ihre glücklichen »Bewegungsmomente«. Die Kombination von Mikrobewegungen und glücklicher Erinnerung ist durch die Anpassung der Gehirnzellen an die Bewegung des Körpers sehr effektiv. Und haben Sie schon einmal von der Klopftechnik gehört?[5] Dabei klopft man mit den Fingerspitzen sanft auf Schlüsselpunkte im Gesicht, am Kopf und am gesamten Körper und wiederholt gleichzeitig positive Affirmationen hinsichtlich Schmerz- und Traumalinderung. Mit dieser Methode haben Kriegsveteranen bei der Behandlung der posttraumatischen Belastungsstörung beachtliche Erfolge erzielt, meist schon in weniger als zehn Therapiesitzungen. Die Betroffenen wiesen eine Genesungsrate von 69 Prozent auf – höher als bei jeder anderen Behandlungsform.[6]

DR. DANAS FALLSTUDIE

PATRICIA

Patricia, 53 Jahre alt und Herausgeberin einer Zeitschrift, muss beruflich viel fliegen. Vor Kurzem bemerkte sie nach einem Flug von London, dass ihre Füße geschwollen waren. Die Schuhe drückten, Knöchel und Waden fühlten sich schwer an – ein äußerst unangenehmes Gefühl. Deshalb suchte sie mich in meiner Praxis auf. Ich versicherte ihr, dass es nichts Ernstes war, diagnostizierte allerdings ein Ödem, eine Flüssigkeitsansammlung im Körper. Dafür ist sehr oft eine Dehydrierung verantwortlich – und für die wiederum der Aufenthalt in einem Flugzeug (siehe dazu auch den Kasten »Warum werde ich auf Flügen immer so durstig?«).

Ich gab Patricia ein paar Tipps zur Hydrierung und empfahl ihr einige einfache Bewegungen zum Abbau der Schwellung, darunter die klassische »Brücke« (siehe unten). Das wirkte augenblicklich. Schon wenige Tage später schrieb Patricia mir eine Mail: »Ich kann es kaum fassen! Ich kann meine Knöchel wieder sehen!«

Sie staunte, wie schnell sich die Schwellung nach den täglichen Übungen zurückgebildet hatte.

Und das ist die Übung, die die Durchblutung in den Beinen fördert: Legen Sie sich auf den Rücken, die Beine sind aufgestellt, die Füße flach auf dem Boden. Auch die Handflächen berühren den Boden. Heben und senken Sie in dieser Position nun das Becken, jeweils 5-mal. Machen Sie anschließend eine kleine Pause und wiederholen Sie die Übung 2-mal. Sie können die »Brücke« problemlos im Bett ausüben und sie mit Ihren morgendlichen Mikrobewegungen kombinieren.

Alter und Krankheiten mit Bewegung einfach wegzaubern

Sanford Bennett, bekannt als »der Mann, der mit 70 jung wurde«, beschloss, sein Leben von Grund auf zu ändern, nachdem ihn chronische Erkrankungen praktisch ans Bett gefesselt hatten. Im Alter von 50 Jahren hatte er sich vollständig von all seinen Krankheiten erholt und 1907 ein Buch mit dem Titel *Exercising in Bed* veröffentlicht, in dem er seine Verwandlung beschreibt und das uns zu einigen unserer Mikrobewegungen inspiriert hat. Bennett war davon überzeugt, dass die Ansammlung von Abfallprodukten in seinem Gewebe ihn vorzeitig altern ließ und dass diese durch Drehbewegungen sowie die An- und Entspannung der Muskulatur aus dem Körper transportiert werden könnten. Die exakten Wirkmechanismen mögen Bennett noch nicht bekannt gewesen sein, doch dass seine Theorie stimmte, beweist sein Gesundheitszustand: Er sah mit 70 viel jünger aus, als er tatsächlich war. Ein großartiges Beispiel dafür, wie effektiv Drehbewegungen sein können, sogar wenn sie im Liegen ausgeführt werden.

Ein weiterer großer Pionier auf dem Gebiet der gesunden Bewegung ist Joseph Pilates. Auch er wuchs mit zahlreichen gesundheitlichen Problemen auf, so litt er beispielsweise an Rachitis und Asthma. Um gegen diese Erkrankungen anzukämpfen, begann er mit regelmäßigem Ausdauer- und Kraftsport. Nachdem er im Ersten Weltkrieg mitansehen musste, dass einige der Soldaten im Lazarett eines Internierungslagers zu schwach waren, um sich aus eigener Kraft im Bett aufzurichten, erfand er ein simples Flaschenzugsystem, das er aus Bettfedern zusammenbaute. Er ließ die Kranken kleine, auf bestimmte Muskelgruppen abzielende Bewegungen ausführen, davon überzeugt, die Bewegungen seien nicht nur essenziell für die körperliche Gesundheit der Männer, sondern auch ebenso vorteilhaft für ihre geistig-seelische Verfassung. Heute erfreut sich Pilates als Dehn- und Kräftigungstraining allgemeiner Beliebtheit, und Millionen von Pilates-Anhängern halten sich damit fit. Selbst in fortschrittlich denkenden Krankenhäusern wird es zur Rekonvaleszenz angewendet, womit es zu seinen Ursprüngen zurückkehrt.

Mikrobewegungen für den ganzen Körper

Bewegung verstärkt alle positiven Wirkungen der Hydrierung. Würden Sie sich nicht auch gern morgens wieder geschmeidig aus dem Bett schwingen, schmerzfrei und ohne steife Gelenke? In einer flüssigen Bewegung vom Schreibtisch aufstehen, mit Leichtigkeit Ihr Kind auf den Arm nehmen oder beim Ausparken locker über die Schulter blicken? Das können Sie auch wieder, vorausgesetzt, Sie versorgen Ihren Körper mit ausreichend Wasser und führen die richtigen Bewegungen aus. In unserem Fünf-Tage-Durstlöscher-Plan am Ende des Buches finden Sie spezifische Bewegungen, mit denen Sie sich ganz anders fühlen werden, viel jünger und viel vitaler. Und im Folgenden wollen wir Ihnen unser tägliches Mikrobewegungsprogramm vorstellen, das zwar sehr einfach ist, aber Ihren ganzen Körper in Schwung bringt – Ihr ganzes Leben lang.

Das tägliche Übungsprogramm

Wir haben die Übungen in zwei Abfolgen aufgeteilt, ein Morgenprogramm für die obere Hälfte des Körpers und ein Nachmittagsprogramm, bei dem die untere Körperhälfte bearbeitet wird.

Morgenprogramm: Oberkörper

Führen Sie Ihr Kinn 3-mal zur Brust, entweder im Stehen oder im Sitzen.

Spüren Sie das sanfte Ziehen in Schultern und Nacken.

Zeichnen Sie mit Ihrem Kinn Kreise in die Luft, zuerst kleinere, dann immer größere und lockerere.

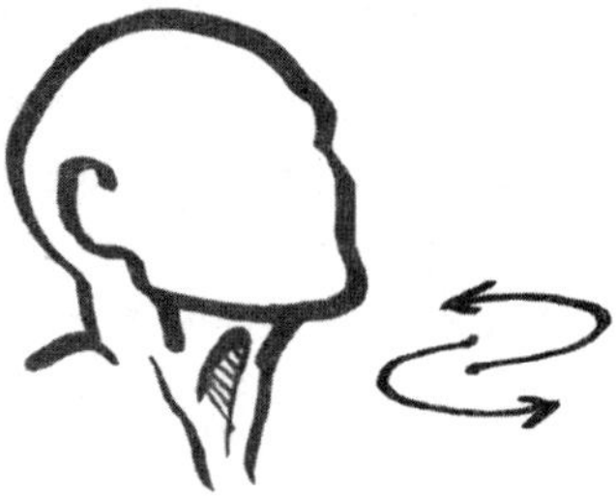

Zeichnen Sie mit Ihrem Kinn Achten in die Luft. Probieren Sie dies nun auch mit Ihrer Nase, und wechseln Sie anschließend zwischen Kinn und Nase ab. Diese Übung schult auch Ihre Körperwahrnehmung.

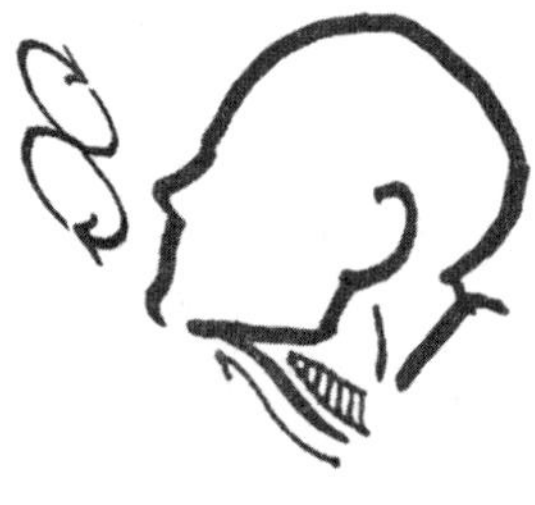

Führen Sie Ihr Ohr einige Male zur Schulter, doch immer nur so weit, wie Ihnen die Bewegung angenehm ist.

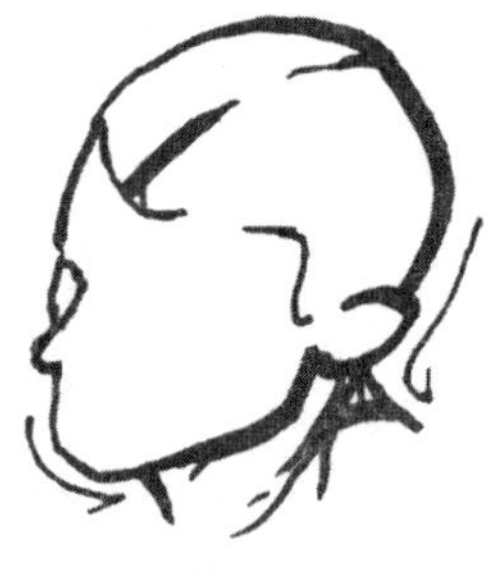

Das Ohr muss die Schulter nicht berühren; mit dieser Übung aktivieren Sie lediglich alle Muskeln zwischen Ohr und Schulter. Probieren Sie verschiedene Haltungen aus, einmal mit einer oder beiden hochgezogenen Schultern, einmal mit entspannten Schultern.

Führen Sie das Kinn über die Schulter nach hinten, und sehen Sie nach unten und oben. Wechseln Sie anschließend die Seite.

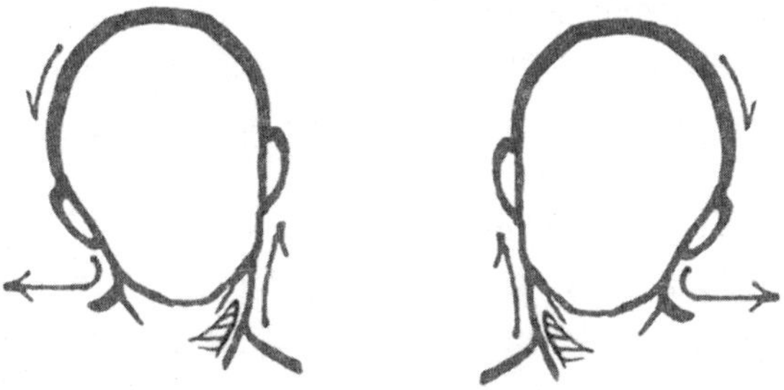

Führen Sie nun die Ellbogen nach hinten, als ob Sie sie zusammenführen wollten; die Bewegung endet, wenn Sie spüren, wie sich die Schulterblätter berühren. Wiederholen Sie diese Übung 2- bis 3-mal.

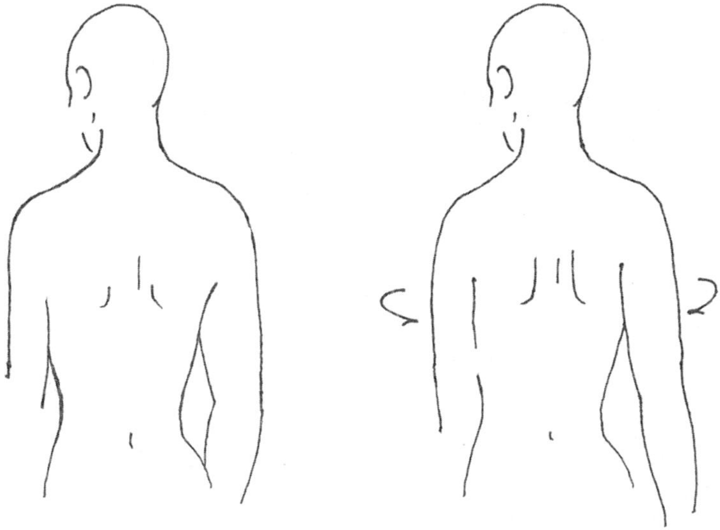

Wenn Sie möchten, können Sie das Kinn während der Übung nach oben strecken, jedoch nur so weit, wie es angenehm ist.

Führen Sie das Kinn anschließend zur Brust, atmen Sie aus, und heben Sie dann die Schultern in Richtung Ohren. Lassen Sie die Schultern zum Schluss ruckartig fallen.

Das wär's für den Oberkörper! Widmen Sie sich am Nachmittag der unteren Hälfte Ihres Körpers.

Nachmittagsprogramm: Unterkörper

Sie stehen aufrecht oder sitzen, die Hüften zeigen nach vorn. Strecken Sie die Arme seitlich aus und drehen Sie den Rumpf nach rechts. Versuchen Sie, die Schultern dabei möglichst im rechten Winkel zum Rumpf zu halten, allerdings nur, soweit die Bewegung angenehm ist. Um den Druck etwas zu erhöhen, können Sie sich bei der Übung auch an einem Gegenstand abstützen und sogar leicht nachfedern.

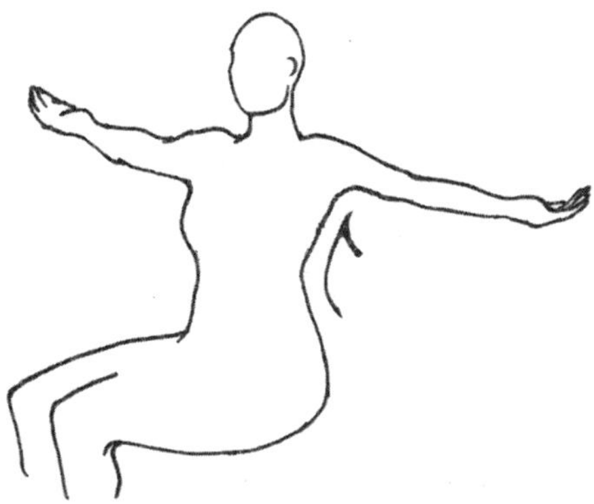

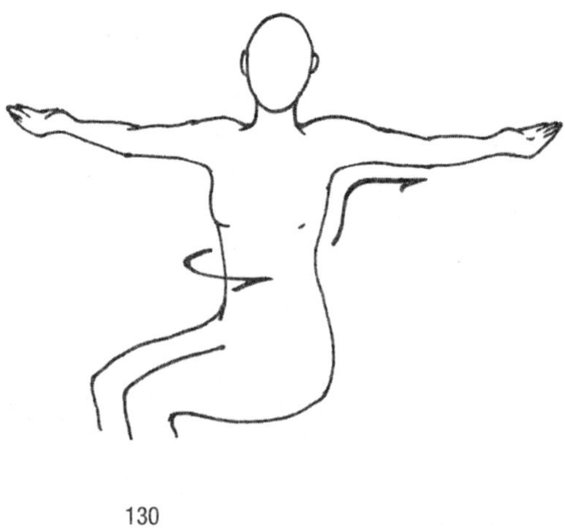

Nun kommt die andere Seite dran: Drehen Sie sich nach links, die Hüften weisen immer noch nach vorn, die Schultern befinden sich möglichst im rechten Winkel zum Rumpf. Wenn Sie die Übung im Stehen durchführen, können Sie sich dabei auch an einem Türrahmen abstützen.

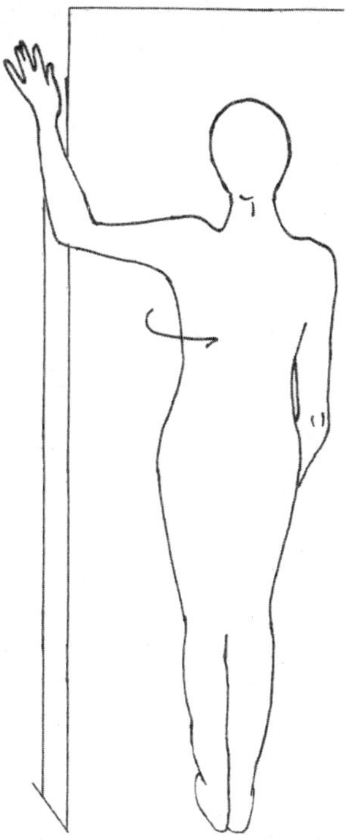

Für die nächste Übung stellen Sie sich in eine Türöffnung und halten sich mit einer Hand und gebeugtem Arm oberhalb Ihres Kopfes am Türrahmen fest. Drehen Sie sich nun nach vorn oder nach hinten, bis Sie ein Ziehen in der Achsel verspüren. Die Übung eignet sich besonders für Frauen, da sie Stoffwechselabfallprodukte aus dem Brustbereich entfernt und die Durchblutung verbessert.

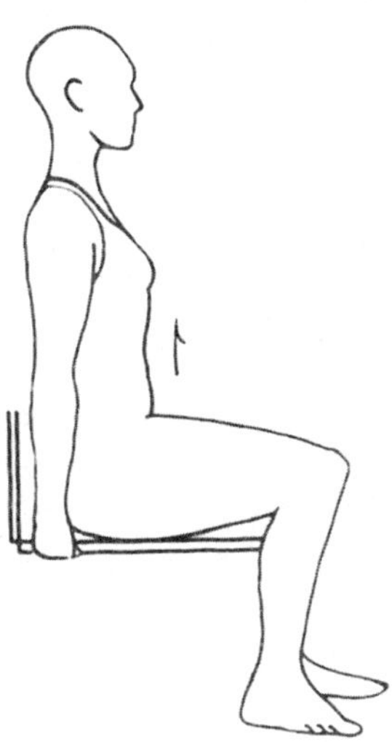

Setzen Sie sich aufrecht auf einen Stuhl, und fassen Sie mit beiden Händen unter die Sitzfläche. Ziehen Sie sich nun 3- bis 4-mal nach oben, und richten Sie dabei den Rumpf auf.

Heben Sie anschließend ein Knie an, und lassen Sie den Fuß kreisen. Wechseln Sie danach die Seite. Denken Sie immer an die »Zappel-Studie«.

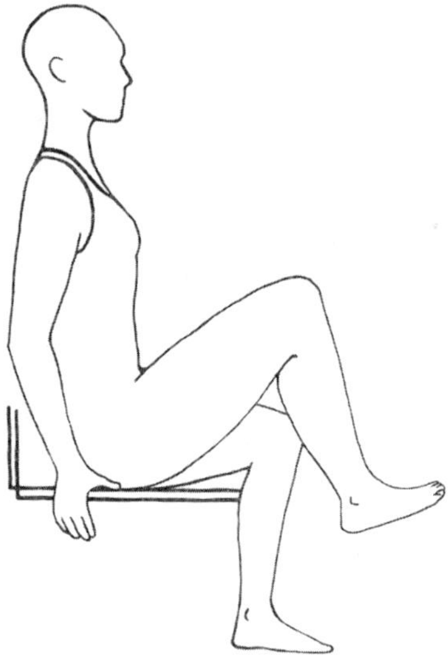

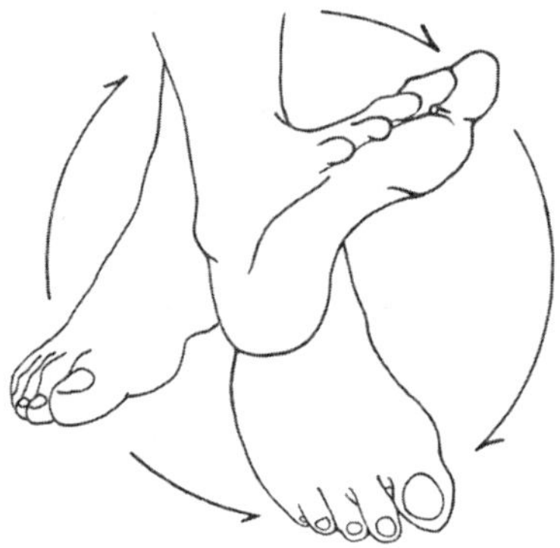

Bewegen Sie möglichst auch die Zehen, während Sie den Fuß kreisen lassen.

Stellen Sie sich zum Schluss aufrecht hin. Drücken Sie die Fersen in den Boden, und heben Sie die Zehen des rechten Fußes an. Heben Sie anschließend die Zehen des linken Fußes an und beenden Sie die Übung, indem Sie die Zehen beider Füße gleichzeitig anheben.

Kapitel 5

Fett und Hydrierung: Öl und Wasser mischen sich doch!

Mein Erfolgsrezept?
Früh aufstehen, lange arbeiten, auf Öl stoßen.
– *J. Paul Getty*

Ihre Gesundheit und Jugendlichkeit hängen nicht nur mit der täglich aufgenommenen Wassermenge zusammen, sondern auch damit, wie gut Ihr Körper dieses Wasser in die Zellen transportieren kann. Und das wiederum liegt an den Ölen und Fetten. Denn das Wasser muss erst eine Ölbarriere überwinden, bevor es in die Zelle gelangen kann. Da können Sie trinken, so viel Sie wollen: Kann das Wasser diese Membran nicht durchdringen, findet auch keine effektive Hydrierung statt.

Diese Zellmembranen bestehen in erster Linie aus Fettsäuren, sogenannten Lipiden, die die Membran geschmeidig halten, damit die Zellen Wasser absorbieren können. Neue und wichtige Studien belegen, dass es vor allem die Omega-3-Fettsäuren sind, die eine Schlüsselrolle bei der Elastizität der Zellmembranen und damit bei der Zellhydrierung spielen.[1] Das ist aber noch nicht alles. Die Omega-3-Fettsäuren sind außerdem in der Lage, die Oberfläche der Zellmembran zu vergrößern, womit mehr Wasser und mehr Nährstoffe die Barriere passieren können.[2]

Enthält die Ernährung viele schädliche Transfette oder durch Hitze beschädigte Fette, sammeln sich Cholesterin und eben jene beschädigten Fette im Inneren der Zelle an. Diese überflüssige und toxische Ansammlung stört die Zellkommunikation[3] und beeinträchtigt die Aufnahme von Nährstoffen sowie den Abtransport von Abfallprodukten des Zellstoffwechsels. Der intrazelluläre Müll schadet mit der Zeit der gesamten Zellfunktion und führt zur allmählichen Dehydrierung der Zelle.

Mit zunehmendem Alter versteifen die Zellmembranen zusehends, und steife Zellwände blockieren nicht nur die Flüssigkeitsaufnahme, sondern versperren auch essenziellen Nährstoffen und Sauerstoff den Weg ins Zellinnere – genau den Stoffen, die die Zelle braucht, um sich von Stoffwechselabbauprodukten zu befreien. Diesem Doppelschlag von Giftstoffansammlung und Versteifung der Zellwände ist nur ein Gegner gewachsen: die Fette.

Fett tut dem Körper gut

Sie halten »Fett« für ein schlechtes Nahrungsmittel? Damit sind Sie bei Weitem nicht allein. Eine jüngere Umfrage des International Food Information Council ergab, dass bei den meisten US-Amerikanern erhebliche Verwirrung darüber herrscht, welche Fettarten nun gesund sind und welche nicht. Jahrelang haben viele Menschen Fette einfach *ganz* gemieden, in dem Glauben, sie täten Herzgesundheit und Figur damit einen Gefallen.[4] Das ist leider ein Irrtum. Jahrzehntelang hat man uns erzählt, das Verbannen von Fett vom Speiseplan schütze das Herz und halte uns schlank, und nun enthüllen unzählige neuere Studien genau das Gegenteil. Die meisten Fettarten schaden der Gesundheit nicht nur nicht, sie sind für die Gesundheit sogar *unerlässlich.*

Fette, die wir über Lebensmittel wie Avocados, Olivenöl und Nüsse sowie über Fleisch und Milchprodukte zu uns nehmen, stellen eine der wichtigsten Energiequellen des Körpers dar. Der Körper braucht sie als Treibstoff, der nicht nur das Gehirn, sondern auch den Rest des Körpers befeuert. Darüber hinaus verzögert Fett die Verdauung, was uns zum einen ein angenehmes Sättigungsgefühl beschert und zum anderen Blutzuckerschwankungen entgegenwirkt, die zu Heißhungerattacken führen und uns zittrig und launisch machen.

Noch wichtiger ist allerdings, dass unsere Zellmembranen aus Fetten bestehen – und Sie ahnen ja gar nicht, über wie viele Zellen der menschliche Körper verfügt. Jede Zelle besteht aus Lipiden, also Fett, genauer gesagt aus zwei Schichten von Fettsäuren. Für den Aufbau dieser fettsäurehaltigen Zellmembran ist der Körper auf Fett angewiesen, das Sie ihm über die Nahrung zuführen. Setzen Sie ihn diesbezüglich auf Sparflamme, werden die Zellmembranen nicht »gefüttert«, und Gewebe und Organe können nicht richtig funktionieren. Tatsächlich belegen zahlreiche neuere Studien, dass eine High-Fat-Low-Carb-Ernährung die Funktion der Mitochondrien, der »Kraftwerke« der Zellen, verbessert. Und gesunde Mitochondrien bedeuten eine gute allgemeine Zellgesundheit sowie eine längere Lebensdauer. Das belegt auch eine jüngere Studie der UC Davis School of Veterinary Medicine, bei der Mäuse, die mit fettreichem Futter gefüttert wurden, ihre Artgenossen, die weniger Fett zu sich nahmen, um Längen überlebten.[5]

Fette Frucht

Seit buchstäblich Tausenden von Jahren werden in der Traditionellen Chinesischen Medizin Früchte und Rinde des Maulbeerbaums zur Behandlung von Herz-Kreislauf-Erkrankungen wie der koronaren Herzkrankheit, Diabetes, Blutarmut und Arthritis verwendet. Die Maulbeere und die glatte Innenrinde des Baums enthalten Linolsäuren, die die Hydrierung optimieren und die Aufnahme fettlöslicher Nährstoffe aus der Nahrung unterstützen. In ganz Asien wird am späten Nachmittag, wenn die Wasservorräte des Körpers zur Neige gehen, gern Maulbeertee serviert.[6] Die Früchte sind auch im Osten der USA heimisch und fanden so auch in der Medizin der amerikanischen Ureinwohner Verwendung; ebenso wie in China kamen hier ebenfalls Früchte und Rinde des Baums zum Einsatz.

Fett hat seinen schlechten Ruf also wirklich nicht verdient. Einer Reihe von Studien zufolge, die im *Journal of the American Medical Association* veröffentlicht wurden, wiesen Frauen, die 32 Prozent ihrer täglichen Kalorienaufnahme über Fette bezogen, die gleiche Häufigkeit von Brust- und Darmkrebserkrankungen sowie von Herzinfarkten und Schlaganfällen auf wie Frauen, die nur 20 Prozent ihrer Kalorien mit Fetten deckten.[7] Im Gegensatz dazu haben mehrere neuere Studien, darunter auch das Projekt Prospective Urban Rural Epidemiology, herausgefunden, dass eine höhere Aufnahme sowohl ungesättigter als auch gesättigter Fettsäuren mit einer besseren Gesundheit verknüpft ist. Eine Ernährung mit vielen Kohlenhydraten hingegen erhöht das Risiko von Erkrankungen wie der koronaren Herzkrankheit, Diabetes und Fettleibigkeit.[8] Dana hat in ihrer langjährigen Tätigkeit als Ärztin immer wieder erlebt, dass ihre Patienten Gewicht verloren, Blutdruck- und Cholesterinwerte verbesserten und insgesamt gesünder waren, nachdem sie ihre Ernährung auf eine kohlenhydratarme Kost umstellten, die dafür aber reich an gesunden Fetten war.[9]

Fett dient einem weiteren wichtigen Zweck: Es unterstützt den Körper bei der Aufnahme gesundheitsfördernder fettlöslicher Vitamine, das sind die Vitamine A, D, E und K. Eine Studie der Ohio State University belegt, dass Probanden, die eine mit Avocados zubereitete Salsa verzehrten, vier Mal mehr Lycopin aus Tomaten und fast drei Mal mehr Vitamin A aufnahmen als Probanden, die eine Salsa ohne Avocados aßen.[10]

Wem das noch nicht Grund genug ist, in Zukunft Ja zu Fett zu sagen, dem seien die Labortests von Dr. Gerald Pollack empfohlen: Sie beweisen, dass Ghee – geklärte Butter, die ebenfalls zu den gesunden Fetten gehört – voller ultrahydratisierendem Wasser steckt, was vermuten lässt, dass auch andere Fette möglicherweise eine entscheidende Rolle bei der Wasserversorgung des Körpers spielen. Es erklärt vielleicht auch, warum Kamelhöcker aus Fett bestehen, nicht aus Wasser, wie viele glauben. Vielleicht ist das der Grund, warum die Tiere über die außergewöhnliche Fähigkeit verfügen, selbst in der heißesten und trockensten Umgebung tagelang ohne Wasser auszukommen.

Wenn Sie bisher zum Frühstück lediglich ein Rührei aus Eiweiß, zum Mittagessen einen Salat mit magerem Putenfleisch und einem ölfreien Dressing und abends Nudeln mit Tomatensoße gegessen haben, freut es Sie wahrscheinlich zu hören, dass Sie sich in Zukunft ein wenig Extrageschmack in Form von Eigelb, einem Spritzer Olivenöl und sogar etwas Hackfleisch und Parmesankäse leisten dürfen und dabei trotzdem noch etwas für Ihre Gesundheit und die optimale Wasserversorgung Ihres Körpers tun.

Macht Fett nicht fett?

Sie haben das schon Millionen Male gehört: Das Fett, das wir über die Nahrung aufnehmen, wandelt sich schneller in Körperfett um als Kohlenhydrate und Eiweiß. Das ist ein Mythos! Fett liefert zwar doppelt so viele Kalorien wie die vergleichbare Menge an Kohlenhydraten oder Proteinen – nämlich neun Kilokalorien im Vergleich zu vier Kilokalorien –, was aber nicht bedeutet, dass eine moderate Menge Fett aus der

Nahrung Ihre Abnehmbemühungen zunichtemachen würde. Im Gegenteil: Studien zufolge kann eine höhere Fettaufnahme den Gewichtsverlust sogar beschleunigen. Bei einer jüngeren Studie der Stanford University verloren Probanden, die rund 40 Prozent ihres Kalorienbedarfs über Fette deckten, im Laufe von acht Wochen doppelt so viel Gewicht wie Probanden, die lediglich 20 Prozent ihrer täglichen Kalorien über Fette zuführten.[11]

Wie oben bereits erwähnt wurde, wird die Nahrung im Magen langsamer verdaut, wenn Fett im Spiel ist. Dadurch sind wir länger satt. Sie können abnehmen, allein indem Sie Ihre tägliche Wasseraufnahme erhöhen und eine moderate Menge gesunder Fette in Ihren Speiseplan integrieren. Unter »moderater Menge« verstehen wir beispielsweise eine halbe Avocado oder einen Spritzer Olivenöl. Mit großer Wahrscheinlichkeit ist das auch der Grund dafür, warum ausgesprochen fettarme Diäten so schwer durchzuhalten sind: Obwohl die Gesamtkalorienmenge stimmt, stellt sich dennoch ein nagendes Hungergefühl ein, was in der Folge zu Heißhungerattacken, einer übermäßigen Kalorienaufnahme und damit zum Scheitern der ganzen mühsamen Diät führt.

Fett ist nicht gleich Fett

Die meisten Fette bestehen aus einer Mischung verschiedener Fettsäuren. In der Regel werden sie über die Fettsäure definiert, die den größten Anteil ausmacht, also etwa über die gesättigte Fettsäure, die mehrfach ungesättigte und so weiter. Wie Sie wahrscheinlich bereits wissen, gibt es zwei Hauptgruppen von Fettsäuren: ungesättigte und gesättigte.

Ungesättigte Fettsäuren verfügen über einen hohen Anteil an Fettsäuremolekülen mit mindestens einer Doppelbindung. Alle ungesättigten Fettsäuren sind gut für Sie – einfach ungesättigte Fettsäuren und mehrfach ungesättigte Fettsäuren allerdings aus verschiedenen Gründen.

Einfach ungesättigte Fettsäuren sind in Samen, Pflanzen und Pflanzenölen wie Olivenöl sowie in Avocados, Kürbiskernen und Erdnüssen enthalten.

Alle einfach ungesättigten Fettsäuren sind Omega-9-Fettsäuren. Ihren Namen verdanken sie der ersten Doppelbindung auf der Fettsäurenkette, und es ist mittlerweile wissenschaftlich erwiesen, dass sie das Risiko von Herz-Kreislauf-Erkrankungen senken. Der Superstar dieser Fettsäurenkategorie ist zweifelsohne Olivenöl, das eine besonders hohe Konzentration an einfach ungesättigten Fettsäuren besitzt und vor Ölsäure nur so strotzt – diese Omega-9-Fettsäure ist für ihre besonders herzschützende Wirkung bekannt.

Doch laufen Sie jetzt nicht gleich in den Supermarkt und greifen zur erstbesten Flasche Olivenöl. Kaufen Sie immer Olivenöl extra vergine, bei diesem hat die Pressung ohne chemische Zusatzstoffe stattgefunden. Zudem empfehlen wir kalt gepresstes Bioöl, das bei der Pressung vor Lichteinfall und damit vor Oxidierung geschützt wurde. Werden die Oliven innerhalb von sechs Stunden nach der Ernte gepresst, enthält das Öl später die höchste Konzentration an Nährstoffen. Ebenfalls empfehlenswert ist Macadamianussöl, das noch mehr einfach ungesättigte Fettsäuren enthält als Olivenöl. Es ist zwar recht teuer, hat dafür aber einen sehr hohen Rauchpunkt – ca. 212 Grad Celsius – sowie einen köstlich buttrigen Geschmack, die es zum unbesungenen Helden der Bratöle machen.

Mehrfach ungesättigte Fettsäuren finden sich in Pflanzenölen wie Distel-, Maiskeim-, Soja- und Sonnenblumenöl sowie in manchen Nüssen wie beispielsweise Walnüssen, in fettreichem Fisch wie Lachs und Sardinen, in Fleisch von grasgefütterten Rindern und Eiern von frei laufenden Hühnern.

Es gibt zwei Typen mehrfach ungesättigter Fettsäuren: Omega-3- und Omega-6-Fettsäuren. Unzählige Studien belegen mittlerweile, dass besonders Omega-3-Fettsäuren wichtig für die Gesundheit sind. Wir müssen sie über die Nahrung aufnehmen, da der Körper sie nicht selbst herstellen kann. Zu den Nahrungsmitteln, die reich an Omega-3-Fettsäuren sind, zählen vor allem fetthaltiger Fisch wie Lachs, Thunfisch und Sardine, Leinsamen, Chiasamen, Walnüsse, Eier von frei laufenden Hühnern und Fleisch von grasgefütterten Rindern.

Studien aus den letzten beiden Jahrzehnten ergaben, dass Omega-3-Fettsäuren zahlreiche gesundheitliche Vorteile mit sich bringen, vom Senken des Blutdrucks und Regulieren des Cholesterinspiegels bis zur Bekämpfung von altersbedingtem Gedächtnisverlust und Alzheimer. Einige Wissenschaftler behaupten sogar, Omega-3-Fettsäuren könnten die Stimmung heben und vor Depressionen schützen. In der Tat sind die Fettsäuren wahre Nährstoffbomben: Der Körper kann sie nicht nur leichter aufnehmen als andere Fettarten, einmal im Inneren der Zelle angelangt, können sie auch entzündliche Prozesse im Körper mildern, die sonst zu chronischen Erkrankungen führen würden. Eine Übersichtsarbeit über 46 Einzelstudien von Forschern der Tufts University beispielsweise ergab, dass Probanden, die die Aufnahme der Omega-3-Fettsäuren EPA und DHA über Nahrungsergänzungsmittel und/oder Fisch erhöhten, ein geringeres Herzstillstandrisiko aufwiesen.

Es gibt verschiedene Arten von Omega-3-Fettsäuren, die unterschiedliche Wirkungen haben. Während sich die drei Hauptarten ALA, DHA und EPA positiv auf die Gesundheit auswirken, sind die letzteren beiden besonders effektiv, wenn es ums Bekämpfen von Krankheiten geht. ALA können wir aus pflanzlichen Quellen wie Gemüse und Samen, auch Chiasamen, aufnehmen, DHA und EPA aus marinen Quellen wie Meeresfrüchten und Algen. Wenn Sie keinen Fisch mögen, können Sie auch zu Fischölkapseln greifen oder insbesondere DHA durch Algen- oder Krillölkapseln ergänzen – Letztere schonen auch die Weltmeere.

Auch Omega-6-Fettsäuren sind gut für die Gesundheit, insbesondere die Omega-6-Fettsäure GLA, die in Nachtkerzen- und Borretschöl enthalten ist. Diese Fettsäure ist maßgeblich an der Produktion unserer Sexualhormone beteiligt. Dana hat in ihrer Praxis schon viele junge Patientinnen mit Amenorrhö, ausbleibender Regelblutung, behandelt – mit der Omega-6-Fettsäure GLA, die sie ihnen entweder als Nahrungsergänzungsmittel oder in Form bestimmter Nahrungsmittel verschrieb. Danach kehrte die Menstruation meist wieder, ohne dass andere Therapieformen angewendet werden mussten. Amenorrhö ist weiter verbreitet, als man denkt, und da sind die Patientinnen mit Essstörung, deren Regelblutung deshalb ausbleibt, noch nicht mitgerechnet. Vielleicht liegt es daran, dass sich Low-Fat-Diäten fälschlicherweise immer noch so großer Beliebtheit erfreuen.

Omega-6-Fettsäuren sind die Fettsäuren, die in der Ernährung der US-Amerikaner am häufigsten vorkommen. Deshalb nehmen die meisten Amerikaner auch zu viele Omega-6-Fettsäuren und zu wenige Omega-3-Fettsäuren auf – für die Gesundheit ist ein ausgewogenes Verhältnis zwischen Omega-3-, Omega-6- und Omega-9-Fettsäuren aber enorm wichtig. Ein weiterer Grund, auf industriell verarbeitete Lebensmittel zu verzichten: Sie stecken voller Omega-6-Fettsäuren. Stattdessen sollten vermehrt Omega-3-Fettsäuren in Form von vollwertigen Lebensmitteln wie Lachs, Walnüssen und gemahlenen Chiasamen zugeführt werden.

Gesättigte Fettsäuren

Dieses Fett stammt überwiegend aus tierischen Quellen und – in geringerem Maße – aus anderen Nahrungsmitteln wie beispielsweise Kokosnüssen. Es unterscheidet sich von ungesättigten Fettsäuren dahingehend, dass jedes seiner Kohlenstoffatome mit Wasserstoffatomen gesättigt ist, die zusammen eine lineare Kette bilden. Im

Gegensatz dazu haben ungesättigte Fettsäuren mindestens einen »Knick« in dieser Kette. Die meisten gesättigten Fettsäuren verfestigen sich bei Zimmertemperatur und verflüssigen sich bei Hitze, wie beispielsweise Kokosöl und Butter.

Jahrelang haben Gesundheitsexperten behauptet, gesättigte Fettsäuren stellten einen ernsthaften Risikofaktor für Herzerkrankungen, Fettleibigkeit und andere gesundheitliche Probleme dar. In den vergangenen zehn Jahren jedoch hat sich das Blatt gewendet. Unter anderem hat eine im *American Journal of Clinical Nutrition* veröffentlichte randomisierte kontrollierte Studie – das Sahnestückchen unter den Studien – an 46 übergewichtigen Männern ergeben, dass die Probanden, die einen fettreichen Ernährungsstil pflegten, ihre Gesundheit dadurch tatsächlich *verbesserten:* Sie hatten einen niedrigeren Blutdruck, wiesen weniger Bauchfett auf und hatten bessere Insulin- und Blutzuckerwerte.

Gesättigte Fettsäuren ganz aus der Ernährung zu verbannen ist außerdem schlecht fürs Gehirn. Die Substantia alba (Weiße Substanz) des Gehirns enthält Phospholipide – ebenfalls eine Art von Fett und Hauptbestandteil aller Zellmembranen. Phospholipide spielen in zahlreichen Stoffwechselprozessen eine Rolle, sie bestehen sowohl aus gesättigten als auch aus einfach ungesättigten Fettsäuren. Und da der Körper gesättigte Fettsäuren nicht selbst herstellen kann, müssen wir sie mit der Nahrung aufnehmen, um die Phospholipide zu »füttern« und das Gehirn gesund zu erhalten.

Wenn Sie der Wissenschaft nicht glauben, besuchen Sie jede beliebige Webseite oder jeden beliebigen Blog zum Thema Paleo-Diät, und lesen Sie nach, was unzählige Menschen über die Steinzeiternährung berichten: Mehr Eiweiß und gesättigte Fettsäuren und weniger Kohlenhydrate haben ihnen zu mehr Energie, einer besseren Gesundheit und einer schlankeren Linie verholfen.

Dennoch bleiben gesättigte Fettsäuren umstritten: Die National Institutes of Health, das US-Ministerium für Gesundheitspflege und

Soziale Dienste, empfehlen nach wie vor, gesättigte Fettsäure gegen einfach ungesättigte Pflanzenöle zu tauschen, und tatsächlich bleibt die eine oder andere Frage bezüglich gesättigter Fettsäuren unbeantwortet. Unserer Meinung nach liegt das Problem darin, dass die Mehrheit der Studien zu gesättigten Fettsäuren nicht zwischen den einzelnen Fettsäurearten differenziert. Dazu gleich mehr.

Eines allerdings ist sicher: Wenn Sie in der Ernährung größtenteils auf gesättigte Fettsäuren verzichten und stattdessen auf Carboloading mittels Nudeln, Brot, Zucker & Co. setzen, sehen Sie den Wald vor lauter Bäumen nicht. Ein gesunder Körper braucht eine Vollwertkost, die in erster Linie aus möglichst naturbelassenen Zutaten besteht – und natürlich aus viel Wasser.

Die besten gesättigten Fettsäuren

Trotz des Risikos, wie eine kaputte Schallplatte zu klingen, sei noch einmal wiederholt, dass sich gesättigte Fettsäuren wie alle anderen Fette auch erheblich voneinander unterscheiden können. Man teilt sie entsprechend der Länge ihrer Moleküle in verschiedene Kategorien ein.

Zu den gesündesten gesättigten Fettsäuren gehören die **kurzkettigen Fettsäuren**, nach der englischen Bezeichnung (»short-chain fatty acids«) auch als **SCFAs** abgekürzt. Sie kommen in Butter, Ghee und sehr fetthaltigen Milchprodukten vor und enthalten besonders viele Butyrate. Die Ester der Buttersäure schützen vor Darmkrebs, liefern den Zellen des Magen-Darm-Trakts hochwertige Energie und lindern entzündliche Prozesse, was sie besonders wertvoll für die Vorbeugung und Behandlung von Autoimmunerkrankungen macht. Frühen Forschungen zufolge kurbeln SCFAs den Stoffwechsel an und beschleunigen die Gewichtsabnahme.

DR. DANAS FALLSTUDIE

LISA

Lisa, eine 49 Jahre alte Texterin in einer Werbeagentur, kam zu mir, weil sie an den Folgen des Sjögren-Syndroms litt, einer Autoimmunerkrankung, die unter anderem Arthritis sowie Augen- und Mundtrockenheit verursacht, weil sie die feuchtigkeitsproduzierenden Drüsen des Körpers austrocknet. Die chronisch und manchmal schmerzhaft trockenen Augen und die trockene Haut machten ihr zu schaffen, um die Gelenke herum fühlte sich die Haut oft gespannt an. Außerdem litt Lisa an Müdigkeit, die ihr nicht nur bei der Arbeit Schwierigkeiten bereitete, sondern sie auch davon abhielt, nach der Arbeit Sport zu treiben oder sich mit Freunden zu treffen. Mit Tränen in den Augen berichtete sie mir von den zahlreichen Rheumatologen, die ihr alle erzählt hatten, ihre Beschwerden würden sich mit zunehmendem Alter nur verschlimmern, und Medikamente wie Steroide seien die einzige Therapiemöglichkeit, zusätzlich zur Kochsalzlösung. Die langfristige Einnahme von Steroiden hat jedoch ernsthafte Nebenwirkungen, so kann sie beispielsweise Diabetes oder Osteoporose hervorrufen. Lisa machte sich völlig zu Recht Sorgen.

Ich wollte ihr unbedingt ein wenig Erleichterung verschaffen, und da die Dehydrierung eine so große Rolle bei ihren gesundheitlichen Problemen spielte, fragte ich sie, ob sie einverstanden sei, zunächst an einer besseren Hydrierung zu arbeiten. Sie nickte, zögerte dann aber: »Was genau heißt ›arbeiten‹?« Sie hatte beruflich schon alle Hände voll zu tun, und so würde Freizeitstress sie definitiv überfordern. Ich konnte ihre Angst förmlich spüren. »Zu viel Arbeit kann auch dehydrieren«, sagte ich, woraufhin sie zu weinen begann. Schnell versicherte ich ihr, dass sie meine Empfehlungen mit Leichtigkeit in ihrem ohnehin schon übervollen Terminkalender unterbringen könne.

Als Erstes fragte sie, ob sie fortan auf Kaffee verzichten müsse. Koffein war ihr Treibstoff, sie trank mindestens fünf Tassen Kaffee pro Tag.

Da Koffein in dieser Dosis leicht harntreibend wirkt, dehydriert es auch. Nein, entgegnete ich, sie müsse keinen kalten Entzug machen, nur ein wenig die Menge reduzieren. Und das geht am besten mit Ghee. »Ghee?«, fragte sie ungläubig. Ja, Ghee. Das Fett Ghee sorgt für lang anhaltende Energie, während es gleichzeitig die Koffeinaufnahme verzögert. So würde sie nicht schon vormittags fünf Tassen Kaffee brauchen und auch keine fünf Tassen am Tag. Zudem fördert Ghee die Konzentrationsfähigkeit und mindert Brain Fog.

Wir entwarfen einen Dreiwochenplan inklusive Starthilfe, gefolgt von zwei weiteren Wochen hydrierender Mahlzeiten, zu denen es jeweils zwei Gemüsesorten gab. Lisas typischer Arbeitstag bestand aus mehrstündigem Sitzen vor dem Computer, sogar das Mittagessen nahm sie am Schreibtisch ein. Aus diesem Grund brauchte sie auch ein ausgewogeneres Mittagsmenü: keine tiefgefrorenen Burritos mehr – ihre Standardmahlzeit, die allein schon rund 20 Prozent der empfohlenen Tageshöchstdosis an Salz enthielt. Fertiggerichte stecken voller Salz. Sie hoffte, sie könne das Getränk ihrer Wahl – Cola – durch einen Saft ersetzen.

»Der hydriert doch, oder?«, fragte sie.

Leider nein, antwortete ich, Saft enthält ungefähr so viel Zucker wie Limo, doch sie könne auf Smoothies zurückgreifen, den Grundstein des Durstlöscher-Plans. Da hellte sich ihre Miene auf – ganz in der Nähe ihres Büros gab es eine Smoothie-Bar. Gemeinsam lasen wir uns die Speise- und Getränkekarte der Bar im Internet durch und hielten anschließend die Mittagessen für fünf Tage fest.

Zudem empfahl ich ihr einige einfache Mikrobewegungen, die sie in der U-Bahn auf dem Weg zur Arbeit und nach Hause durchführen konnte, darunter Nacken- und Knöcheldrehungen. Und ich zeigte ihr ein paar Atemübungen, die Stress lindern, sowie schlichte Dehnübungen, die sich auch am Schreibtisch machen lassen. Sie hatte bereits Erfahrungen mit Schreibtischyoga gemacht, war jedoch bass erstaunt, als sie erfuhr, dass die Bewegungen auch dazu beitragen, Flüssigkeit durch den Körper zu befördern.

Wir vereinbarten den nächsten Termin in drei Wochen. Als Lisa wieder in meiner Praxis stand, konnte ich auf Anhieb eine Veränderung feststellen: Sie strahlte förmlich und sprach mit viel mehr Energie. Sie fühlte sich weniger deprimiert und nicht mehr so überfordert. Auch die Symptome des Sjögren-Syndroms hatten nachgelassen – sie brauchte nun nicht einmal mehr die Hälfte der Kochsalzlösungstropfen für die Augen, und Haut sowie Lippen waren weniger schuppig. Die nachmittägliche Müdigkeit war ebenfalls verschwunden. Sie ging jetzt zweimal in der Woche abends aus und hatte fast anderthalb Kilo abgenommen!

Nach diesem großartigen Erfolg entwarfen wir einen längerfristigen Plan mit einer Vielzahl an Smoothies, damit sie ihr nicht langweilig wurden. Sie finden einige Rezepte dafür im hinteren Teil des Buchs. Zusätzlich gab ich ihr ein Rezept für Knochenbrühe mit und empfahl ihr, diese statt des üblichen vormittäglichen Kaffees zu trinken. Lisa versorgt ihren Körper weiterhin gut mit Wasser, und auch die Krankheitssymptome halten sich weiterhin in Grenzen.

Eine weitere gesunde gesättigte Fettsäure sind die **mittelkettigen Fettsäuren** oder **mittelkettigen Triglyzeride (MKTs).** Butter enthält einige MKTs, über höhere Konzentrationen verfügen jedoch Kokosöl und Palmkernöl. Vor allem Ersteres ist bei Gesundheitsbewussten außerordentlich beliebt. Kein Wunder: Studien belegen, dass die MKTs in Kokosöl den Stoffwechsel ankurbeln, die Insulinsensitivität erhöhen und sogar negative Gedanken vertreiben und das Gedächtnis stärken.

Und schließlich wären da noch die **langkettigen Fettsäuren** (»long-chain fatty acids«) oder **LCFAs** und die **sehr langkettigen Fettsäuren** (»very long-chain fatty acids«) oder **VLCFAs,** die beide aus tierischen Quellen stammen, aber auch in einfach und mehrfach ungesättigten Fettsäuren vorkommen. Sie sind zwar nicht, wie lange angenommen wurde, gesundheitsschädlich, haben aber weniger gesundheitliche Vorteile als die SCFAs und die MKTs. Einer der Hauptgründe dafür ist die Unfähigkeit der langkettigen und sehr langkettigen Fettsäuren, die Blut-Hirn-Schranke zu überwinden – das heißt, das Gehirn kann sie nicht als Treibstoff nutzen.

LCFAs kommen in der Ernährung der US-Amerikaner sehr häufig vor, insbesondere in industriell hochverarbeiteten Ölen, die durch Lichteinfall oder Überhitzung ranzig geworden sind, sowie in Schmalz aus Fleisch und Milchprodukten von Tieren, die nie eine Weide mit frischem Gras gesehen haben. Deshalb empfehlen wir mageres Fleisch bzw. das Abschneiden des Fetts vom Fleisch und öfter einmal Fisch- und Geflügelgerichte.

Welches Öl zum Kochen und Braten?

Hier haben Sie reichlich Auswahl: Sie können Raps-, Oliven-, Kokos-, Erdnuss-, Avocado- und Sojaöl sowie viele weitere Öle verwenden.

Wichtig bei der Auswahl ist der Rauchpunkt des Öls: die Temperatur, bei der das Öl zu rauchen beginnt. Einfach ausgedrückt ist das Öl umso besser, je höher sein Rauchpunkt ist. Denn beginnt das Öl zu rauchen, beginnt es auch zu oxidieren, und bei diesem Vorgang entstehen ungesunde Transfette. Darüber hinaus wird die chemische Verbindung zu diesem Zeitpunkt instabil, und gesundheitsschädliche Moleküle wie Aldehyde und Alkohole werden freigesetzt. Dieser Prozess wird auch als Lipidperoxidation bezeichnet; er sorgt nicht nur dafür, dass das Essen anschließend schlecht schmeckt, er verursacht auch Zellschäden, die zu einer Vielzahl von Erkrankungen beitragen, darunter Asthma, Parkinson und die chronisch entzündliche Darmerkrankung (CED), um nur einige wenige zu nennen.[12]

Gesunde Bratöle mit einem hohen Rauchpunkt hingegen stecken voller kostbarer Pflanzenbestandteile. Zu diesen Ölen gehören beispielsweise die folgenden:

- Avocadoöl
- Erdnussöl: Dieses Öl ist geschmacksneutral und enthält keine allergieauslösenden Erdnussproteine. Sollten Sie an einer schweren Erdnussallergie leiden, ziehen Sie vor der Verwendung des Öls bitte trotzdem Ihren Arzt zurate.
- Kokosöl: Dieses Öl schmeckt intensiv nach Kokosnuss.
- Olivenöl extra vergine: Dies ist die gesündeste Wahl. Das Öl hat jedoch einen etwas niedrigeren Rauchpunkt und sollte nicht über 160 Grad Celsius erhitzt werden. Am besten beträufeln Sie lediglich das fertige Essen mit dem zimmerwarmen Öl.
- Macadamianussöl: Sehr gut, aber relativ teuer.
- Ghee
- Traubenkernöl
- Sesamöl

Ein wichtiger Hinweis: Leinsamenöl ist zwar sehr gesund, sollte aber nur für Salatdressings und in Smoothies verwendet und *keinesfalls* erhitzt werden, da es dabei sehr schnell zur Lipidperoxidation kommt.

Vielleicht fragen Sie sich jetzt, was mit Rapsöl ist. Das gibt es nicht nur überall zu kaufen, es steht auch in vielen Rezepten. Und tatsächlich hat Rapsöl zwar einen hohen Rauchpunkt und besteht aus einfach ungesättigten Fettsäuren, doch sind viele Rapsprodukte genetisch verändert. Die überwiegende Mehrheit an Rapsöl wird außerdem aus Pflanzen gewonnen – der hellgelb blühende Raps gehört zur Familie der Kreuzblütengewächse und ist eng mit Senf und Kohl verwandt –, die kurz vor der Ernte der Samen noch mit Schädlingsbekämpfungsmitteln besprüht werden. Da Pestizide in dem sicherlich berechtigten Ruf stehen, gesundheitliche Probleme wie Krebs oder das metabolische Syndrom zu verursachen, erscheint Rapsöl dann doch in einem anderen, gesundheitlich weniger vorteilhaften Licht.

So wählen Sie das richtige Fett

Wenn Sie sich ausgewogen und vollwertig von möglichst frischen Nahrungsmitteln ernähren, müssen Sie sich keine Gedanken machen, ob Sie vielleicht zu viel Fett oder das falsche verzehren. Es ist tatsächlich ganz einfach: Wenn Sie »echte« Nahrungsmittel im Gegensatz zu solchen wählen, die aus der Packung kommen bzw. in mikrowellentauglichen Schalen verkauft werden, vermeiden Sie ungesunde Transfette. Auch gehärtete Öle werden mit zahlreichen gesundheitlichen Problemen assoziiert, von der Fettleibigkeit über Diabetes bis zum Schlaganfall. Halten Sie sich auch von ungesunden tierischen Fetten wie Schmalz fern, die vor allem in industriell verarbeiteten Lebensmitteln wie Chips, Keksen, Muffins und Crackern vorkommen.

Doch da Fett mehr mit Hydrierung zu tun hat, als wir uns das je hätten träumen lassen, sollten wir uns von der um sich greifenden und undifferenzierten Fettphobie verabschieden. Fett ist wichtig, es kommt nur darauf an, dass wir das richtige Fett wählen. In diesem Fall mischen sich Öl und Wasser doch!

Kapitel 6

Wer braucht Wasser am dringendsten? Die optimale Hydrierung bei hohem Bedarf

Das Heilmittel für alles ist Salzwasser:
Schweiß, Tränen oder das Meer.
– *Tania Blixen*

Zwar sollte jeder Mensch um die Bedeutung einer ausreichenden Versorgung des Körpers mit Wasser wissen, doch gibt es auch Menschen, für die das Thema besonders wichtig ist. Dazu gehören vor allem Kinder, Sportler und Ältere. Bei Kindern ist die Hydrierung entscheidend für das körperliche Wachstum und die geistige Entwicklung. Gut hydrierte Sportler erbringen bessere Leistungen, sie sind kräftiger und schneller und besser gegen Verletzungen gewappnet. Älteren Menschen schließlich fällt es schwerer, eine gute Hydrierung des Körpers aufrechtzuerhalten, denn mit zunehmendem Alter nimmt der Wassergehalt im Körper ab, was das Risiko einer Dehydrierung erhöht. Im Folgenden zeigen wir auf, wie wir die Wasserversorgung unserer Liebsten sicherstellen können.

Kinder

Kinder sind besonders anfällig für eine Dehydrierung, denn ihr im Wachstum befindlicher Körper braucht vermehrt Wasser, um sich entwickeln und reifen zu können. Säuglinge können schon wenige Stunden nach einer einsetzenden Krankheit von Dehydrierung betroffen sein, und umgekehrt gehört die Dehydrierung zu den häufigsten Krankheits- und Todesursachen im Säuglingsalter weltweit.

Auch ältere Kinder brauchen viel Wasser, das sie beim Herumtoben und Spielen verlieren. Meist trinken sie auch nicht genug, um den Wasserverlust auszugleichen. Jede Mutter kennt das: Immer wieder müssen die Kleinen ans Trinken erinnert werden; sie sind so mit Spielen beschäftigt, dass sie das Trinken darüber meist völlig vergessen. Und schenkt man einer jüngeren Studie der Harvard T.H. Chan School of Public Health Glauben, mangelt es mehr als der Hälfte aller Kinder und Jugendlichen in den USA an ausreichender Hydrierung. Das kann sich fatal auf die noch in der Entwicklung befindlichen körperlichen, kognitiven und emotionalen Funktionen auswirken. Interessanterweise hat die Studie auch ergeben, dass dunkelhäutige Kinder ein höheres Dehydrierungsrisiko aufweisen als hellhäutige Kinder und Jungen ein höheres Risiko als Mädchen. Alarmierende annähernd 25 Prozent der Kinder gaben an, überhaupt kein Wasser zu trinken. Da fragt man sich schon, was sie denn trinken, wenn sie überhaupt etwas trinken.

Obwohl es nicht leicht ist, die Kinder in der Schule zum Trinken zu bewegen, gibt es dennoch Möglichkeiten sicherzustellen, dass die Kleinen die Hydrierung bekommen, die sie brauchen. Dazu muss man sich beispielsweise nur einmal das Hydration Pilot Project der Ideal School ansehen, das 2014 gemeinsam mit der Hydration Foundation ein Jahr lang an einer unabhängigen Schule in Manhattan durchgeführt wurde. Die Angestellten zeichneten eine »Oasenkarte« der Schule, auf der Trinkbrunnen und andere Trinkmöglichkeiten markiert waren. So konnten sie auf einen Blick sehen, wo es mit der Wasserversorgungsmöglichkeit haperte, und zur Lösung dieses Problems wurden Wasserspender in den Klassenzimmern aufgestellt. Welch ein Vergnügen! Allerdings waren die Kinder anschließend auch besser hydriert. Darüber hinaus achteten die Lehrer darauf, dass die Schüler sowohl vor als auch nach dem Sportunterricht Wasser tranken. Ein weiteres erstaunliches Ergebnis des Pilotprojekts: Je einfacher der Zugang der Kinder zum Trinkwasser war, desto »braver« verhielten sie sich in der Schule. Auch nachmittags klappte es nun viel besser mit der Konzentration, und außerdem waren die Kinder beim Sport nach der Schule durch eine ausreichende Hydrierung viel besser vor Verletzungen geschützt. Schon bald waren regelmäßige Trinkpausen Teil der Schulkultur, die sich im späteren Leben der Kinder fortsetzte.

Mobiltelefone dehydrieren ebenfalls

Wir hängen alle ständig am Telefon, sei es nun beim Telefonieren oder bei anderweitigen Tätigkeiten, die uns das moderne Smartphone bietet. Wir checken Facebook und Twitter, suchen Wegbeschreibungen oder sagen kurz Bescheid, wenn wir auf dem Weg zu einer Verabredung aufgehalten werden. Vor allem Jugendliche scheinen gar nicht mehr vom Mobiltelefon loszukommen. Wussten Sie aber, dass das Scrollen auf dem Smartphone-Display zur Dehydrierung beiträgt? Und zwar aus zwei Gründen: Zum einen brauchen wir Neurochemikalien, um uns jedes Mal aufs Neue zu konzentrieren, und diese Neurochemikalien erschöpfen die Wasservorräte unseres Körpers. All die Unterbrechungen, das ständige Aufschauen und Wieder-aufs-Handy-Blicken kostet uns ungeheuer viele Nährstoffe und auch Wasser. Zum anderen bedeutet das Nach-vorn-und-unten-Neigen des Kopfes, dass zusätzlicher Druck auf die Halswirbelsäule ausgeübt wird und der Fluss der Gelenkflüssigkeit zwischen Wirbelkanal und Gehirn beeinträchtigt ist. Dabei geht jedes Mal vielleicht nur ein kleiner Prozentsatz Wasser verloren, doch über den Tag kommt schon einiges zusammen. In unserem Durstlöscher-Plan finden häufige Smartphonebenutzer einfache Mikrobewegungen, die das ungehinderte Fließen wiederherstellen.

Als eine Freundin Gina von der Aufmerksamkeitsdefizit-/Hyperaktivitätsstörung ihres Sohnes erzählte, die vor allem seine Konzentrationsfähigkeit in der Schule beeinträchtigte, berichtete Gina ihr vom Hydration Pilot Project. Überzeugt vom Erfolg dieses Pilotprojekts suchte Ginas Freundin die Klassenlehrerin ihres Sohnes auf, um es ihr vorzustellen. Die Lehrerin war begeistert und setzte sofort einige Maßnahmen in die Tat um. Statt den Jungen immer und immer wieder zur Aufmerksamkeit zu ermahnen, schickte sie ihn nun kurz nach draußen, damit er etwas trinken konnte. Nach diesen kleinen Pausen fiel es dem Jungen jedes Mal leichter, sich wieder zu konzentrieren.

Seitdem haben sich seine Aufmerksamkeit und sein Verhalten wesentlich gebessert. Einerseits war der Junge besser hydriert, andererseits bewegte er sich auch mehr. Ein wunderbares Beispiel dafür, wie Hydrierung und Bewegung die Konzentrationsfähigkeit steigern können.

Im Rahmen der Pilotstudie erklärten die Mitarbeiter der Hydration Foundation den Schülern, dass Wasser Strom leitet und deshalb unabdingbar für die Versorgung des Gehirns mit elektrischen Impulsen ist. Die Schüler waren fasziniert und tranken nun freiwillig mehr Wasser. Während des Kunstunterrichts bat eine Schülerin sogar um ein Glas Wasser, um ihre Kreativität zu stärken. Die Schüler hatten die Verbindung zwischen dem Wassertrinken und der besseren Konzentrationsfähigkeit absolut verstanden.[1]

Die gute Nachricht ist, dass das Problem der Dehydrierung unserer Kinder einfach gelöst werden kann, so Steven Gortmaker, Professor für Gesundheitssoziologie an der Universität Harvard.

»Wenn wir uns darauf konzentrieren, die Kinder zu motivieren, mehr Wasser zu trinken – ein kostengünstiges und kalorienfreies Getränk –, können wir ihren Hydrierungsstatus verbessern, was dazu führt, dass sich die Kinder besser fühlen und auch besser in der Schule sind.«[2]

Und wir haben eine noch bessere Lösung parat. Unserer Meinung nach sollten typische Schulsnacks wie Cracker, Brezeln oder Müsliriegel, die die Dehydrierung fördern, durch frische, wasserreiche Lebensmittel wie Apfelschnitze, Gurkenscheiben, Sellerie, Pfirsich, Melone, Erdbeeren und Trauben sowie Smoothies und Fruchteis am Stiel aus unserem Durstlöscher-Plan ersetzt werden. In der Vorschule bereitet es den Kleinen ungeheure Freude, bei der Zubereitung von Obsttellern zu helfen. Lassen wir sie selbst entscheiden, welche Früchte sie dafür verwenden und welche Namen sie den Eigenkreationen geben!

Sportler und Wochenendkämpfer

Sport und Bewegung sollten zur täglichen Routine gehören. Einige sind darin ein wenig eifriger als andere, einige schwitzen etwas mehr als andere. Manche schwitzen sogar *viel* mehr. Und diese Fitnessstudiojunkies – damit meinen wir übrigens auch die Anhänger des Bikram-Yoga – müssen bei der Hydrierung besonders gut aufpassen. Denn sie schwitzen wirklich viel. Und das ist toll!

Im Allgemeinen hat Schweiß keine sonderlich große Bedeutung. Dabei ist dieses empfindlich komplexe Ausscheidungssystem so wichtig. Schwitzen erfordert Energie, ein wirklich komplizierter Prozess. Abhängig vom Grundumsatz des Körpers – d.h. der Menge an Kalorien, die er in Ruhe verbraucht – verbrennen nämlich allein die Nieren mehr als 400 Kilokalorien pro Tag, wobei ein Großteil dieser Energie dafür verwendet wird, die Flüssigkeitsaufnahme zwischen Zellen und Organen im Gleichgewicht zu halten.[3]

Schwitzen ist ein wesentlicher Bestandteil unseres internen Thermostats; es kühlt uns im Bedarfsfall schnell herunter und schützt so Organe, Blut und Gewebe vor Überhitzung.[4] Darüber hinaus stellt das Schwitzen eine der vielen körpereigenen Entgiftungsmöglichkeiten dar, da durch den Schweiß schädliche Stoffe aus dem Körper befördert werden. Und nicht zuletzt werden über den Schweiß natürliche Pheromone – Sexualduftstoffe – transportiert, die beeinflussen, auf wen wir anziehend wirken und wer anziehend auf uns wirkt.[5]

Der Schweiß wird in Drüsen in der Lederhaut produziert, der Hautschicht, die sich direkt unterhalb des Teils der Haut befindet, den wir berühren können. Wir besitzen zwar überall am Körper Schweißdrüsen, doch sind Stirn, Achseln, Handflächen und Fußsohlen besonders dicht besiedelt.

Schweiß – was ist das eigentlich?

Die exakte Zusammensetzung des Schweißes variiert von Mensch zu Mensch und darüber hinaus individuell auch von Tag zu Tag. Allerdings besteht er zu annähernd 99 Prozent aus Wasser. Und das restliche eine Prozent? Das setzt sich aus den Elektrolyten Natrium und Chlorid, Ammoniak, Zucker, aus sehr kleinen Mengen an Mineralien wie Kalzium, Kalium, Magnesium, Eisen, Zink und Kupfer sowie einigen wasserlöslichen Vitaminen zusammen.[6] Um vollständig zu ersetzen, was durch den Schweiß verloren geht, müssen wir nicht nur Wasser, sondern auch Elektrolyte aufnehmen. Das lässt sich ganz einfach regeln, indem wir einem Glas Wasser ein wenig natürliches Meersalz zufügen.

Auftanken nach dem Schwitzen

Nicht nur Sport bringt uns ins Schwitzen, und nicht immer können wir beeinflussen, wann wir schwitzen; dazu gehören beispielsweise die Wechseljahre, Stress und Lampenfieber. Wie viel wir schwitzen, hängt außerdem von Faktoren wie genetischer Veranlagung und unserem Gesundheitszustand ab. Das Gewicht spielt ebenfalls eine Rolle: Je mehr wir wiegen, desto härter muss der Körper arbeiten, um kühl zu bleiben, was wiederum zu vermehrtem Schwitzen führt.

Trotz alledem ist die Schweißmenge natürlich direkt mit der körperlichen Aktivität verknüpft. Bei leichtem Sport wie Walking oder moderatem Radfahren in einer kühlen oder mäßig warmen Umgebung beträgt die Schweißmenge vielleicht nur rund 100 Milliliter pro Stunde. Wer dagegen härter trainiert und beispielsweise schnell läuft, und das auch noch in einer warmen oder heißen Umgebung, verliert möglicherweise mehr als drei Liter Schweiß in etwa einer Stunde.[7]

Als Faustregel zum Wiederauftanken empfiehlt Tim Coyle, ein Sportphysiologe in Danas Praxis, etwa Folgendes:

- Pro 15 Minuten körperlicher Aktivität sollten Sie während der Aktivität einen Achtel- bis einen Viertelliter Wasser trinken. Halten Sie sich dabei an Ihren Durst als Richtlinie; trinken Sie aber möglichst nicht mehr als 350 Milliliter Wasser pro 15 Minuten körperlicher Aktivität, denn dann laufen Sie Gefahr, Ihren Körper zu überhydrieren.
- Bei Extremsportarten wie einem Marathonlauf empfehlen sich rund 600 Milliliter Wasser zweieinhalb Stunden vor dem Lauf und weitere 350 Milliliter Wasser 15 Minuten, bevor es losgeht. Dies stellt sicher, dass Sie beim Sport nicht dehydrieren.

Vielleicht müssen Sie etwas experimentieren, bevor Sie wissen, was Ihnen guttut. Ein anderes, recht einfaches Mittel, herauszufinden, ob

Sie sich beim Sport gesund hydrieren, ist der Schritt auf die Waage – einmal vor dem Training und ein zweites Mal danach. Dem American College of Sports Medicine zufolge kann eine Gewichtszu- oder -abnahme anzeigen, ob sich ausreichend Flüssigkeit in Ihrem Körper befindet.

- **Gut hydriert** sind Sie, wenn Ihr Körpergewicht lediglich um −1 bis +1 Prozent schwankt. Wenn Sie beispielsweise 68 Kilo wiegen, sollten Sie direkt nach dem Training nicht mehr als 680 Gramm ab- oder zugenommen haben.
- **Leicht dehydriert** sind Sie, wenn Sie beim Sport ein bis drei Prozent Ihres Körpergewichts verlieren – bei einem Gewicht von 68 Kilo also 680 Gramm bis zwei Kilogramm.
- **Stärker dehydriert** sind Sie, wenn Sie beim Sport drei bis fünf Prozent Ihres Körpergewichts verlieren – bei einem Gewicht von 68 Kilo also zwei bis dreieinhalb Kilogramm.
- **Ernsthaft dehydriert** sind Sie, wenn Sie beim Sport fünf Prozent und mehr Ihres Körpergewichts verlieren – bei einem Gewicht von 68 Kilo also mehr als dreieinhalb Kilogramm.[8]

Lassen Sie sich von Ihrem Durst leiten – bis zu einem gewissen Grad

Durst ist im Allgemeinen zwar ein recht guter Ratgeber, kann Sie aber auch dazu verleiten, *zu viel* zu trinken – insbesondere während und nach einer harten körperlichen Aktivität wie einem Triathlon oder bei extremer Hitze. Dies kann zu einer Hyponatriämie führen; dann sinkt der Natriumspiegel im Blut auf ein kritisches Niveau, da das Blut durch das viele Wasser zu stark verdünnt wird. Die Zellen schwellen an, und ernsthafte bis lebensbedrohliche körperliche Probleme können die Folge sein.[9] Bei schätzungsweise 13 Prozent der Teilnehmer am Boston Marathon kommt es jährlich zur Hyponatriämie – deshalb sind immer mehrere Ärzte vor Ort, um im Notfall rasch eingreifen zu können.[10]

Dehydrierung und Hitzestress

Zu den ersten Anzeichen einer Dehydrierung gehören vermehrter Durst, Benommenheit, Schwindel, Schwäche, Müdigkeit, Kopfschmerzen, eine trockene Haut, ein trockener Mund, Erschöpfung und ein bernsteinfarbener, stark konzentrierter Urin sowie eine verminderte Urinausscheidung. Eine ernsthafte Dehydrierung macht sich durch Anurie (gar keine Urinausscheidung mehr), schwankendes Stehen und Gehen, Blutdruckabfall, Herzrasen, Fieber, Lethargie und Orientierungslosigkeit bemerkbar, sie kann zu Krampfanfällen, Schock oder Koma führen. Diese Symptome bedürfen einer sofortigen ärztlichen Intervention.

Personen, die stark dehydriert sind und dabei erbrechen, sollten versuchen, Wasser in sehr kleinen Schlucken zu sich zu nehmen oder an Eis aus Saft oder Elektrolytgetränken zu lutschen. Erbricht derjenige nicht, empfiehlt sich das sofortige Ersetzen der verlorenen Flüssigkeit durch kühles Wasser, dem eine Prise Salz zugefügt wurde. Darüber hinaus sollte auch der Körper mit einem feuchten Handtuch gekühlt werden, oder man besprüht die Haut mit Wasser aus dem Zerstäuber. Bei Notfällen greifen Sie zu einem Sportgetränk oder zu einer Elektrolytlösung zum Einnehmen. Dies ist im Übrigen nicht der Zeitpunkt, um sich über Zucker oder Kalorien Gedanken zu machen – eine Dehydrierung kann ein sehr ernsthafter und kritischer Zustand sein.

Zu den drei Hitzesyndromen, die im Zusammenhang mit einer Dehydrierung stehen, zählen Hitzekrämpfe, Hitzeerschöpfung und Hitzschlag. Unter **Hitzekrämpfen** versteht man schmerzhafte, kurze Muskelkrämpfe. Sie entstehen durch den Verlust von Elektrolyten bei schwerer körperlicher Anstrengung, der nicht rechtzeitig ausgeglichen wird, und treten typischerweise in Waden, Oberschenkeln, Bauch und Schultern auf. Einer **Hitzeerschöpfung** kann man vorbeugen, zu ihren Symptomen zählen kühle Haut, starkes Schwitzen, Schwächegefühl, Benommenheit, Müdigkeit, Herzrasen, Blutdruckabfall nach dem Aufstehen, Muskelkrämpfe, Übelkeit und Kopfschmerzen. Eine gute Vorbeugung besteht in ausreichendem Wassertrinken während des Sports, dem Wetter angemessener, leichter Kleidung und Trainingsabbruch bei Extremtemperaturen. Wird die Hitzeerschöpfung nicht behandelt, kann sie zum **Hitzschlag** führen, einer lebensbedrohlichen Situation, die sofort ärztlich versorgt werden muss. Das einschlägigste Anzeichen für einen Hitzschlag ist Fieber, das über 40 Grad Celsius ansteigt.

Wie sinnvoll sind Sportgetränke?

Die Werbung ist da zwar ganz anderer Meinung, doch tatsächlich müssen Sie nach einer halben Stunde auf dem Crosstrainer oder nach 20 Minuten Hanteltraining kein Elektrolytgetränk in sich hineinschütten. Wenn Sie sich nicht gerade extrem salzarm, sondern ausgewogen von frischen Produkten ernähren, ist Ihr Körper durchaus in der Lage, den Elektrolytverlust nach »normalem« Sport auszugleichen. Ein Glas Wasser reicht völlig aus, um Ihren Durst zu löschen und die internen Wasservorräte wieder aufzufüllen.

Wenn Sie allerdings mehr als eine Stunde lang trainieren, empfiehlt es sich, etwas zu essen und / oder zu trinken, das Ihrem Körper

Glukose, also Treibstoff, in Form von Kohlenhydraten sowie Elektrolyte, vor allem Natrium, zuführt. Dana rät den Ausdauersportlern in ihrer Praxis immer, sich von Getränken mit künstlichen Farbstoffen und zugesetztem Zucker fernzuhalten und stattdessen auf unser Do-it-yourself-Sportgetränk zu setzen.

Trinken mit Köpfchen: Unser Do-it-yourself-Sportgetränk

Mit dem folgenden Getränk, das ausschließlich natürliche Zutaten enthält, führen Sie Ihrem Körper beim Sport verlorene Elektrolyte, verlorenes Wasser und verbrauchte Kohlenhydrate zu:

- 240 bis 350 Milliliter Wasser oder Kokoswasser
- 1 Prise natürliches Salz, z. B. Meersalz oder keltisches Meersalz
- 1 Spritzer (ca. 15 bis 30 Milliliter) frisch gepresster Zitronen- oder Limettensaft
- 1 Teelöffel Honig oder Ahornsirup

Sport nach der Schule

Auch Kinder brauchen am Nachmittag Wasser und Elektrolyte, vor allem Salz, und das nicht nur, um eine ausreichende Versorgung des Körpers mit Wasser sicherzustellen, sondern auch, weil es sie vor Verletzungen schützt. Eine gute Hydrierung ersetzt zum einen verlorene Flüssigkeiten, dient zum anderen Gewebe und Zellen aber auch als Puffer. So schenkt Wasser dem Körper nicht nur Energie, sondern auch Elastizität. Wasser zu trinken auch zur fortgeschritteneren Tageszeit gibt Kindern und Jugendlichen die Konzentrationsfähigkeit, die sie für den Rest des Unterrichtstages brauchen. (Kann übrigens irgendjemand mal erklären, warum in der Oberstufe ausgerechnet Chemie immer das letzte Fach ist?)

Wir wollen Sie mit Statistiken zu Gehirnerschütterungen bei Kindern und Jugendlichen und ihren verborgenen, aber lang anhaltenden Folgen hier keinesfalls bange machen, deshalb kommen wir gleich zum Punkt: Die Lösung lautet auch hier Hydrierung, sie beugt vor und schützt, indem sie Stöße gegen Muskeln und Gehirn abfedert. Und wenn Sie das Wasser dann noch mit gesunden Fetten, insbesondere Omega-3-Fettsäuren, kombinieren, haben Sie ein wirklich starkes körpereigenes Verteidigungsteam aufgebaut. Mittlerweile gibt es unzählige wissenschaftliche Beweise dafür, dass Omega-3-Fettsäuren das Gehirn vor Verletzungen schützen und zur Behandlung von Gehirnerschütterungen eingesetzt werden können. Initiator dieser Forschungen war die U.S. Army. Dr. Michael Lewis, ehemaliger Colonel im U.S. Army Medical Corps, hat hinreichend belegt, dass eine Nahrungsergänzung mit Omega-3-Fettsäuren vor Hirnverletzungen schützt und die Genesung nach einer Verletzung beschleunigt.[11]

Wäre es nicht toll, wenn ein simples Sportgetränk dies alles bewerkstelligen könnte? Den Körper hydrieren und ihm gleichzeitig Elektrolyte sowie Omega-3-Fettsäuren zuführen? Wir haben eigens ein Durstlöscher-Rezept dafür entwickelt und es Tara-Wunder (siehe unten) genannt, zu Ehren des alten Stammes der Tarahumara, der durch das bereits zitierte Buch *Born to Run* weltweite Berühmtheit erlangte. Die Mitglieder des Stammes hydrieren sich beim Laufen komplett über Chiasamen, womit wir wieder beim Anfang unserer Durstlöscher-Forschungen angelangt wären: bei alternativen Hydrierungsstrategien, die so viele Kulturen dieser Welt kennzeichnen. Insbesondere von Wüstenbewohnern können wir ungeheuer viel über Hydrierung lernen.

Tara-Wunder

Für 1 Portion

350 ml Wasser
1–2 TL gemahlene Chiasamen (sie liefern Omega-3-Fettsäuren)
120 ml Kombucha in der bevorzugten Geschmacksrichtung, z. B. Ingwer. Die Tarahumara mischten die Chiasamen mit selbst hergestelltem Maisbier; unser Ersatz dafür ist Kombucha.
1 Prise Meer- oder Steinsalz

Alle Zutaten in eine Flasche geben, die Flasche verschließen und kräftig schütteln. Fertig ist das Tara-Wunder!

Wüstenbewohner und der Mangel an Fisch

Die wirksamste Form der Omega-3-Fettsäuren findet sich in Fisch. Doch was ist mit den Menschen, die in Regionen leben, in denen es keinen oder kaum Fisch gibt? Für sie hält die Evolution eine Lösung parat: Wüstenbewohner sind so an ihre Umgebung angepasst, dass sie die Omega-3-Fettsäure ALA, die in Samen, Nüssen und Algen aus saisonal vorhandenen Seen vorkommt, effektiver als andere Menschen in die Omega-3-Fettsäuren EPA und DHA umwandeln können. Die meisten Wüstenbewohner führen ein nomadisches Leben. So sammeln sich die Stämme aus Zentralafrika im Frühling beispielsweise alle um den Victoriasee herum. Die Eheverträge, Feste, Tänze und andere Feierlichkeiten, die während dieser großen Versammlung stattfinden, sind fast alle von Anthropologen aufgezeichnet worden. Doch »ganz nebenbei« haben die Frauen der Stämme auch noch Algen aus dem See gesammelt, sie getrocknet und als Vorräte für die nächste Dürreperiode eingelagert. Daher also bezogen sie ihre Omega-3-Fettsäuren: aus den Seealgen.

Wir bekommen unsere Omega-3-Fettäsure eher über Fisch oder Krillölkapseln. Und es kann gar nicht genug betont werden, wie wichtig die Aufnahme von Omega-3-Fettsäuren ist. Andere Menschen haben zu anderen Zeiten weite Strecken und große Mühen auf sich genommen, um an sie heranzukommen. Veganer sollten ihre ALA-Aufnahme beispielsweise über Leinsamen, Walnüsse oder Chiasamen mit Kokosöl koppeln, da ALA so effektiver in EPA und DHA umgewandelt werden kann.

Schreibtischkämpfer

Bei den meisten Menschen ist die Arbeit mittlerweile ebenso anstrengend wie sportliche Betätigung. Ruhig, aufmerksam, flexibel und reaktionsschnell zu sein stellt eine beinahe so große Herausforderung für den Körper dar wie ein Wettkampf. Außerdem ist die moderne Arbeitsumgebung für ihre dehydrierenden Wirkungen berüchtigt. Wir sollten dies berücksichtigen, unseren Arbeitsalltag als sportliche Herausforderung betrachten und all unsere neuen Tricks anwenden, um sie zu bewältigen – beispielsweise Mikrobewegungen in unsere Alltagsroutine einbauen. Selbst Großkonzerne kommen allmählich auf den Trichter. So hat eine große Bank vor Kurzem veranlasst, dass die Mitarbeiter keine Papierkörbe mehr direkt neben dem Schreibtisch stehen haben – nicht um sie zu schikanieren, sondern um sie dazu bringen, öfter aufzustehen und sich zu bewegen! Sie sind allerdings nicht auf Ihren Arbeitgeber angewiesen, wenn Sie Ihren Arbeitsalltag bewegungsreicher gestalten wollen: Machen Sie sich selbst zum »Schreibtischkämpfer«, statt nur ein Wochenendkämpfer zu sein, der lediglich am Wochenende Sport treibt. Verwöhnen Sie Ihren Körper mit Mikrobewegungen und hydrieren Sie ihn, als wären Sie im Fitnessstudio.

Hydrierung und ältere Menschen

Mit zunehmendem Alter wird eine ausreichende Versorgung des Organismus mit Wasser immer wichtiger. Barry Popkin, einem Experten zum Thema Dehydrierung, zufolge lässt der Durstmechanismus immer mehr nach, je älter wir werden, während der Körper gleichzeitig Muskelmasse abbaut.[12] Da im Muskelgewebe jedoch das meiste Wasser gespeichert wird, lässt mit dem Durst auch die Fähigkeit des Körpers nach, sich Wasservorräte anzulegen. Diese Dopplung führt zu häufigen Harnwegsinfektionen, Stress für den Magen-Darm-Trakt, dem Verlust kognitiver Fähigkeiten, Verwirrtheit, Müdigkeit, Gleichgewichtsstörungen und einem ganzen Rattenschwanz anderer Folgen – denen man allesamt vorbeugen kann, und zwar durch ausreichende Hydrierung. Und ältere Herrschaften, die sich im Sommer oder auf Dauer in wärmere Gefilde zurückziehen, sind dort natürlich noch anfälliger für eine Dehydrierung.

DR. DANAS FALLSTUDIE

HAVIE

Eine meiner Patientinnen, Havie, ist 74 Jahre alt, war Modedesignerin und ist für ihr Alter immer noch erstaunlich rührig und aktiv. Das Einzige, das sie immer wieder ausbremst, ist die Arthrose in ihrer Halswirbelsäule. Sie hat sich vor mehr als 15 Jahren einer Halsoperation unterzogen, leidet jedoch nach wie vor an massiven Haltungsschäden im

Oberkörper. Sie war beim Orthopäden, beim Chiropraktiker, beim Physiotherapeuten, hat sich akupuktieren und massieren lassen; all das half wenig, sie nimmt immer noch relativ regelmäßig Ibuprofen und kämpft täglich gegen die Schmerzen an.

Nach einer Endoskopie vor etwa einem Jahr wurde bei Havie eine Hiatushernie, ein Zwerchfellbruch, diagnostiziert, die sie seitdem mit Omeprazol, einem Protonenpumpenhemmer, behandelt. Sie nimmt das Medikament gewissenhaft jeden Tag ein, und es hat auch geholfen, doch hinterlässt es einen bitteren Geschmack im Mund und macht den Speichel unangenehm dickflüssig. Nachdem sie auch ein Engegefühl in der Brust verspürt hatte, suchte Havie einen Kardiologen auf, dessen Untersuchungen allerdings ergebnislos verliefen.

Neben Ibuprofen und Omeprazol nimmt Havie außerdem ein cholesterinsenkendes Mittel, obwohl sie unter keiner nachgewiesenen Herzerkrankung leidet: Ihr Arzt verschrieb es ihr vor Jahren als präventive Maßnahme, da ihre Cholesterinwerte »grenzwertig hoch« waren.

Nach der Anamnese fragte ich sie nach ihrer Ernährung, die in etwa folgendermaßen aussah:

Zum Frühstück trinkt sie Kaffee, manchmal sogar zwei Tassen. Unter der Woche isst sie zum Frühstück nichts, am Wochenende gönnt sie sich mitunter ein Müsli mit Joghurt oder ein paar Eier.

Das Mittagessen besteht typischerweise aus einem Salat, manchmal mit gegrilltem Hähnchen; dazu trinkt sie einen Eistee.

Zum Abendessen gibt es häufig Lachs und Gemüse, dazu Wasser. Ein Dessert verzehrt sie so gut wie nie.

Ich fragte sie, ob sie ihrer Meinung nach ausreichend Wasser trank.

»Wahrscheinlich nicht«, war ihre Antwort. »Aber wenn ich mehr trinke, muss ich den ganzen Tag aufs Klo!«

»Als Erstes sollten Sie sich besser hydrieren«, entgegnete ich. »Wir sollten unnötige Medikamente absetzen und Ihnen eine bessere Ernährung verschaffen.«

Als ich ihr einige der möglichen Nebenwirkungen selbst der harmlosesten Medikamente wie Omeprazol beschrieb, zu denen beispielsweise

Gelenkschmerzen und Sodbrennen gehören, und ihr klarmachte, dass sie ihr möglicherweise noch mehr Schmerzen und Müdigkeit bescherten, war sie einverstanden, es mit dem Absetzen dieser Medikamente zu versuchen.

Während wir auf die Ergebnisse der Routine-Bluttests warteten, sollte Havie das Durstlöscher-Programm mit Starthilfe durchführen. Und obwohl an ihrer Ernährung im Großen und Ganzen nichts auszusetzen war, empfahl ich ihr hier und da einige kleine Kniffe. Sie sollte vor jeder Mahlzeit ein Glas Wasser trinken, vor allem am Morgen. Statt gar nicht zu frühstücken, sollte sie sich einen Smoothie zubereiten und sich dazu ebenfalls ein großes Glas Wasser mit einem Spritzer Zitronensaft und einer Prise Meersalz gönnen.

Diese Empfehlung schockierte Havie sichtlich. »Ich dachte immer, Salz sei schlecht für mich, deshalb habe ich es gemieden wie die Pest!«

»Es gibt einen Unterschied«, erklärte ich ihr, »zwischen gutem Salz wie Meersalz, das voller Mineralien steckt, und dem billigen Supermarktsalz, das am besten auf vereisten Auffahrten zum Einsatz kommt.«

Zur zusätzlichen Hydrierung empfahl ich ihr einen Nachmittags-Smoothie, da ich den Verdacht hatte, dass sie generell sehr kleine Portionen aß und ihr der Extra-Smoothie guttun würde.

Gegen die Nackenschmerzen verschrieb ich ihr Mikrobewegungen. Havie sollte bereits morgens im Bett einige Dehnübungen durchführen, beispielsweise die Übung »Kinn zur Brust« (siehe Kapitel 8) und die Ganzkörperdehnung aus dem Durstlöscher-Programm. Auch tagsüber sollte sie sich immer wieder dehnen, etwa sanft mit dem Kopf nicken, wenn sie einen Aufzug betrat, oder die Schultern heben.

Drei Wochen später erschien Havie zu einem Kontrolltermin in meiner Praxis. Sie sah einfach großartig aus. Ihre Augen leuchteten.

»Wie fühlen Sie sich?«, fragte ich sie.

»So gut wie seit zehn Jahren nicht! Ich bin längst nicht mehr so steif«, strahlte sie.

»Um wie viel weniger steif fühlen Sie sich denn?«, hakte ich nach.

»Bestimmt 80 Prozent! Ich muss zwar immer noch jeden Morgen Paracetamol nehmen, brauche aber schon seit zwei Wochen kein Omeprazol mehr. Das Sodbrennen ist komplett verschwunden. Ebenso wie der bittere Geschmack im Mund. Und der zähflüssige Speichel.«

Auch Havies Blutwerte waren völlig normal, abgesehen von dem etwas niedrigen Vitamin-D-Spiegel und einem Cholesterinwert von 160 – der damit weit unter dem Normbereich lag. Erleichtert setzte ich das cholesterinsenkende Mittel bei ihr ab; nun sollte sich nur noch zeigen, wie das Durstlöscher-Programm auf Dauer für sie funktionierte. Sie war einverstanden.

Nach sechs Monaten war das Programm für Havie zur Routine geworden. Nach dem Absetzen des Cholesterinsenkers stieg der Wert wieder auf 190 an, doch das liegt immer noch deutlich unter dem Normbereich. Heute bereitet Havie jeden Morgen Smoothies für sich und ihren Mann zu. Die Schmerzen in Schultern und Nacken haben erheblich nachgelassen, ihr Bewegungsradius hat sich deutlich vergrößert. Sie nimmt immer noch Paracetamol gegen die Schmerzen, aber nicht mehr jeden Tag. Außerdem erzählte sie mir, dass sie jetzt immer die Treppe in den dritten Stock nimmt, nicht mehr den Aufzug, und auch die morgendlichen Nackenübungen führt sie weiterhin akribisch durch. Da sie sich nun klüger hydriert, nämlich neben Wasser auch über wasserreiche Lebensmittel und Bewegung, ist sie viel beweglicher geworden, hat weniger Schmerzen und muss weniger Medikamente nehmen. Und wie gesagt ist auch der schlechte Geschmack im Mund auf mysteriöse Weise verschwunden.

Mit der besseren Hydrierung sind Gelenke und Muskeln in Havies Schultern, Armen und Nacken nun viel besser geschmiert und bereiten ihr weniger Schmerzen. Deshalb hat Havie sich dazu entschlossen, diese Form der Ernährung und Bewegung auch längerfristig beizubehalten.

Medikamente stellen ebenfalls einen Risikofaktor dar, da ältere Menschen naturgemäß mehr Medikamente nehmen müssen als jüngere. Für dieses Phänomen gibt es sogar einen Namen: Man spricht hier von sogenannter Polypharmazie, der gleichzeitigen und andauernden Einnahme mehrerer Wirkstoffe. Lee Hooper, Diane Bunn und Suzan Whitelock, allesamt Studienassistentinnen, waren die Ersten, die im Rahmen einer Studie untersuchten, wie Polypharmazie und Dehydrierung bei älteren Menschen zusammenhängen.[13] Sie stellten fest, dass das Pflegepersonal sehr darauf zu achten hatte, ob die Patienten genügend tranken, und sie des Öfteren auch zum Trinken animieren musste. Bestimmte Umstände verkomplizierten die Angelegenheit noch, etwa die Mobilität der Patienten und ihre Sorge, rechtzeitig die Toilette erreichen zu können. Manchmal hatten die Patienten auch körperliche Einschränkungen, die es ihnen erschwerten, an die Getränke heranzukommen oder das Glas zu halten, oder sie litten unter Schluckbeschwerden, was bei älteren Menschen häufiger vorkommt. Ein geradezu lächerlich einfacher Trick, die Menge der aufgenommenen Flüssigkeit zu verdoppeln, besteht darin, die Patienten aus zwei Strohhalmen trinken zu lassen statt nur aus einem. Gina beispielsweise klebte einfach zwei Strohhalme zusammen, um es ihrer Mutter zu erleichtern, mit einem Zug mehr Wasser zu trinken. Große Strohhalme, wie sie für Bubble Tea verwendet werden, sind auch eine Hilfe.

Rosen als Heilmittel

Die Heilkraft der Rose ist in alten medizinischen Traditionen rund um den Globus bekannt. Man züchtete sie ursprünglich sogar, um sie in der Medizin anzuwenden – die Schönheit war nur ein Nebeneffekt, wenn auch zugegebenermaßen ein reizender. Uralte Rezepte aus Persien bis nach Indien dienten zur Herstellung gesüßter Marmeladen und Gelees mittels des hohen Pektingehalts der Rosenblütenblätter. Man nutzte die hydratisierende Wirkung der Rose, um damit die Folgen von

Überhitzung, Müdigkeit und andere typische Symptome einer Dehydrierung zu lindern, darunter auch Kopf- und Muskelschmerzen, Augentrockenheit, Schwindel und Benommenheit. Gulkand, süß eingelegte Rosenblätter, ist auf dem ganzen indischen Subkontinent heute noch ausgesprochen beliebt. Darüber hinaus wurde die *Rosa damascena*, die Damaszener-Rose, wegen ihrer reinigenden Wirkung geschätzt; zudem steigert sie die Gedächtnisleistung. Schon im sehr frühen Mittelalter tauchte die *Rosa gallica*, die Essig-Rose, in beinahe jedem Kräuterhandbuch und jedem Heilkräutergarten auf. Besonders beliebt waren Rosentees, doch ihre volle hydratisierende Kraft entfaltet die Pflanze nur dank des absorptionsfähigen Pektins.

Wussten Sie, dass es im alten Persien, genauer gesagt in Kaschan, üblich war, Kranke mit Rosengelee zu behandeln? Die Basis dafür lieferten wie gesagt die stark pektinhaltigen Rosenblütenblätter, die bei der Befeuchtung des Gewebes unterstützende Wirkung haben. Die Ärzte aus dem alten Persien verschrieben vor allem ihren älteren Patienten auch Marmelade aus Rosenblütenblättern: Sie gaben ihnen einen Teelöffel davon unter die Zunge, wo sie ihre hydratisierende und medizinische Wirkung auf die sanftestmögliche Weise ausübte. Rosengelee hatte sich wohl insbesondere zur Heilung entzündeter Schleimhäute im Verdauungstrakt bewährt. Für einen gesunden Aufbau brauchen Schleimhäute viel Wasser. Tatsächlich baute man Rosen im alten Persien neben anderen Heilpflanzen vor allem in Kräutergärten an. Heute verehren wir sie hauptsächlich wegen ihrer Schönheit – das Wissen um ihre medizinischen Wirkungen ist größtenteils verloren gegangen. Dagegen will die moderne Forschung nun angehen[14]: Sie hat Rosenblütenblätter bereits auf ihre Wirkstoffe hin untersucht und festgestellt, dass Bakterien in Experimenten innerhalb von fünf Minuten abstarben, nachdem sie in Kontakt mit frischen Rosenblütenblättern gekommen waren. So besitzt die Rose mehrere gesundheitsfördernde Eigenschaften, darunter wirkt sie beispielsweise antibakteriell, antioxidativ und entspannend.

Die cleveren Forschungskrankenschwestern entwickelten einen einfachen, aber genialen Plan: Sie brachten ihre Patienten dazu, noch während des Frühstücks *einen ganzen Liter Wasser* zu trinken, indem sie die gesellige Frühstückszeit auf eine Stunde verlängerten. So erfolgte die Hydrierung bereits früh am Tag, was wir in unserem Durstlöscher-Plan (siehe Kapitel 8) ebenfalls empfehlen.

Durch die pfiffige Strategie verringerten sich die Notarzteinsätze, und auch die Krankenhauseinweisungen gingen zurück.[15]

Wunderfrucht Quitte

Die Quitte, eine geradezu legendäre wasserspendende Frucht mit gelartigem Fruchtfleisch, wird auf der ganzen Welt angebaut und fand ihren Weg von ihren Ursprüngen in der Türkei über die Iberische Halbinsel im 14. Jahrhundert bis nach England und von dort schließlich in die Neue Welt. In Chile gaben die Frauen in traditionellen ländlichen Gegenden ihren pflegebedürftigen Eltern täglich süßen Quittenbrei, um sie zufriedenzustellen, während sie selbst sich um die Kinder kümmerten. Diesen Brei, zu länglichen Riegeln geformt, ließen sich die älteren Menschen im wahrsten Sinne des Wortes auf der Zunge zergehen; zudem legte man ihn Toten als letzte

Mahlzeit in den Mund, um ihnen den Übergang ins Jenseits zu erleichtern. Manchmal wurden darin auch kleine Holzstückchen eingearbeitet, in die wunderschöne Abschiedsworte oder Segenswünsche geschnitzt waren. Diese Tradition existiert in Varianten auch heute noch, und in argentinischen Hospizen reicht man den Sterbenden, die Probleme mit dem Trinken haben, Quittenmarmelade zur Hydrierung.

Wir sind von Menschen umgeben, die wir lieben – sorgen wir dafür, dass auch sie hydriert und gesund bleiben! Und wie Sie das anstellen können, verraten wir Ihnen in unserem Durstlöscher-Plan.

Kapitel 7

Anti-Aging, Haut und Schönheit

Ich werde Wasser malen – wunderschönes blaues Wasser.
– *Claude Monet*

Das Wort »Anti-Aging« gefällt uns nicht. Denn im Grunde ist Altern im Sinne von Reifen genau das, was wir wollen. Älter werden bedeutet, mehr und mehr man selbst zu werden. Dabei geht es um konstantes Wachstum und Entwicklung, die uns zu einer ganz neuen Weisheit führen und unsere Fähigkeit, mit dem Leben umzugehen, fördern. Im Laufe der Zeit sammeln sich naturgemäß Erfahrungen an, Lebensgeschichten, Schicksalsschläge und glückliche Ereignisse, und all dies ist Teil unserer Lebenserfahrung, unserer Lebensweisheit. Wir lernen, sie alle wertzuschätzen, was sie uns beigebracht haben und wie das geschah. Genau das bedeutet Altern, also sollten wir auch das Altern wertschätzen. Im Grunde geht es nicht ums *Anti*-Aging, sondern darum, *gut* zu altern. Und das können wir, indem wir verhindern, dass der Körper austrocknet.

Bisher ging es in diesem Buch genau darum: bis ins hohe Alter Vitalität, Energie, Aufgewecktheit und Elan zu bewahren. Denn eben diese verjüngende Wirkung hat eine gute Hydrierung auf den älter werdenden Körper! Erinnern wir uns an das Beispiel des Wässerns einer welkenden Pflanze. Die neue Wissenschaft der Hydrierung setzt Wasseraufnahme mit Energieaufnahme gleich. Wir haben

Ihnen die neuesten diesbezüglichen wissenschaftlichen Erkenntnisse in diesem Buch vorgestellt. Eine ausreichende Versorgung des Körpers mit Wasser ist der wirkungsvollste und beste Weg zu einer höheren *Lebenserwartung*, zu einem Älterwerden voller Schwung und Energie. Denn das wünschen wir uns doch: auch im Alter noch wach und im Vollbesitz unserer körperlichen und geistigen Kräfte zu sein. Und es ist das Wasser in unserem Körper, das diese Kräfte koordiniert.

Ohne dieses »innere Wasser« können auch die Schönheits- und Feuchtigkeitscremes, das Serum und die Kapseln wenig ausrichten. Diese Produkte sind sicherlich wirksam, doch der wichtigste Teil ihres Jobs besteht darin, das Wasser, das sich bereits im Körper befindet, dort zu halten. Jede Kosmetikerin weiß, dass Hydrierung und schöne Haut von innen kommen, und gute Kosmetikerinnen empfehlen ihren Kundinnen, mit der Hydrierung zu beginnen. So gehen auch Wasser und Weisheit Hand in Hand.

Hydrierung und Haut

Die Haut ist das größte Organ des Körpers. Sie schützt die anderen Organe vor Einflüssen von außen, und – in unserem Zusammenhang besonders wichtig – sie hält Wasser im Körper. Die meisten Menschen sehen ihre Haut als einen Schutzmantel des Körpers, doch umgekehrt besteht ihre wichtigste Aufgabe im Abtransport von Stoffen über die Poren. Der Körper entgiftet über die Haut. Und genau aus diesem Grund ist die Haut auch ein wichtiges Hydrierungsorgan: Sie hält Wasser im Körper und entsorgt den Müll. Das Ausschwemmen ist ebenso wichtig wie die Wasseraufnahme. Grob geschätzt verfügt die Haut über rund 160 Schweiß absondernde Poren pro Quadratzentimeter.

Schwitzen ist gesund und unterstützt die Haut beim Entgiftungsprozess. Im letzten Kapitel haben wir das Schwitzen beim Sport als

Kühlmechanismus des Körpers betrachtet; hier nehmen wir den Schweiß und seine therapeutische Wirkung unter die Lupe, nicht nur in Bezug auf die Hautgesundheit, sondern auch in Bezug auf die Hydrierung.

Schwitzen für die Schönheit

Schweiß wandelt Abfallstoffe im Körper von fett- bzw. lipidlöslichen Chemikalien in wasserlösliche Substanzen um, die er dann über die Poren in der Haut aus dem System entfernt. So spielt die Haut bei der Hydrierung eine genauso wichtige Rolle wie Faszien oder Blut- und Lymphfluss. Dr. Stephen Genuis von der University of Alberta hat Studien veröffentlicht, in denen es um Schweiß als Entgiftungssystem des Körpers geht. Schwitzen erleichtert den Abtransport von Schwermetallen wie Quecksilber, Blei und Kadmium sowie von Giftstoffen wie Bisphenol A und Phthalsäureester.[1] Darüber hinaus hat Schweiß möglicherweise antimikrobielle Eigenschaften, da sein pH-Wert vermutlich verhindert, dass sich Bakterien in den Poren ansiedeln und beispielsweise Akne verursachen. Zudem öffnet leichtes bis mäßiges Schwitzen die Poren und ermöglicht so das Ausschwemmen von verstopfendem Talg und Schmutz. Wichtig ist allerdings, die Haut unmittelbar nach dem Schwitzen zu reinigen, damit sie die ausgeleiteten Giftstoffe nicht reabsorbiert. Die Haut braucht unsere Aufmerksamkeit, und zwar sowohl von außen als auch von innen: Äußerliche und innerliche Hautpflege gehören untrennbar zusammen.

DR. DANAS FALLSTUDIE

IRENE

»Dr. Dana, ich muss an meinem ersten Tag an der Uni unbedingt gut aussehen!«

Die 18-jährige Irene war mit ihrer Mutter, ebenfalls eine Patientin von mir, zu einem Check-up in meiner Praxis erschienen. Die schulische Überfliegerin wollte im Herbst ihr Studium an einer Elitehochschule beginnen. Wie jeder andere Teenager auch machte sie sich Gedanken um ihr Aussehen, sie hatte mit Akne und Übergewicht zu kämpfen. Und so suchte sie sich Hilfe für den Start an der Uni. Möglicherweise hatte diese Sorge zu ihrem Reizdarmsyndrom beigetragen, denn sie klagte zusätzlich über Bauchschmerzen und wechselte ständig zwischen Verstopfung und Durchfall. Die Bauchschmerzen hatte sie allerdings schon länger – ihre Mom erzählte mir, dass sie bereits als Kind daran und als Baby an Koliken gelitten hatte.

Zuerst stellte ich ihr einige Fragen zu ihrer Ernährung.

»Ich bin Vegetarierin.« Als ich nachhakte, stellte sich heraus, dass sie viele Nudeln, Brot, Käse und Milchprodukte aß.

Da bekannt ist, dass Milchprodukte entzündliche Prozesse im Körper und Magenprobleme verursachen können, bat ich Irene, drei Wochen lang darauf zu verzichten. Ich gab ihr eine Liste mit Ersatzprodukten mit und empfahl ihr, die einfachen Kohlenhydrate, die sie bislang verzehrte, gegen Vollkornnahrungsmittel wie Quinoa oder Naturreis zu tauschen. Darüber hinaus empfahl ich ihr Fisch als ausgezeichneten Omega-3-Lieferanten, da ich einen Mangel an diesen Fettsäuren bei ihr vermutete. Hier sollten Bluttests für Klarheit sorgen. Zu meiner Freude war sie bereit, Fisch in ihre Ernährung aufzunehmen, wenn sie dadurch einen strahlenderen Teint bekäme. Ich gab ihr gleich einige Rezepte an die Hand, und sie erinnerte sich auch, dass sie früher gerne Garnelen und andere Meeresfrüchte gegessen hatte. Auch sie wollte Irene nun wieder auf den

Speiseplan setzen. Mit unserem Fünf-Tage-Durstlöscher-Plan entließ ich sie aus meiner Praxis.

Als sie zwei Wochen später wiederkam, war ihre Haut schon deutlich besser geworden, nicht ein Pickel war zu sehen. Auch ihre Verdauung hatte sich gebessert, und sie hatte keine Bauchschmerzen mehr. Irene war überglücklich, so gut auszusehen und sich so gut zu fühlen, nachdem es ihr so lange so schlecht gegangen war. Ihre Blutwerte waren alle in Ordnung, mit Ausnahme ihres Fettsäurenprofils. Sie hatte sehr niedrige Omega-3-Fettsäurenwerte, genau wie ich vermutet hatte, doch hatte sie wie versprochen Fisch in ihren Speiseplan aufgenommen, auch Lachs.

Wir waren sehr zufrieden mit diesen Ergebnissen, doch tauchte auch gleich eine Frage auf: Würde Irene an der Uni so fortfahren können? Wir sprachen lange darüber, wie sie das kommende Studienjahr managen könnte. Da sich Irene nun sehr um ihre Gesundheit kümmerte, nahm sie Kontakt mit dem Unterbringungsbüro der Uni auf und bat darum, einen Mixer und einen kleinen Kühlschrank in ihrem Zimmer aufstellen zu dürfen. Zudem erkundigte sie sich nach Bauernmärkten in der Nähe der Universität und nahm natürlich auch einen Ausdruck des Durstlöscher-Plans mit. Sie ist nach wie vor gesund und glücklich mit ihrer neuen Ernährung, ihre Haut strahlt, und sie bekommt auch heute nur die allerbesten Noten.

Eine kleine Geschichte der Sauna

Jede Kultur rund um den Erdball hat ihre eigene Schwitzstrategie zur Reinigung, Erneuerung und Verjüngung. Im alten Kleinasien entstanden die berühmten türkischen Dampfbäder, die alten Römer machten die Thermen zum Mittelpunkt des öffentlichen Lebens, und die Russen hatten ihre entspannende »banya«. In der traditionellen japanischen Medizin nehmen heiße Bäder und Schwitzen einen hohen Stellenwert im Gesundheitswesen und in der Schönheitspflege ein; der »Onsen«, die heiße Quelle, wird auch heute noch gern aufgesucht. Bei indigenen Kulturen war die Sauna ein unverzichtbarer Ort, an dem man sich versammelte, gesund erhielt und gemeinsame Rituale und Zeremonien pflegte. Dafür hatten die amerikanischen Ureinwohner beispielsweise ihre Schwitzhütten. Die Lenape auf der Manhattan-Insel bauten diese aus dem langlebigen Holz des Tulpenbaums, dessen Innenrinde unter Dampf ein heilendes Harz freigab. Zu den Schwitztraditionen der Inka gehörten mit Blumen angereicherte medizinische Bäder. Die meisten klinischen Studien zur gesundheitlich förderlichen Wirkung des Schwitzens liegen allerdings im Zusammenhang mit der berühmten finnischen Sauna vor. Dr. Rhonda Patrick, biomedizinische Forscherin und Gründerin der Webseite www.foundmyfitness.com, ist eine Expertin auf dem Gebiet der gesundheitlichen Vorteile des Saunierens; sie berichtete vor Kurzem, die positiven Wirkungen von Hitze auf unseren Körper kämen durch das Stimulieren der Hitzeschockproteine im Inneren der Zellen zustande.[2] Darüber hinaus ist bei Kulturen in nördlicheren Klimaregionen auch das eiskalte Abkühlen nach den heißen Saunagängen äußerst beliebt, da es den Körper an die winterlichen Gegebenheiten anpasst. Und wieder einmal wäre bewiesen, dass das Verlassen der Komfortzone unsere Zellen widerstandsfähiger macht.

Infrarotsaunas und Infrarotlicht

Zum Thema Hydrierung und Hautpflege ist schon viel geschrieben worden, und wir möchten der Diskussion gern noch die Erkenntnisse der neuen Wissenschaft vom Wasser hinzufügen.

So hat beispielsweise Infrarotlicht auf der Haut klinisch bewiesene hydrierende Wirkungen. Und das wäre auch kein Wunder, wenn Lichtwellen tatsächlich die Bildung von Gel-Wasser im Körper förderten. Wie bereits erwähnt, hat Dr. Pollack mit seiner Arbeit belegt, dass Infrarotlicht am meisten EZ-Wasser produziert. Je mehr Infrarot, desto mehr Gel-Wasser. Und das zeigt sich auch an der Haut. Die Verbesserungen im Hautbild durch die Bestrahlung mit einer simplen Rotlichtlampe waren sogar messbar: In einer im Jahr 2014 durchgeführten Studie behandelten Alexander Wunsch und sein Team Patienten mit Infrarotlicht, die daraufhin einen erheblich verbesserten Teint aufwiesen. Im Rahmen dieser deutschen Studie wurden Veränderungen sowohl auf als auch unter der Haut sowie mittels Ultraschall die Kollagendichte exakt gemessen. Dabei stellte sich heraus, dass sich nicht nur das Erscheinungsbild der Haut signifikant besserte, sondern auch das Kollagen in der Haut messbar anstieg. Zudem bestätigten die Wissenschaftler den Erfolg einer Hautverjüngungsbehandlung mittels Infrarot. Und all diese positiven Effekte stellen sich allein beim Sitzen unter einer handelsüblichen Rotlichtlampe ein.[3]

Für uns bedeutet das eine jünger aussehende Haut – allein mithilfe von Licht und Wasser. Da suchen wir nun schon so lange nach dem Jungbrunnen und haben ihn mit Wasser plus Licht schon längst an der Hand!

DR. DANAS FALLSTUDIE

DENISE

Denise, 45 Jahre alt und Yogalehrerin, ist ausgesprochen gesundheitsbewusst und ernährt sich mit einer wunderbaren pflanzenbasierten Kost. Sie kam wegen der Hashimoto-Thyreoiditis zu mir, einer Autoimmunerkrankung, die zu einer chronischen Entzündung der Schilddrüse führt und unter der Denise schon seit etwa Mitte 20 leidet. Allerdings hatte sie immer sorgsamst darauf geachtet, sich deswegen behandeln zu lassen, und so fühlte sie sich gesund und beschwerdefrei, als sie zu mir in die Praxis kam. Doch obwohl Denise nicht die typische Kandidatin für unseren Durstlöscher-Plan war, schlug ich ihn ihr vor, da ich vermutete, sie sei wie die meisten Menschen nicht optimal hydriert, und ich ihr zu noch besserer Gesundheit verhelfen wollte.

Nach ein paar Wochen schrieb sie mir eine Mail, um mich über ihr Befinden auf dem Laufenden zu halten. Sie konnte es nicht fassen, wie viel besser sie sich fühlte, seit sie sich nun auch optimal hydrierte: »Meine Haut strahlt regelrecht!« Allmählich war ihr klar geworden, dass sie tagsüber vermutlich zu wenig Wasser trank. »Wie unscheinbar die Hydrierung doch ist«, schrieb sie mir, »und doch haben schon ein paar minimale Anpassungen in meinem Lebensstil eine solche Wirkung!« Zum Schluss schrieb sie noch, ihre Yogastunden seien »der pure Wahnsinn«, seit sie ihren Körper optimal mit Wasser versorge – und natürlich gibt sie ihre Erkenntnisse großzügig an ihre Yogaschüler weiter. Eine wunderbare Möglichkeit, der Welt etwas zurückzugeben.

Schönheit und Schlaf

Schönheit und Schlaf gehören zusammen – den Begriff »Schönheitsschlaf« haben Sie sicherlich auch schon einmal gehört. Doch dank neuer Forschungsergebnisse wissen wir nun auch, warum das so ist: Es liegt an der Entgiftung. Dr. Maiken Nedergaard und ihre Kolleginnen und Kollegen vom University of Rochester Medical Center haben die Welt der Wissenschaft durch ihre Entdeckung eines ganzen Drainagesystems verblüfft, das sich in speziellen Hirnzellen verbirgt.[4] Es funktioniert ähnlich wie das Lymphsystem, transportiert Abfallstoffe aber ausschließlich aus dem Gehirn ab. Sie nennen es das glymphatische System. Dieses System ist nachts aktiv, während wir schlafen – quasi die körpereigene nächtliche Sanitärcrew –, und steigert die interne Flüssigkeitszirkulation um sage und schreibe *60 Prozent*. Es ist beinahe so, als ob das Gehirn, wenn es nicht mehr denken muss, diese Zeit nutzen würde, um ordentlich sauber zu machen. Nedergaard dazu: »Das Wissen darüber, wie und wann das Gehirn das glymphatische System aktiviert und Abfallstoffe beseitigt, ist der entscheidende erste Schritt der Bemühungen, es letztlich effektiver zu machen.« Und der ganze Flüssigkeitskreislauf hängt von einer ausreichenden Hydrierung ab. Wer hätte gedacht, dass Schlaf ebenfalls Teil der Hydrierung ist?

Massage – so alt wie die Menschheit

Massagetherapien sind so alt wie die Menschheit selbst, sogar Primaten benutzen sie. Und sie sind ausgesprochen vielfältig: Viele Kulturen auf der ganzen Welt praktizierten die Massage am Ende des Tages, entweder bei sich selbst oder bei anderen. Sie stellte eine Art Belohnung nach harter Arbeit dar. Wir sollten diese uralte Gesundheitspraxis unbedingt wieder aufgreifen.

Massagen hydrieren

Bei der Massage geht es in erster Linie darum, Flüssigkeiten im Körper zu bewegen. Dass beispielsweise das Blut dazugehört, wissen wir schon lange, doch durch die neuere Faszienforschung ist uns auch klar geworden, dass die Hydrierung des Körpers durch Massage ebenfalls gefördert wird. Denken Sie nur an Dr. Jean-Claude Guimberteau zurück, dessen in Kapitel 3 vorgestelltes Video so überzeugend demonstriert, wie sich Wassertropfen durch das Netzwerk der Faszien bewegen. Eine Massage pumpt Wasser durch Faszien, Blut und Lymphen und wirkt auf zahlreiche Körpersysteme gleichzeitig. Spezielle Massagen wie die Lymph- oder Gesichtsmassage transportieren Abfallstoffe schneller aus dem Körper.

Die Vorteile der Massage

Es ist empirisch belegt, dass Massagen eine therapeutische Wirkung haben – nicht zuletzt zeugen auch die sechs Milliarden US-Dollar davon, die in diesem Gewerbe in den USA jährlich umgesetzt werden. Wissenschaftlich belegt ist, dass sie die Immunfunktion bei Brustkrebspatienten fördern, das Memorial Sloan Kettering Cancer Center bietet sie begleitend zur Krebstherapie an. Dennoch gibt es wenige offizielle Studien zur Massagetherapie in medizinischen Fachzeitschriften.

Doch fragen Sie irgendeinen Menschen, der schon einmal in den Genuss einer Massage gekommen ist, und er wird Ihnen die wohltuende Wirkung bestätigen. Die Haut strahlt, Schmerzen lassen nach, Wut und Angst werden gemildert, die Energie kehrt zurück. Während einer Massage passiert in unserem Körper also eine ganze Menge. Abgesehen davon, dass Flüssigkeiten in Bewegung gebracht werden, werden auch die Kollagenproteine dazu angeregt, mehr zu produzieren, wir entspannen uns (der vielleicht offensichtlichste Effekt), Verspannungen werden gelockert, und vielleicht setzt sogar die Tiefenatmung ein.

Selbstmassage

Sie müssen allerdings nicht unbedingt die Hilfe eines professionellen Massagetherapeuten in Anspruch nehmen, denn auch die Selbstmassage funktioniert. Sie können selbst Druck anwenden, Flüssigkeiten in Bewegung bringen, Gewebe dehnen und die Zellfunktion stärken – all das trägt zur Erhaltung Ihrer Gesundheit bei. Wenn das nicht eine ganz neue Motivation ist, sich beim Fernsehen die Beine zu massieren! Außerdem zeigen Sie damit Ihrem Körper, dass Sie ihn wertschätzen. »Sie können sich endlich einmal Zeit für sich selbst nehmen«, so Masae Shimomoto, Massagetherapeutin bei Complete Wellness in New York City. Sie empfiehlt, die Selbstmassage mit einfachen Handgriffen an Fingern, Händen und Füßen zu beginnen. Variationen solcher Selbstmassagetechniken finden sich in ganz Asien, und alle sind sie uralt. Wir haben positive Rückmeldungen von Patienten, die auch viel öfter Selbstmassagen praktizieren. Eine auch im Arbeitsalltag sehr praktische Form der Selbstmassage ist das Massieren der eigenen Hände und Finger.

Bewegung als Selbstmassageform

Aus dem, was wir mittlerweile über Faszien und die Zellfunktion wissen, könnte man den Schluss ziehen, dass auch Bewegung eine Form der Selbst- oder *Zell*massage ist, sei es nun von außen mithilfe der Hände oder durch Dehnung. Dehnübungen bringen den Körper in einen ganz neuen Fluss und verbessern damit Hirnfunktion, Zellfunktion und Gesamtvitalität. Und was unterstützt uns dabei? Richtig: die Hydrierung!

Hautpflege – eine alte Tradition

Das Trockenbürsten hat als Hautpflegemethode eine sehr lange Tradition. Seit der Mensch den aufrechten Gang gelernt und die Hände frei hat, hat er sie dazu benutzt, die Haut mit Blättern, Blüten, zusammengebundenen Zweigen – quasi dem Vorläufer der Bürste –, Seetang, Sand, Lehm, kleinen Kieseln und Textilien abzureiben. Diese Technik kommt in allen Kulturen der Welt vor, und meist wird sie – zu Recht – mit Ritual und Erneuerung assoziiert. Dank neuester wissenschaftlicher Erkenntnisse wissen wir, dass diese Form der Massage auf vielen Ebenen wirksam ist: Sie regt das Wachstum des Hautkollagens an, entfernt alte Hautschuppen, legt neue Zellen frei, sorgt für Bewegung bei den Körperflüssigkeiten und beschleunigt den Abtransport von Stoffwechselabfallprodukten. Ein wunderbar geeigneter Zeitpunkt für eine Trockenbürstenmassage ist das Duschen – natürlich bevor Sie den Wasserhahn aufdrehen.

Gesichtsmassage

Wer glaubt, Massieren und Dehnen der Gesichtshaut würden dazu führen, dass sie schneller altert oder schlaffer wird, wird nun eines Besseren belehrt: Die Zellen brauchen Druck, um Kollagen – das Gerüst der Haut – zu produzieren. So kann eine Berührung buchstäblich erneuern. Die Technik der Gesichtsmassage ist uns aus sehr alten, faszinierenden Überlieferungen bekannt und zeigt erstaunliche Ergebnisse.

Tonya Zavasta, Autorin des Buchs *Beautiful on Raw* und Hautsowie Anti-Aging-Expertin, hat die alten russischen Traditionen der Gesichtsmassage und Hautpflege gewissermaßen neu aufgelegt und empfiehlt, die Trockenbürstenmassage auch im Gesicht anzuwenden, was vielen vielleicht neu sein wird. Allerdings sollte man dafür eine weichere Bürste als für die Ganzkörpermassage verwenden und in ganz kleinen Kreisen massieren.

In hinduistischen Traditionen wird das Gesicht nicht trockengebürstet, sondern mit wertvollen Ölen massiert und darüber hinaus mit Akupressur und Klopfen behandelt.

Die Tradition des Qigong, jene wunderschön fließenden Bewegungen, die zu mehr Ausdauer und einer höheren Lebenserwartung führen, zieht jeden Morgen große Gruppen älterer Menschen in Parks in ganz China. Weniger bekannt ist, dass diese Menschen oft auch Meister der Gesichtsmassage sind – sie wird quasi als natürliche Ausweitung der Ganzkörperbewegung betrachtet. Meist wird mit dem Handrücken dabei kräftig über Gesicht und Nacken gestrichen, und kaum ein Qigong-Praktizierender würde freiwillig auch nur einen Tag lang darauf verzichten.

Eine gute Haltung macht schön und ist gleichzeitig eine Art Mikromassage

Zu einer guten Haltung gehören Mikrobewegungen. Eine gute Haltung ist ein dynamischer Akt – nichts anderes als ein dynamisches Stehen (oder Sitzen) mit winzigen, konzentrierten und doch entspannten Bewegungen, wie eine Hängebrücke, die leicht im Wind schwankt. Haltung als Ausgleichskonzept zu sehen ist neu und verbindet sie mit unserem Konzept der Hydrierung, die durch ausgleichende Mikrobewegungen gefördert wird. Eine gute Haltung steigert nicht nur den Fluss in den Faszien und Blutgefäßen, sie öffnet auch die Lunge und ermöglicht so die Tiefenatmung, während sie gleichzeitig den gesamten Verdauungstrakt entlastet. Überprüfen Sie Ihre Haltung, insbesondere die der Wirbelsäule, mehrmals am Tag. Sitzen Sie nach vorn gebeugt, machen Sie sich dies bewusst, und steuern Sie mit Mikrobewegungen dagegen.

Dr. Daniel Fenster ist klinischer Leiter von Complete Wellness, seit über 30 Jahren Klinikarzt und Autor eines Buchs zum Thema Haltung, das demnächst erscheinen wird. Er sagt: »Jeder weiß, dass Haltung wichtig ist – das haben uns schon unsere Mütter eingebläut! Aber warum ist die Haltung wichtig? Und warum ist sie für die Hydrierung wichtig? Bei einer guten Haltung funktioniert alles im Körper besser. Die Muskeln sind entlastet und können ihre Aufgabe als Wasserspeicher besser wahrnehmen.« Er stimmt uns zu, dass das ganze moderne Am-Schreibtisch-Hocken und Am-Smartphone-Hängen uns dehydriert, weil es den Körper hinsichtlich der Haltung aus der Balance bringt.

Ein weiterer Haltungsexperte, Dr. Guy Voyer, Begründer der ELDOA-Methode der Faszientherapie, betont ebenfalls, wie wichtig eine gute Haltung der Wirbelsäule für die Hydrierung ist. Ohne diese gute Haltung, so Voyer, »büßt die Bandscheibe ihren Wassergehalt ein, dehydriert also, und damit gleichzeitig ihren hydrostatischen oder osmotischen Druck«. Anders ausgedrückt: Selbst wenn wir gut hydriert wären, ist es ohne osmotischen Druck nahezu unmöglich, die Flüssigkeit dorthin zu bekommen, wo sie gebraucht wird. Aus diesem Grund ist eine dynamische Haltung eine so außerordentlich wichtige Hydrierungsstrategie.

Umgekehrt ist es glücklicherweise auch möglich, die optimale Hydrierung mittels optimaler Haltung wiederzuerlangen. Dr. Adalbert I. Kapandji, ein namhafter orthopädischer Chirurg, dazu: »Jeder Zentimeter, den wir den Kopf weiter nach vorn halten, übt durch das Gewicht des Kopfs einen zusätzlichen Druck von fast zwei Kilo auf die Wirbelsäule aus.«[5] Der Kopf wird beim Nach-vorn-Beugen nicht nur schwerer, wir schränken dadurch auch den Fluss der Gelenkflüssigkeit zum Gehirn erheblich ein, was wiederum seine Funktion beeinträchtigt.

Haltung, Stressreduktion und Persönlichkeit

In ihrem millionenfach angeklickten TED-Talk »Your Body Language May Shape Who You Are« (»Ihre Körpersprache beeinflusst Ihre Persönlichkeit«) von 2012 veränderte die Sozialpsychologin Amy Cuddy mittels wissenschaftlicher Fakten unsere Einstellung zur Körperhaltung und machte uns bewusst, dass unsere Körperhaltung die Persönlichkeit beeinflusst. Sie wollte in einem Experiment herausfinden, ob sogenannte Powerhaltungen, also Haltungen, die Selbstbewusstsein signalisieren, den Stresshormonspiegel senken. Dafür hatte sie den Speichel von Probanden untersucht, die zwei Minuten lang eine Haltung einnahmen, die Selbstbewusstsein ausstrahlte (sogenannte High-Power-Posen). Anschließend wurde unter anderem den Kortisolspiegel gemessen. Das Ergebnis: In diesen zwei Minuten war der Kortisolspiegel um 15 bis 25 Prozent gesunken. So kann allein die Haltung chemische Veränderungen im Körper hervorrufen, die das Gehirn in einen positiven und entspannteren Zustand versetzen.[6]

Damit wird die Haltung auf vielen Ebenen Teil der Hydrierungsstrategie. Mit der folgenden kleinen Übung können Sie Ihre Kopfhaltung verbessern: Stellen Sie sich Ihren Kopf als einen Ballon vor, der an einem Stöckchen befestigt ist und sich relativ frei bewegen kann. Dadurch sollte sich Ihre Haltung bereits verbessern. Positiv für eine gute Haltung des Oberkörpers ist es auch, den Raum zwischen Becken und Rippen zu vergrößern – und das verschafft Ihnen ganz nebenbei auch noch eine schlankere Taille.

Aus anthropologischer Sicht beinhaltet unsere Wahrnehmung von Schönheit auch die Art, wie wir stehen, wie wir uns halten. Auf der ganzen Welt werden Frauen und Männer, die sich aufrecht halten, als attraktiver angesehen und als potenzielle Führungspersönlichkeiten betrachtet.

Der schnellste Weg zu einer besseren Haltung ist die sogenannte Egoscue-Methode, die Pete Egoscue in den 1970er-Jahren entwickelt hat. Sie umfasst ein gründliches, aber sehr kurzes Übungsprogramm, das die Wahrnehmung bezüglich unserer Haltung schärft. Wir halten die Methode auch deshalb für sehr gut, weil sie den Zusammenhang zwischen Hydrierung und Abfallentsorgung über das Lymphsystem berücksichtigt – und unseres Wissens die einzige Methode ist, bei der man seine Haltung verbessern kann, indem man sich auf den Rücken und die Füße auf einen Stuhl legt. Das ist die Art von Sport, die uns gefällt! Sie können die Übungen auch abends im Bett beim Lesen durchführen, wenn Sie statt eines Stuhls Kissen verwenden. Und wenn Sie schon dabei sind: Kombinieren Sie sie doch gleich mit ein paar Mikrobewegungen.

Haltung ist wandelnde Mikrobewegung

Jetzt, da Sie aufrecht stehen können – wie sieht es da mit dem Gehen aus? Das Gehen ist eine der besten Möglichkeiten, um zu einer guten Körperhaltung zu gelangen. Das Gehen in aufrechter Haltung ist eine dynamische Tätigkeit, ein fortlaufender Prozess, keine einmalige, verkrampfte Angelegenheit. Auch Teresa Tapp, Gründerin von T-Tapp und Autorin von *Fit and Fabulous in Fifteen Minutes*, hat eine gute und schnelle Möglichkeit zur Haltungsverbesserung gefunden. Schon früh hat sie erkannt, dass kleine Bewegungen zehnmal effektiver sind als große. Außerdem hat sie festgestellt, dass unsere Herangehensweise an eine gute Haltung falsch ist. »Streckt bitte nicht die Brust raus«, bittet sie inständig. »Hebt eure Rippen, und ihr werdet sofort spüren, wie sich eure Rückenmuskulatur an der Bewegung beteiligt.« Und genau diese Rückenmuskeln stützen die Wirbelsäule beim Gehen.

Mary Bond, die Autorin von *The New Rules of Posture: How to Sit, Stand, and Move in the Modern World*, verbindet Haltung zusätzlich mit verbesserten kognitiven Fähigkeiten, mehr Wachheit und einer gesteigerten Konzentrationsfähigkeit. Da diese Art der dynamischen guten Haltung Abfallstoffe auf natürliche Weise aus dem Körper transportiert, beeinflusst sie fast zwangsläufig auch unser Denkvermögen positiv.

300 Bewegungen

Esther Gokhale ist durch ihre Untersuchungen zur Körperhaltung von einem anthropologischen Standpunkt aus bekannt. Sie hat sich Traditionen auf der ganzen Welt angesehen und besonders die Art, wie Babys ihren Körper ausbalancieren, unter die Lupe genommen. Anatomisch gesehen, sind wir zu über 300 verschiedenen Bewegungen imstande – und nutzen in unserer modernen Welt als Erwachsene gerade einmal 30 davon! Das überrascht nicht nur, das tut auch weh. Vor allem im unteren Rücken. In Gokhales Buch *Nie wieder Rücken-*

schmerzen: Dauerhafte Besserung in 8 Schritten widmet sich die Autorin unserem modernen eingeschränkten Bewegungsradius und versucht, den Opfern, die Schreibtisch, Auto und allgemeiner Bewegungsmangel uns abverlangen, entgegenzuwirken.

Meditation hydriert

Dr. Roger Jahnke, Gründer des Institute of Integral Qigong and Tai Chi sowie Autor des einflussreichen Buchs *The Healer Within*, ist unermüdlich in seinem Engagement, östliche Heilmethoden und Stressbewältigungsstrategien im westlichen Kulturkreis zu etablieren. Er spricht von uralten asiatischen Techniken, die die Stresssignale unterbrechen, eben jene neurochemischen Stressbotenstoffe und -hormone, die uns dehydrieren. Wenn wir uns Tag für Tag viele Male daran erinnern, Stress und Anspannung loszulassen, verändert dies durch die Wirkung auf die Neurotransmitter unsere Biochemie. Warten Sie nicht bis zum Abend oder zum Wochenende, um sich zu entspannen, sondern praktizieren Sie die Mikromeditationen auf dieselbe Art und Weise, wenn nicht sogar zur selben Zeit wie die Mikrobewegungen. Kinn- oder Kopfkreise eignen sich wunderbar, um in eine kurze Meditation zu gelangen. Wenn Sie mehrmals täglich bewusst Stress und Anspannung abwerfen, werden Sie sich auch körperlich leichter fühlen. Hier und da ein wenig abzuschalten und dabei vielleicht etwas zu trinken ist eine ausgesprochen sinnvolle Strategie.

Wir leben in einer sehr stressreichen Gesellschaft – keiner entkommt dem zunehmendem Verkehr, den Staus, den wahnwitzigen Deadlines, den Unterbrechungen, den Online-Passwörtern und anderen Ärgernissen des modernen Lebens. Wenn wir gestresst sind, steigt der Spiegel unserer Stresshormone wie beispielsweise Kortisol. Und die befinden sich in allen Körperflüssigkeiten und können im Blut und im Speichel gemessen werden. Mit der Zeit schaden diese Hormone unserem Körper, die Folgen können Bluthochdruck, unerwünschte Gewichtszunahme und eine beeinträchtigte Immunfunktion sein. Doch Sie können etwas dagegen tun: Verdünnen Sie die Hormonkonzentration, indem Sie sich ausreichend hydrieren. Denken Sie daran: Molekular gesehen bestehen Sie zu 99 Prozent aus Wasser, nutzen Sie es. Die Meditation hilft Ihnen dabei. Im Folgenden finden Sie eine Meditation, die sich zur Stressbewältigung bestens bewährt hat.

Versinken

Zurück zu Dr. Roger Jahnke, dem außergewöhnlichen Visionär, der östliche und westliche Heilmethoden miteinander verschmelzen wollte. Darüber hinaus ist er führend auf dem Gebiet, Antistresstechniken in Krankenhäusern und Gemeindezentren rund um den Globus zu verankern. In seinem Buch *The Healer Within* kombiniert er Meditation mit Bewegung. Wir möchten Ihnen eine Abwandlung von Dr. Jahnkes »Remembering Breath«-Meditation vorstellen, der wir am Schluss noch Wasser hinzugefügt haben, damit sie auch hydriert.

Sie sitzen oder stehen und richten sich dabei möglichst vollständig auf. Allerdings sollten Sie sich in der Haltung noch wohlfühlen. Der Kopf ist gerade, das Kinn gerade so viel »eingezogen«, dass Sie die volle Aufrichtung Ihrer Wirbelsäule spüren, den Punkt, an dem sie an Ihrem Hinterkopf endet. Stellen Sie sich vor, jemand hätte am Scheitelpunkt Ihres Kopfes einen Faden angebracht und zöge daran. Atmen Sie nun tief ein – das gelingt Ihnen jetzt viel besser, da Ihr Brustkorb geweitet ist. Schließen Sie die Augen, und stellen Sie sich vor, Sie stünden in einem Teich, einem See oder im Meer, wo Ihnen das Wasser bis zur Brust oder den Schultern reicht. Und während Sie diesen einzelnen Atemzug tun, stellen Sie sich vor, wie Sie ganz langsam unter die Wasseroberfläche gleiten. Die Welt um Sie herum verschwindet, während Sie immer tiefer sinken, es gibt nur noch Sie, Ihren Atem und kühle Stille. Sie können ausatmen, wann immer und wie immer Sie wollen.

Sie können die Meditation nach diesem einen Atemzug beenden oder sie länger durchführen. Sie können das »Verschwinden« im Laufe des Tages immer wieder praktizieren, beispielsweise beim Übergang von einer Aufgabe zur nächsten. Doch schon eine einzelne Sequenz hält das Sorgen- und Gedankenkarussell an und gönnt Ihrem vegetativen Nervensystem einen Neustart. Es ist ganz großartig, was ein einziger Atemzug alles bewirken kann. Vielleicht wollen Sie, wie gesagt, aber auch länger »dort unten« bleiben. Denken Sie immer daran: Die Tiefenatmung versorgt Ihre Lunge mit köstlicher Feuchtigkeit.

Schönheitswasser

Sie haben immer eine Wasserflasche dabei, wenn Sie unterwegs sind? Ausgezeichnet! Wir sorgen nun dafür, dass dieses Wasser Sie noch mehr hydriert. Schönheitswasserrezepte sollten einfach sein und keinen Mixer benötigen, während sie Ihnen gleichzeitig mehr Gel-Wasser bescheren. Dabei helfen Ihnen Pflanzen, und zwar jede beliebige Pflanze. Wenn Sie dem Wasser Beeren, Zitrusfrüchte, Gurken, Kräuterzweige oder andere Aromen hinzufügen, erleichtert das die optimale Hydrierung.

Probieren Sie zunächst jeden Zusatz einzeln aus, um herauszufinden, was Ihnen schmeckt; danach können Sie die Aromen auch miteinander kombinieren. Lassen Sie Ihrer Experimentierfreude dabei freien Lauf. Fügen Sie eine der folgenden Zutaten einem halben Liter Wasser zu und rühren Sie gut um.

- ½ TL Granatapfelpulver oder 1 TL flüssiges Granatapfelkonzentrat
- 1 TL Rosenblütenmarmelade
- 1 TL Honig + 1 Zweig Basilikum, Rosmarin oder Thymian
- 10 Gojibeeren
- 10 Heidelbeeren, Himbeeren oder andere Beeren, frisch oder TK
- 1 Spritzer Aceto balsamico in Wasser mit Beeren
- ½ TL gemahlene Kurkuma + 1 TL Ahornsirup
- Etwa 2 cm Ingwerwurzel, je nach Geschmack, geschält und in Würfel geschnitten
- ½ TL Rote-Bete-Pulver

Granatapfel-Schönheitswasser

Granatäpfel stecken voller mächtiger Antioxidanzien, Vitamine und Mineralstoffe. Außerdem sind die antientzündliche Wirkung des Kernöls sowie seine Fähigkeit, die Kollagenproduktion in der Haut anzukurbeln, erwiesen.[7]

2 EL Granatapfelkerne
⅛ TL grobes Meersalz
840 ml gefiltertes Wasser oder Quellwasser

Die Granatapfelkerne in einem weiten Einmachglas mit 1 Liter Fassungsvermögen mit dem Stiel eines Holzkochlöffels grob zerstoßen. Salz und Wasser hinzufügen. Das Granatapfel-Schönheitswasser kann gekühlt oder bei Zimmertemperatur genossen werden. Die Kerne müssen nicht abgegossen werden.

Keine noch so gute Schönheitscreme kann die Hydrierung von innen ersetzen. Im nächsten Kapitel stellen wir Ihnen unseren Durstlöscher-Plan vor; damit sehen Sie nicht nur gut und vital aus, er erhöht auch Ihre Lebensqualität und Lebenserwartung.

Kapitel 8

Der Durstlöscher-Plan

Tun Sie unter allen Umständen immer Ihr Bestes,
damit vermeiden Sie Selbstkritik, Selbstzerstörung und Reue.
– Don Miguel Ruiz

Ausreichende Wasserversorgung ist das Beste, das Sie für Ihre Gesundheit und Ihr Wohlbefinden tun können, denn aus molekularer Sicht besteht der menschliche Körper zu 99 Prozent aus Wasser. Sie möchten sich bei der Arbeit wieder besser konzentrieren? Den ganzen Tag energiegeladen fühlen, ohne in das gefürchtete nachmittägliche Tief zu fallen? Auch *nach* der Arbeit noch etwas unternehmen und nicht schon im Sessel vor dem Fernseher einschlafen?

Unser Durstlöscher-Plan wird Sie mit seinen einfachen Anleitungen zum klugen Trinken auf eine ganz neue Ebene der Hydrierung, Heilung und Energie heben. Erinnern Sie sich noch an die drei Grundprinzipien der Hydrierung, die wir Ihnen in den vorangegangenen Kapiteln vorgestellt haben?

1. **Wasseraufnahme:** Es reicht nicht, Wasser zu trinken, es muss auch bis zur Zellebene vordringen. Dort erzeugt es Energie und wird nicht nur einfach durch den Körper hindurchgeschleust.
2. **Wasser aus Nahrungsmitteln:** Der Verzehr von wasserreichen Lebensmitteln fördert die Tiefenhydrierung. So

versorgen Smoothies auf Pflanzenbasis beispielsweise Ihren Körper weit besser mit Wasser als dieselbe Menge Wasser aus der Flasche. Darüber hinaus liefern sie Ihnen auch noch jede Menge wertvolle Nährstoffe.

3. **Bewegung:** Wir zeigen Ihnen simple und doch ungeheuer wichtige Mikrobewegungen, die das Wasser in Ihrem Körper dorthin transportieren, wo es gebraucht wird, beispielsweise zum Nacken und zu den Gelenken. So bleiben Sie beweglich und schmerzfrei.

Wie können Sie sich den ganzen Tag über besser hydrieren? Das ist ganz einfach:

1. Trinken Sie einen »klugen Smoothie«. Er enthält mehr »tiefenwirksames« Wasser als Wasser aus der Flasche.
2. Trinken Sie tagsüber zu bestimmten Zeitpunkten ein Glas Wasser.
3. Wirken Sie dehydrierenden Lebensmitteln mit wasserreichen Nahrungsmitteln entgegen.

Unser Fünf-Tage-Durstlöscher-Plan soll Ihre Hydrierung optimieren – es ist kein Plan zum Abnehmen, obwohl Sie wahrscheinlich Gewicht verlieren werden. Es geht uns dabei auch nicht ums Kalorienzählen, sondern darum, Ihren Körper in Zukunft optimal mit Wasser zu versorgen. Sie bekommen alles, was er braucht, um optimal zu funktionieren. Sie werden sich besser fühlen, besser schlafen, sich besser bewegen und sogar besser altern. Ihre kognitiven Fähigkeiten sowie Ihre körperliche Leistung werden sich erhöhen, Hautbild, Verdauung und Beweglichkeit werden sich verbessern. Und wie gesagt: Seien Sie bitte nicht überrascht, wenn Sie ganz nebenbei auch noch ein paar Pfunde verlieren. Doch die Zahl auf der Waage ist längst nicht so wichtig wie Ihr Wohlbefinden. Der Fünf-Tage-Durstlöscher-Plan zeigt Ihnen, wo Sie beginnen können; halten Sie sich dauerhaft daran, werden Sie damit auf jeden Fall auch Ihr Gewicht halten oder verringern und Ihre Gesundheit insgesamt stärken. Um Ihnen die Umstellung zu erleichtern, müssen Sie nur einige wenige kleine Veränderungen vornehmen. Sie sollen längerfristig Bewegung in Ihren Energiehaushalt und in Ihre Gesundheit bringen.

Warum gerade fünf Tage? Dies ist die Zeitspanne einer normalen Arbeitswoche, und so können Sie den Plan besser in Ihren Alltag integrieren. Außerdem werden Sie nach fünf Tagen einen deutlichen Unterschied bemerken. Und wer erst einmal Ergebnisse sieht, wird sich vom Durstlöscher-Plan so schnell nicht wieder verabschieden wollen. Und falls doch – das geht allen hin und wieder so –, wissen Sie schon, wie Sie wieder in die Spur finden können: Sie beginnen einfach noch einmal von vorn.

Im Folgenden finden Sie Anweisungen und Rezepte sowie Tipps, die Sie in den darauffolgenden fünf Tagen in komplettes Neuland führen und Ihr Leben erleichtern werden. Wasser ist Treibstoff, und wir zeigen Ihnen, wie Sie so auftanken können, dass Ihnen fortan mehr Energie und Konzentration zur Verfügung stehen. Wir liefern Ihnen ein bis zwei Smoothie-Rezepte pro Tag, empfehlen optimale Trinkzeiten, stellen unser Mikrobewegungsprogramm vor und geben darüber hinaus noch Beispiele für gesunde und wasserreiche Mahlzeiten. Und das war's dann auch schon – mehr müssen Sie nicht tun.

Außerdem macht unser Fünf-Tage-Durstlöscher-Plan Ihre Geschmacksknospen glücklich, denn sie bekommen jeden Tag eine neue Zutat zum Erkunden. Falls Ihnen bei unserem Plan einmal langweilig werden sollte, können Sie jederzeit auf das zweite Rezept zurückgreifen. Sie haben die Wahl: Entweder machen Sie es sich einfach und bleiben beim Rezept des Tages, oder Sie probieren ein neues von einem der anderen Tage aus. Alle Rezepte garantieren optimale Hydrierung, Sie können sie auch ganz nach Lust und Laune umstellen und miteinander kombinieren.

Ein ungeheuer großer Vorteil unseres Plans ist die sanfte Umstellung. Denken Sie immer daran: Eine gute Hydrierung bildet die Basis der Homöostase, des Gleichgewichts im Körper, und genau dieses Ziel verfolgen wir mit unserem Plan: Wir kalibrieren den Wasserhaushalt in Ihrem Körper neu. Dabei müssen wir nicht einmal vor möglichen Kopfschmerzen, Entgiftungsreaktionen, Hautausschlägen, Verstopfung oder Hungergefühlen warnen, die sich zu Beginn vielleicht einstellen könnten – eine optimale Hydrierung hat keinerlei unerwünschte Nebenwirkungen, sie tut Ihnen einfach nur gut. Sie werden es an Ihrer neu gewonnenen Lebenskraft merken.

Smoothies retten den Tag

Das Herz unseres Programms sind die köstlichen Smoothies. Wenn es nur eines gibt, woran Sie sich halten sollten, um die Wasserversorgung Ihres Körpers zu verbessern, dann integrieren Sie den Smoothie fortan in Ihren täglichen Speiseplan. Das allein leistet Ihrem Körper schon hervorragende Dienste, denn Smoothies liefern ihm nicht nur die richtige Art von Wasser, sie besitzen obendrein noch eine hohe Nähr- und Ballaststoffdichte. Wir stellen Ihnen zwar eine Vielzahl köstlicher Smoothie-Rezepte zur Verfügung, doch selbstverständlich steht es Ihnen frei, selbst zu experimentieren. Lassen Sie Ihrer Fantasie freien Lauf! Zudem bieten wir Ihnen Ideen für gesunde Mahlzeiten, die Sie abgesehen vom Glas Wasser zusätzlich gewissermaßen über den Teller hydrieren. Und wenn Sie dann Wasser sowohl getrunken als auch gegessen haben, zeigen wir Ihnen, wie Sie es mit einfachen, aber effektiven Mikrobewegungen und Atemtechniken bis ins Gewebe hinein transportieren können. So kombiniert unser Durstlöscher-Plan mehrere Strategien: Hydrierung, Ernährung, Bewegung und die Steigerung des Wohlbefindens über die Körper-Geist-Achse.

Warum haben wir ausgerechnet Smoothies zum Grundpfeiler

unseres Durstlöscher-Plans gemacht? Smoothies sind die perfekte Kombination von Ernährung und Hydrierung. Zum einen liefern sie in Pflanzen eingeschlossenes Wasser, zum anderen hat Dr. Joel Fuhrman, Vorsitzender der Nutritional Research Foundation, herausgefunden, dass beim Kauen von Nahrung nur rund 35 Prozent der enthaltenen Nährstoffe freigesetzt werden, während diese Nährstoffe beim Mixen bis zu *90 Prozent* bioverfügbar gemacht werden. Mit anderen Worten: Der Körper kann Nährstoffe in Smoothies leichter aufnehmen.

Wie wäre es, wenn Sie Ihre Nährstoffaufnahme ohne kostspielige Nahrungsergänzungsmittel steigern könnten bzw. ohne zusätzlich ungeheuer viel essen zu müssen? Und wenn Sie dadurch gleichzeitig die Wasserversorgung Ihres Körpers verbessern könnten? Heutzutage kauen wir ja noch nicht einmal mehr richtig, die meiste Zeit über schlingen wir das Essen hinunter. Selbst wenn Sie einen tollen Biosalat essen, spalten Sie die Nahrungspartikel nicht so gründlich auf, dass Sie alle enthaltenen Nährstoffe aufnehmen könnten – es sei denn, Sie kauen jeden Bissen so lange, bis er sich vollständig verflüssigt hat. Man kann es auch so formulieren: Mehr als die Hälfte des Nährstoffgehalts Ihres teuren Salats wandert gewissermaßen in die Tonne. Hier aber die gute Nachricht: Der Mixer nimmt uns das beschwerliche Kauen ab! Und wenn Sie die ersten Schlucke des Smoothies ein paar Sekunden auf der Zunge behalten, bevor Sie sie in den Magen befördern, kurbeln Sie mithilfe der im Speichel enthaltenen körpereigenen Verdauungsenzyme die Nährstoffaufnahme so richtig an.

Smoothies stecken auch voller Ballaststoffe, die die Passage der Nahrung im Verdauungstrakt verzögern und durch die längere Verweildauer für eine gründlichere Aufnahme von Wasser und Nährstoffen sorgen. Dies ist auch eine unserer wichtigsten Erkenntnisse: Wer zu rasch zu viel Wasser aus Flaschen trinkt, überschwemmt den Körper geradezu damit; aufgenommen wird es vom Organismus nur, wenn er genug Ballaststoffe aus der Nahrung bezieht. Ein Zuviel an Wasser kann im Gegenteil genau die wichtigen Elektrolyte und Nährstoffe ausschwemmen, die sonst verstoffwechselt werden und eine vollständige Hydrierung erst zustande bringen. Außerdem sparen Sie sich durch eine ausreichende Wasserabsorption allzu häufige Toilettenbesuche. Smoothies verlangsamen die Passage der aufgenommenen Flüssigkeit, damit Ihr Körper genügend Zeit hat, das Wasser in die Zellen zu transportieren, und es nicht gleich wieder über den Urin ausscheidet. Zudem wirken Smoothies der gefürchteten Verstopfung entgegen, da der Nahrungsbrei ja bereits flüssig ist.

DR. DANAS FALLSTUDIE

DANIELLE

Vor einigen Jahren, sie war damals 49, kam Danielle das erste Mal wegen ihrer Gewichtszunahme in den Wechseljahren und Erschöpfung zu mir. Sie nahm dieselben zweieinhalb Kilo immer wieder zu und ab. »Wie bei einem Jo-Jo: Jedes Mal, wenn ich denke, jetzt habe ich es geschafft, steige ich auf die Waage – und bin wieder maßlos enttäuscht.« Zusätzlich wurde die Angelegenheit dadurch verkompliziert, dass sich Danielle im prädiabetischen Stadium befand und eine äußerst träge Schilddrüse hatte. Ich verschrieb ihr ein Schilddrüsenmedikament, die Hormonersatztherapie und ein Blutzuckermedikament. Damit kam sie gut zurecht, sie nahm schließlich auch die zweieinhalb Kilo ab, die sie so geärgert hatten. Vor Kurzem erschien sie zu einem Check-up; die Pfunde waren immer noch weg, doch nun klagte sie über eine leichte Verstopfung. Sie hatte gerade eine Trenddiät, »Whole 30«, gemacht, bei der nur Vollwertkost und kein Getreide erlaubt waren.

Etwa zu der Zeit bat ich einige meiner Patienten, an einer frühen, informellen Studie zum Fünf-Tage-Durstlöscher-Plan teilzunehmen. Danielle war mit an Bord, doch danach hörte ich nichts mehr von ihr – bis zu dem Tag, an dem wir das Manuskript des Buchs beim Verlag ablieferten.

Es war auch Ginas Geburtstag, und so beschloss sie, sowohl ihn als auch die Manuskriptabgabe mit einem Glas Wein allein in einer Bar zu feiern, bevor sie sich mit ihrer Familie zum Abendessen traf. In der Bar setzte sich eine Frau neben sie, und die beiden begannen zu plaudern. Als das Gespräch auf das Thema Medizin kam, erzählte die Frau Gina, sie habe eine wunderbare, ganzheitlich arbeitende Ärztin. Und diese Ärztin schreibe im Augenblick ein Buch über Hydrierung. Gina fiel der Unterkiefer herunter. Ungläubig fragte sie nach: »Heißt Ihre Ärztin zufällig Dr. Dana Cohen?«

»Ja, genau! Kennen Sie sie?«, antwortete die Frau, die sich als Danielle herausstellte.

»Könnte man sagen … Wir schreiben das Buch gemeinsam.«

»Oh, mein Gott! Ich habe das Programm durchgeführt und fühle mich fantastisch!«

Wie groß ist die Wahrscheinlichkeit einer solchen Begegnung? Danielle war eine der Ersten, die das Programm ausprobiert haben, und traf Gina zufällig exakt an dem Tag, an dem wir die Arbeit an dem Buch beendet hatten.

Da Danielle ein schlechtes Gewissen plagte, weil sie sich nicht mehr bei mir gemeldet hatte, rief sie in der darauffolgenden Woche bei mir an. Sie erzählte mir, dass sie den ganzen Sommer über an Kopfschmerzen gelitten hatte, die bereits am zweiten Tag des Programms vollständig verschwunden waren. Sie fühlte sich außerdem energiegeladener und bei der Arbeit wacher und konzentrierter. Am vierten Tag waren darüber hinaus die Tränensäcke unter ihren Augen deutlich kleiner geworden.

Danielle folgt nach wie vor der Whole-30-Diät, hat in ihren Speiseplan aber mehr wasserreiches Obst und Gemüse eingebaut. Und sie liebt es, ihren Tag mit Mikrobewegungen zu beginnen.

Wenn Sie unser Smoothie-Grundrezept ausprobiert haben, werden Sie früher oder später neue Zutaten entdecken und mit Ihren eigenen Kreationen experimentieren wollen. Behalten Sie dabei immer das schlichte Prinzip im Kopf, dass Blattgemüse zu 98 Prozent aus Wasser besteht und voller Nährstoffe steckt. Das wird Sie dazu motivieren, eigene Smoothie-Variationen mit Blattgemüse zu erschaffen, Variationen, die Ihren persönlichen Vorlieben und Einkaufsmöglichkeiten entgegenkommen. So wird die Smoothie-Kost noch köstlicher, aromatischer und abwechslungsreicher.

Sie werden auch sonst Ihre Vorlieben entdecken, etwa ob Sie den Smoothie dünn oder lieber etwas dickflüssiger mögen. Durchs Ausprobieren lernen Sie verschiedene Kombinationen und Konsistenzen kennen und werden auch sonst Ihre eigenen Erfahrungen machen und beispielsweise merken, dass ein Smoothie, der eine Minute lang im Mixer zubereitet wurde, anders schmeckt als einer, der zwei Minuten lang gemixt wurde. Außerdem brauchen die verschiedenen Mixermarken unterschiedlich lange, bis der Smoothie die Konsistenz hat, die Sie am liebsten mögen.

Wir glauben nicht, dass der Weg zum Smoothie-Glück über strenge Vorschriften führt. Stellen Sie sich das Ganze eher wie einen Kompass vor, bei dem schon die kleinste Veränderung der Nadel Sie in eine völlig neue Richtung führt. Wir bitten Sie lediglich darum, es fünf Tage lang auszuprobieren – dann sind Sie bereits auf dem besten Wege, optimal, bis tief in die Zellen hinein hydriert zu werden. Und in diesen fünf Tagen werden Sie sich obendrein energiegeladener, leichter und beweglicher fühlen, Sie werden besser gestimmt sein und sich besser konzentrieren können. Obwohl unser Plan nur fünf Tage vorsieht, sind wir davon überzeugt, dass Sie die Techniken anschließend ein Leben lang beibehalten wollen. Dann haben Sie alles an der Hand, was Sie brauchen, um den Plan auf Ihre sich stets verändernden Bedürfnisse maßzuschneidern und die Details laufend zu verfeinern.

Wer sie einmal begonnen hat, wird die Hydrierung immer weiter fortsetzen wollen. Unser Durstlöscher-Plan ist gewissermaßen der Kickstarter für Ihre Gesundheit, doch Sie werden ihn auch nach den ersten fünf Tagen nicht mehr missen wollen.

Ältere Menschen und Smoothies

Von Ginas Bemühungen, der chronischen Dehydrierung ihrer Mutter entgegenzuwirken, haben wir bereits im Vorwort berichtet. Als sehr wirkungsvoll haben sich gemahlene Chiasamen erwiesen, die Gina mit dem morgendlichen Orangensaft ihrer Mutter vermischt hat. Damit hatten sich auch die häufigen Harnweginfekte der älteren Dame erledigt. Warum aber die Samen mahlen? Dadurch wird die Oberfläche der Samen vergrößert, was wiederum mehr Gel-Wasser freisetzt, zudem reizt das Pulver den Verdauungstrakt nicht. Diejenigen, die sich beim Thema Samen Sorgen wegen einer eventuellen Divertikulitis – einer Entzündung in den Ausstülpungen der Dickdarmschleimhaut, die bei älteren Menschen häufiger vorkommt – machen, seien beruhigt: Da die Samen eben gemahlen sind, können sie sich auch nicht in den Schleimhauttaschen festsetzen. Wir hoffen besonders, dass wir gerade älteren Menschen mit unserem Durstlöscher-Programm helfen können, auch wenn für sie vielleicht nur ein kleiner Teil praktisch umsetzbar ist. Sollte die Zubereitung von Smoothies beispielsweise nicht möglich sein, können Sie auch auf Obst und Gemüse in Pulverform setzen und die gemahlenen Chiasamen unterrühren. Entsprechende Nahrungsergänzungsmittel in Pulverform können Sie über das Internet bestellen. Oder Sie fügen die Samen einem Glas Saft zu, wie Gina es bei ihrer Mutter getan hat. Nur weil man älter ist, bedeutet das noch lange nicht, dass man auch dehydriert sein muss.[1] Und unser Plan eignet sich *gerade* für ältere Menschen: Durch das pflanzliche Material und den entsprechend hohen Ballaststoffgehalt kommt es weniger häufig zu Verstopfungen, und wertvolle Vitamine und Mineralstoffe erhalten die geistige Wachheit, um nur einige der vielen Vorteile zu nennen. Einfache, sanfte Mikrobewegungen fördern die Beweglichkeit und das Gleichgewichtsgefühl, selbst dann, wenn der Betreffende an den Rollstuhl oder das Bett gefesselt ist.

Pipimachen ist wichtig

Beim Thema Hydrierung geht es wie gesagt nicht nur um die Zufuhr, sondern auch um die Ausscheidung. Bei unserem Durstlöscher-Plan versorgen Sie Ihren Körper den ganzen Tag über mit ausreichend Wasser. Deshalb müssen Sie vielleicht auch häufiger die Toilette aufsuchen. Und hier die gute Nachricht: Das ist ganz und gar nicht schlecht! Normalerweise sollte der Mensch etwa alle zwei bis drei Stunden Urin ausscheiden – das Anzeichen dafür, dass er gut hydriert ist. Mit dem Urin werden Abfallprodukte schneller abtransportiert, und außerdem kommen Sie in Bewegung. Ja, auch der Gang zur Toilette ist Bewegung! Wer gut hydriert ist, sollte etwa sechs- bis siebenmal pro Tag Pipi machen müssen. Haben auch Sie schon einmal den ganzen Tag gearbeitet und abends festgestellt, dass Sie in dieser Zeit nicht ein einziges Mal zur Toilette gegangen sind? Nun, das ist nicht gut. Wenn Sie irgendwann merken, dass mit häufigeren Toilettenbesuchen auch weniger Müdigkeit einhergeht, werden Sie sich darauf geradezu freuen.

Wenn Ihr Gesamtwassergehalt im Körper sein optimales Niveau gefunden hat, werden Sie sich insgesamt viel besser fühlen. Achten Sie darauf, wie Sie Verbesserungen wahrnehmen. Haben Sie vielleicht weniger Kopfschmerzen oder mehr Energie? Sind Sie beweglicher und besser gelaunt? Ist Ihr Hautbild klarer, fühlen Sie sich weniger aufgebläht, schlafen Sie erholsamer? *All das sind gute Zeichen – freuen Sie sich darüber!*

Der Durstlöscher-Plan eignet sich für nahezu jeden. Sollten Sie unter gesundheitlichen Problemen wie Diabetes oder einer Herzerkrankung leiden, konsultieren Sie bitte Ihren Arzt oder einen Ernährungsberater, bevor Sie mit dem Programm beginnen. Sie unterstützen Sie darin, die Vorschläge für die Mahlzeiten an Ihre ganz eigenen Bedürfnisse anzupassen. Lesen Sie sich den Plan erst einmal vollständig durch, um zu sehen, was Sie erwartet. Denn wie heißt es noch? Vorfreude ist die schönste Freude!

Jetzt kann's losgehen!

Für unseren Fünf-Tage-Durstlöscher-Plan brauchen Sie die folgende Ausstattung:

- Einen Mixer (siehe »Ein Wort zum Thema Mixer« in Kapitel 9)
- Eine Wasserflasche mit mindestens 500 Milliliter Fassungsvermögen, vorzugsweise aus Glas oder Edelstahl und spülmaschinenfest

Einkaufsliste für fünf Tage:

- 1 kleine Flasche Ahornsirup oder Stevia
- 1 Packung Alfalfasprossen
- 500 Milliliter Apfelessig, roh
- 1 Birne oder 1 Apfel
- 1 Stück Butter von Weidekühen, ungesalzen, oder 1 Packung Ghee
- 1 Packung Cashewkerne oder rohe Nüsse oder gemahlene Samen, beispielsweise Sonnenblumenkerne, Kürbiskerne, Hanfsamen
- 230-Gramm-Packung Chiasamen; die gemahlenen werden

am besten absorbiert; zum Mahlen eignet sich beispielsweise eine Kaffeemühle; alternativ: ganze Chiasamen verwenden

- 1 Flasche Granatapfelsaftkonzentrat; alternativ: 1 Karton Trauben-, Heidelbeer- oder Kirschsaftkonzentrat oder – falls kein Konzentrat erhältlich ist – einfacher Granatapfel-, Orangen- oder Grapefruitsaft
- 1 Packung Himbeeren, TK oder frisch
- 1 Glas Honig
- 5 bis 10 Zentimeter Ingwerwurzel
- 1 Päckchen Kardamom oder Zimt, gemahlen
- 1 Dose Kokosmilch, Vollfettstufe, davon bleibt etwas übrig; alternativ: 1 Tetra Pak Kokosmilch, ungesüßt
- 2 Behälter à 240 Milliliter Kokoswasser, ungesüßt, optional
- 2 Limetten
- 3 Salatgurken
- Salz, natürlich, unraffiniert, Meer- oder Steinsalz, fein gemahlen
- 5 Teebeutel Tee, Kamille und / oder Süßholzwurzel
- 7,5 Liter Wasser, gefiltert oder Quellwasser, mit Meersalz wie angegeben; siehe dazu auch Kasten »Wasser – die feinen Unterschiede«
- 2 Zitronen

Wasser – die feinen Unterschiede

Ist von **gereinigtem Wasser** die Rede, bedeutet dies, dass darin keine Schmutz- oder Schadstoffe enthalten sind. Für diese Bezeichnung muss das Wasser einen extrem niedrigen Gehalt an Verunreinigungen aufweisen können. Meist ist es das Ergebnis eines Destillationsprozesses, bei dem das Wasser bis zum Kochen erhitzt und der Dampf einfangen wird; dieser wird dann für die Produktion von **destilliertem Wasser** verwendet. Andere Arten der Reinigung sind Umkehrosmose und Wasserentsalzung. Leider werden dem Wasser so aber nicht nur die Verunreinigungen, sondern auch die Mineralstoffe und Elektrolyte entzogen.

Quellwasser entspringt einer unterirdischen Quelle (einer Grundwasserschicht) und wird so von der Erde selbst gefiltert. Deshalb ist es auch reich an Bodenmineralien, wenngleich es den Ansprüchen, die an gereinigtes Wasser gestellt werden, möglicherweise nicht entspricht. Am besten füllt man sich Quellwasser selbst ab, direkt aus der Quelle. Sogenanntes Quellwasser in Flaschen unterscheidet sich kaum von Leitungswasser. Meist wird es in riesigen Diesel-Trucks von der Quelle zur Abfüllanlage transportiert, wo ihm Chlor zugesetzt wird, um Bakterien abzutöten – nicht gerade das Wasser, das man mit Genuss trinken möchte.

Mineralwasser stammt aus einer geschützten unterirdischen Quelle und muss – der Name lässt bereits darauf schließen – Mineralien enthalten, typischerweise Magnesium und Schwefelverbindungen. Zudem besitzt Mineralwasser natürliche Gase und sprudelt.

Artesisches Wasser stammt aus einer Arteserquelle, also einer Quelle in einer Senke unterhalb des Grundwasserspiegels, in der Wasser unter Überdruck steht. Aus dieser tritt es aus eigener Kraft zutage, es wird demnach nicht mechanisch befördert.

Unter **Selterwasser, Sprudel** oder **Sodawasser** versteht man Wasser, das mittels Karbonisierung erzeugt, dem also Kohlensäure zugesetzt wurde. Wir bevorzugen zwar natürliches Mineralwasser, doch schmeckt auch Sprudel gut; außerdem unterscheidet er sich in seiner Wirkung kaum von anderem

Wasser. Der einzige Nachteil: Wer einen empfindlichen Magen hat oder an Sodbrennen leidet, verträgt Sprudel vielleicht weniger gut. Ganz schlecht sind natürlich Wässer, denen Zucker oder – noch schlimmer – künstliche Süßstoffe zugesetzt wurden.

Die Hydrierungspower unserer Einkaufsliste

Auf unserer Einkaufsliste stehen Nahrungsmittel, die 1. dem Körper dabei helfen, das getrunkene Wasser auch wirklich aufzunehmen, und 2. die elektrische Ladung der Wassermoleküle aktivieren. Im Folgenden listen wir die Hydrierungsvorteile der einzelnen Nahrungsmittel auf, wobei sie auch noch andere Nährstoffe enthalten.

Ahornsirup: Der Sirup strotzt nur so von Mineralstoffen und enthält überraschend viele Antioxidanzien – etwa so viele wie eine Portion Beeren.

Alfalfasprossen: Alfalfa, hierzulande vielleicht besser bekannt als Luzerne, besteht zu über 90 Prozent aus Wasser und steckt voller kostbarer Spurenelemente wie etwa Mangan, das für eine gut funktionierende Verdauung unverzichtbar ist. Abgesehen vom hohen Mineraliengehalt, der in Zusammenarbeit mit dem hohen Wassergehalt der Pflanze die batterieähnliche elektrische Ladung aktiviert, ist die Luzerne auch reich an den Vitaminen A, B, C, E und K.

Apfelessig, roh: Apfelessig ist natürlich eine Flüssigkeit, steckt abgesehen davon aber auch voller Kalium, das das Wasser bis in die Zellen hinein befördert. Darüber hinaus wirkt Apfelessig alkalisierend, was die Verdauung beschleunigt und den Blutzuckerspiegel senken kann. In unserem Durstlöscher-Plan empfehlen wir Ihnen durchweg rohen Apfelessig: Er wird mittels Hefegärung aus den Zuckern reifer Äpfel gewonnen. Roher Apfelessig ist in der Regel naturtrüb und enthält zahlreiche Vitamine, Mineralstoffe, Proteine, nützliche Bakterien und Enzyme. Vor allem Mineralstoffe sind nötig, damit das aufgenommene Wasser im Körper auch bis ins Gewebe und bis in die Zellen vordringt. Wird Apfelessig pasteurisiert, büßt er die meisten gesundheitlichen Vorzüge, die rohem Apfelessig zugeschrieben werden, ein. So konnte wissenschaftlich bewiesen werden, dass Letzterer beim Menschen die Insulinsensitivität erhöht und den Blutzuckerspiegel senkt. Und Tierversuche zeigen, dass er auch den Cholesterin- und Triglyzeridspiegel senken kann.

Birnen: Birnen sind ausgezeichnete Ballaststofflieferanten: Eine mittelgroße Birne enthält rund sechs Gramm davon. Die Kombination aus saugfähigen Ballaststoffen und Saftigkeit hält das Wasser im Körper und sorgt dafür, dass es nicht vorschnell ausgeschwemmt wird.

Butter von Weidekühen: Vielleicht wundern Sie sich jetzt, dass auch Butter ein hydrierendes Nahrungsmittel sein kann, doch zeigen neuere Studien, dass Fette als Lipide eine wichtige Rolle dabei spielen, das Wasser um die Zellen ins Innere der Zellen zu befördern.

Cashewkerne: Cashewkerne verdanken ihre hydrierende Kraft ihrem außergewöhnlich hohen Gehalt an wichtigen Mineralien wie beispielsweise Kupfer, Phosphor, Zink, Magnesium, Eisen und vor allem Selen, ein selten vorkommender, aber wesentlicher Mineralstoff. Darüber hinaus enthalten Cashewkerne zahlreiche herzschützende einfach ungesättigte Fettsäuren.

Chiasamen: Chiasamen setzen das meiste Gel-Wasser frei, zudem zeichnen sie sich durch einen ausgesprochen hohen Gehalt an gesunden Omega-3-Fettsäuren aus. Fettsäuren sind notwendig, um Wasser ins Innere der Zellen zu befördern. Abgesehen von ihrer Nährstoffdichte kleiden Chiasamen die Innenwände des Verdauungstrakts auch mit einem schützenden, durchlässigen Film aus, der die Wirkung von Säuren und Gewürzen abmildert und nur die »guten« Stoffe passieren lässt. Außerdem verzögern sie die Freisetzung von Insulin, senken den Blutdruck und fördern eine sanfte, regelmäßige Verdauung. Drei Gramm Chiasamen enthalten ein Gramm Ballaststoffe, was die langfristige Hydrierung sichert. Und schließlich sind Chiasamen eine Quelle an leicht verdaulichem Eiweiß: Pro zehn Gramm enthalten sie mehr als ein Gramm Protein. Ein wahres Superfood!

Ghee: Ghee ist geklärte Butter, die so lange erhitzt wird, bis sich Milchpartikel absetzen und abgeschöpft werden können. Dadurch entsteht Buttersäure, eine Fettsäure, die wichtig für die Darmgesundheit ist. Doch Ghee kann noch mehr: Im Pollack Lab durchgeführte Tests bestätigen, dass die geklärte Butter eine ebenso hohe Konzentration an Gel-Wasser aufweist wie Chiasamen.

Granatapfelsaft: Granatäpfel bestehen zu 82 Prozent aus Wasser und enthalten zudem genau die richtige Menge an Kalium, einem Nährstoff, dank dem Wasser die Zellwand passieren und so ins Innere der Zelle gelangen kann. 125 Milliliter Granatapfelsaft liefern mehr als 14 Prozent der täglich empfohlenen Menge an Vitamin C.

Himbeeren: 125 Gramm Himbeeren enthalten acht Gramm Ballaststoffe und zudem jede Menge Pektin. Übrigens gehören Himbeeren zur Familie der Rosengewächse, und Rosen sind ebenfalls für ihren hohen Pektingehalt bekannt.

Honig: Honig ist sowohl ein natürliches Befeuchtungsmittel als auch ein reizlinderndes Mittel. Er schließt die Feuchtigkeit, die sich durch die reizlindernde Eigenschaft des Honigs bilden konnte, gewissermaßen im Körper ein.

Ingwerwurzel: Ingwer unterstützt das schnelle und effektive Filtern durch die Nieren und beschleunigt die Insulinaufnahme, was den Zellen einiges an Arbeit erspart.

Kardamom: Kardamom besitzt harntreibende Eigenschaften. Er wirkt Wasseransammlungen im Körper entgegen, reinigt Harntrakt, Harnblase und Nieren und entsorgt Abfallprodukte, Salz, überschüssiges Wasser sowie Giftstoffe. Darüber hinaus hat sich Kardamom bei der Bekämpfung von Infektionen als hilfreich erwiesen.

Kokosmilch: Kokosnüsse sind wahre Nährstoffbomben und schmecken auch noch köstlich. Kokosmilch ist reich an genau den Fetten, die den Wasserzufluss in die Zellen regulieren. So sind Kokosnüsse viel besser für die Hydrierung als Mandel- oder Sojamilch.

Kokoswasser: Das Wasser der Kokosnuss ist ausgesprochen reich an Elektrolyten, denjenigen Mineralien, die durch elektrische Ladungen aktiviert werden und die unsere Zellen mit Energie versorgen.

Limetten: Die Zitrusfrüchte enthalten viel Wasserstoff, der dem Körper mittels Aufladung der Mineralien bei der Gel-Wasser-Bildung hilft. Limetten sind noch ein klein wenig wirkungsvoller als Zitronen.

Salatgurke: Salatgurken stecken an sich schon voller Gel-Wasser. Wir verwenden sie insbesondere an den ersten beiden Tagen unseres Durstlöscher-Programms.

Salz: Meer- und Steinsalz unterstützen den Körper im Gegensatz zu hochverarbeitetem Tafelsalz dabei, dass er bis ins Innere der Zellen hydriert wird, da sie essenzielle Spurenelemente liefern, ohne aufzuschwemmen.

Tee: Wir empfehlen Kamillen- und/oder Süßholzwurzeltee, da sie schlafördernd wirken und bei Völlegefühl und Blähungen die Beschwerden mildern.

Wasser (!): In Quell- oder Mineralwasser sind die Mineralien bereits enthalten – in gefiltertem und destilliertem Wasser nicht. Sollten Sie Letzteres trinken, fügen Sie Ihrem Glas Wasser immer eine Prise Meer- oder Steinsalz hinzu.

Zimt: Wir benutzen das Gewürz, das reich an Antioxidanzien und entzündungshemmenden Stoffen ist, um mit unseren Rezepten etwaigen Blutzuckerproblemen vorzubeugen: Zimt ist bekannt dafür, dass er den Blutzuckerspiegel reguliert.

Zitronen: Sowohl Zitronen als auch Limetten enthalten Pektin. Der Ballaststoff sorgt unter anderem dafür, dass Marmelade geliert. Beide Früchte zeichnen sich durch einen hohen Gehalt an natürlichen Elektrolyten aus. Sie füllen den Mineralienvorrat des Körpers wieder auf und löschen den Durst besser als reines Wasser, eben weil die in ihnen enthaltenen Mineralstoffe bestimmen, wie Wasser in die Zellen gelangt. Kalzium, Kalium und Magnesium sind die Schlüsselmineralien für die elektrischen Impulse, die unseren Körper funktionstüchtig halten.

Versüßen Sie sich das Leben

Sie besuchen Ihr Stammrestaurant, wollen sich den Kaffee nach dem Essen ein wenig versüßen und haben die Qual der Wahl: normaler weißer Haushaltszucker (Saccharose), künstlicher Süßstoff wie Aspartam, Sucralose oder Saccharin und – wenn das Restaurant etwas gehobener oder gar bio ist – natürliche Süßungsmittel wie Stevia, Agavendicksaft, Rohzucker oder Honig. Was tun?

Natürlich wäre es das Beste, den Kaffee ungesüßt zu trinken, doch manche mögen das eben nicht. Wenn Sie sich das Leben ein wenig versüßen möchten, sollten Sie wenigstens den wirklich guten Stoff wählen. »Gut« heißt in dem Fall natürlich oder roh – und das aus gutem Grund. Natürliche Zucker, wie sie beispielsweise in Früchten vorkommen, enthalten noch gesunde Mineralien und Ballaststoffe. Dennoch sei auch hier ein mäßiger Verzehr empfohlen. Nach einigen der natürlichen Süßungsmittel müssen Sie vielleicht etwas suchen, doch werden sie immer beliebter, und die Suche lohnt sich.

Was sollten Sie andererseits eher meiden? Künstlichen Süßstoff können wir *nicht* empfehlen. PUNKT. Darüber hinaus sind wir auch keine Fans von Agavendicksaft: Er hat zwar einen niedrigeren glykämischen Index, dafür aber mehr Kalorien als gewöhnlicher Zucker und enthält mitunter mehr als 70 Prozent Fruktose – und damit sogar mehr als Glukose-Fruktose-Sirup. Außerdem sind die Wirkungen von Agavendicksaft bislang noch nicht hinreichend wissenschaftlich untersucht. Also lieber Finger weg davon.

Geeignete Süßungsmittel

Stevia: Dieses Süßungsmittel wird aus den Blättern der Stevia-Pflanze gewonnen, auch Süßkraut, Süßblatt, Honigkresse oder Honigkraut genannt, und stellt die beste Option dar. Stevia ist sogar für Menschen mit Blutzuckerproblemen geeignet. Es hat null Kalorien und keinerlei Auswirkungen auf den Blutzuckerspiegel. Allerdings hinterlässt es einen bitteren Nachgeschmack, weshalb wir empfehlen, es zunächst mit sehr kleinen Mengen zu probieren und sich dann bis zum gewünschten Süßungsgrad zu steigern. Viele ziehen flüssiges Stevia vor.

Biohonig: Honig hat zwar einen höheren Fruktosegehalt, dafür aber auch einen relativ hohen Gehalt an Antioxidanzien. Außerdem ist Biohonig komplett unverarbeitet, enthält im Gegensatz zu den meisten Honigsorten aus dem Supermarkt also immer noch alle seine Nährstoffe. Darüber hinaus wurde davon berichtet, dass Honig allergische Symptome lindern kann.

Ahornsirup: Ahornsirup hat zwar einen hohen glykämischen Index (wenngleich einen nicht ganz so hohen wie Haushaltszucker), verfügt dafür aber über jede Menge Antioxidanzien und Mineralstoffe. Verwenden Sie Ahornsirup wie alle anderen Süßungsmittel auch in Maßen. Und achten Sie darauf, dass es reiner Ahornsirup von echten Ahornbäumen ist – je dunkler der Sirup, desto kräftiger der Geschmack. Die Qualitätsgrade beziehen sich auf Farbe und Aroma, nicht auf den Mineraliengehalt; wählen Sie also, was Ihre Geschmacksknospen am liebsten mögen.

Zuckerrohrmelasse: Die zähe, dunkle Flüssigkeit wird aus raffiniertem Zuckerrohr hergestellt. Sie ist reich an Eisen und anderen Mineralien, vor allem Kalzium und Magnesium, und hat einen niedrigeren glykämischen Index als Haushaltszucker. Mit dem Geschmack muss man sich allerdings ein wenig anfreunden.

Panela / Raspadura / Piloncillo: Diese Zuckerart ist in den lateinamerikanischen Ländern sehr beliebt. Es handelt sich um unraffinierten Rohrzucker, der mittels Dehydration aus Zuckerrohr gewonnen wird, weshalb alle Mineralien und Antioxidanzien erhalten bleiben. Der Kaloriengehalt ist ebenso hoch wie bei Haushaltszucker, doch ist Panela – auch Raspadura oder Piloncillo genannt – wegen der intakten Nährstoffe gesünder. Auch hier gilt allerdings: sparsam dosieren.

Jaggery: Jaggery ist vor allem in Indien und anderen asiatischen Ländern beliebt und wird aus dem Saft von Palmen und Zuckerrohr – ähnlich wie Panela – gewonnen. Die süße und unraffinierte Zuckerart ist reich an Mineralien wie beispielsweise Eisen.

Saft der mexikanischen Agave: Dieser ballaststoffreiche Zucker ist ein wenig schwer zu finden, schindet bei Gästen aber Eindruck. Das unraffinierte Süßungsmittel wird aus der Agave gewonnen und enthält deshalb jede Menge Antioxidanzien sowie präbiotische Ballaststoffe, die perfekte Nahrung für unsere guten Darmbakterien.

Süßholzwurzel: Wussten Sie, dass Süßholz rund 50 Mal süßer ist als Zucker und dabei einen glykämischen Index von 0 hat? Geschmacklich erinnert Süßholz an Lakritze; sein großer Vorteil besteht darin, dass es auch für Diabetiker geeignet ist. Wer den Geschmack mag, macht mit Süßholz garantiert nichts falsch.

Mönchsfrucht oder Luo Han Guo: Diese Frucht ist in Südostasien heimisch. Ihr Extrakt ist in den letzten Jahren als Zuckerersatz immer beliebter geworden, da er keine Kalorien hat und 150 Mal süßer ist als Zucker (nein, das ist kein Tippfehler). Darüber hinaus ist die Mönchsfrucht reich an Antioxidanzien und weist einen niedrigen glykämischen Index auf. Und obendrein schmeckt sie auch noch fantastisch!

Hinweis: Wenn Sie Diabetiker sind oder mit Blutzuckerproblemen zu kämpfen haben, sollten Sie mit Ihrem Arzt oder Ernährungsberater besprechen, welches Süßungsmittel am besten für Sie geeignet ist.

Guten Appetit!

In unserem Durstlöscher-Plan sind auch Vorschläge für gesunde und ausgewogene Mahlzeiten enthalten, die einfach umzusetzen sind und die Sie in den fünf Tagen ausprobieren können. Das Programm eignet sich natürlich ebenso für Veganer, Fans der Paleo-Diät und jede andere Ernährungsweise; im Grunde können Sie essen, was Sie wollen, und mit dem Essen aufhören, wenn Sie satt sind. Sie können die gesundheitlichen Vorzüge des Programms jedoch noch verstärken, wenn Sie ein paar einfache Grundregeln befolgen und unten angeführte Nahrungsmittel bevorzugen:

- Obst. Als Faustregel gilt: Verwenden Sie Früchte mit niedrigerem glykämischem Index wie beispielsweise Beeren, Pfirsiche, Pflaumen, Grapefruits, Kiwis und Melonen. Exotischere Früchte wie Papaya, Mango, Ananas und Banane haben einen höheren Zuckergehalt und sollten deshalb seltener auf dem Speiseplan stehen. Verzichten Sie bei der Zubereitung der Smoothies möglichst auf Bananen oder verwenden Sie nur eine halbe, wenn Sie gar nicht ohne Bananen können. Noch besser wäre, wenn Sie die halbe Banane durch eine halbe Avocado ersetzten, denn Letztere enthält sogar noch mehr Kalium als Erstere. Oder Sie tun einmal etwas ganz Verrücktes und nehmen statt halber Banane oder halber Avocado 100 Gramm Süßkartoffelpüree – Sie werden Augen machen, wie gut das schmeckt!

- Grünes Blattgemüse und anderes Gemüse, gedünstet und als Rohkost
- Suppen. Auch sie sind Teil einer hervorragenden Hydrierungsstrategie. Sie finden eine Auswahl an Suppenrezepten im Buch und müssen deshalb nicht auf Dosen- oder andere Fertigsuppen aus dem Supermarkt zurückgreifen – denn die enthalten *viel zu viel* Salz.
- Nüsse und Hülsenfrüchte. Nussmischungen bringen Abwechslung in den Speiseplan. Verwenden Sie am besten getrocknete Bohnen, und weichen Sie sie vor dem Kochen ausgiebig ein – so ist sichergestellt, dass sie keine Lektine mehr enthalten, die potenziell schädlich sind.
- Fisch, am besten Wildfänge

Besser hydrieren mit Biokost?

Eindeutig: Ja! Bioobst und -gemüse hat in puncto Wasserversorgung des Körpers gegenüber konventionell angebautem einen entscheidenden Vorteil. Sie verzichten dabei nämlich auf die zahlreichen Schädlingsbekämpfungsmittel, die beim konventionellen Anbau zum Einsatz kommen, womit Ihr Körper das Wasser weniger dazu verwenden muss, diese schädlichen Substanzen wieder aus dem Organismus auszuschwemmen. Beim Bioanbau finden sich meist mehr Nährstoffe im Boden, vor allem mehr Mineralien. Und genau die braucht der Körper, um das Wasser, das ihm zugeführt wird, besser aufnehmen zu können. Darüber hinaus arbeiten die Mineralien bei der Energieerzeugung für den Körper mit den Wassermolekülen zusammen. Beim Anbau von Monokulturen mangelt es dem Boden früher oder später an diesen wertvollen Mineralien. Kümmert sich der Bauer um die Gesundheit seines Bodens, stehen dem Körper über die Nahrung wieder mehr Mineralstoffe zur Verfügung. Und das zeigt sich nicht nur in einer besseren Nährstoffbilanz, sondern auch in einer effektiveren Hydrierung. Wer nicht auf Biokost zurückgreifen kann, sollte über die Einnahme von Nahrungsergänzungsmitteln mit Spurenelementen nachdenken. In den USA hat die Environmental Working Group eine Liste von Lebensmitteln erstellt, die man ausschließlich in Bioqualität verzehren sollte. In Deutschland gibt es beim Bundesamt für Verbraucherschutz eine entsprechende Aufstellung über konventionelle Lebensmittel, die stark pestizidbelastet sind.

Manche Nahrungsmittel brauchen mehr Wasser, um vollständig verdaut zu werden. Diese sollten Sie meiden:

- Einfache Kohlenhydrate, wie sie beispielsweise in Nudeln und Brot enthalten sind
- Fertiggerichte bzw. industriell verarbeitete Lebensmittel
- Nahrungsmittel mit zugesetztem Zucker
- Transfette
- Gehärtete und teilgehärtete Öle und Fette
- Künstliche Süßstoffe wie Sucralose, Saccharin und Aspartam

Fisch

Einige Fischarten wie beispielsweise der Blaue Marlin, Thunfisch, Schwertfisch und Makrele weisen höhere Konzentrationen an Quecksilber auf als andere. Seien Sie bei der Auswahl Ihres Speisefischs sehr vorsichtig, vor allem, wenn Sie schwanger sind oder Kinder haben. Unter der Webadresse www.nrdc.org hat das Natural Resource Defense Council den »Smart Seafood Buying Guide« herausgegeben, in dem auch der Quecksilbergehalt verschiedener Fischarten festgehalten ist. Unter https://www.ages.at findet man eine deutschsprachige Webseite, die u. a. Quecksilber- und andere Belastungen bei Süß- und Salzwasserfischen angibt. Auch Organisationen wie Greenpeace geben darüber Auskunft.

Last but not least sollte Wasser in flüssiger Form natürlich immer Teil Ihrer Ernährung sein. Trinken Sie den ganzen Tag über immer wieder etwas Wasser, um Ihren Durst zu löschen. Sie müssen das Wasser dann auch nicht jedes Mal salzen. Unser Durstlöscher-Plan sieht außerdem vor, dass Sie vor jeder Mahlzeit ein bis zwei Gläser Wasser zu sich nehmen.

Mahlzeit! Wasser zum Essen

Im Folgenden haben wir Vorschläge für Mahlzeiten vom Frühstück bis zu kleineren Snacks für Sie zusammengestellt, die wasserreiche Nahrungsmittel ganz natürlich in Ihren täglichen Speiseplan integrieren. Und für die Zeit nach dem Fünf-Tage-Durstlöscher-Plan finden Sie im nächsten Kapitel Rezepte, die auch weiterhin eine optimale Hydrierung garantieren.

Vorschläge für das Frühstück

Vielleicht reicht Ihnen ein Smoothie zum Frühstück, vielleicht haben Sie morgens aber auch mehr Hunger. Dann empfehlen wir Ihnen Folgendes:

- Eier in jeder Form; probieren Sie sie als Begleiter zu gedünstetem Blattgemüse wie Spinat, Grünkohl oder Blattkohl
- Hafergrütze / Reisbrei / Hirsebrei mit Mandelsplittern und Cranberrys
- Räucherlachs mit Kapern und Silberzwiebeln
- 1 Stück Obst mit Nussbutter bestrichen
- Auch Reste eignen sich gut fürs Frühstück. Denn das Frühstück darf ruhig pikant sein. Reste vom Abendessen kann man am nächsten Morgen verzehren. Lachs mit Beurre blanc beispielsweise schmeckt auch kalt ausgezeichnet und schlägt obendrein noch zwei Fliegen mit einer Klappe: weniger Kalorien zum Abendessen und ein bereits vorbereitetes Frühstück!

Vorschläge für das Mittagessen

- Gegrilltes Hühnchen oder gegrillter Lachs auf Salat
- Bohnensalat in Radicchio- oder Romanasalatblättern
- Gedünstete Endivie mit Cannellini-Bohnen aus der Dose, mit Olivenöl beträufelt und Parmesan bestreut
- Salade niçoise: Grüner Blattsalat mit 1 hart gekochten Ei, Thunfisch aus der Dose, grünen Bohnen und Radieschen
- Hühner-, Gemüse- und / oder Bohnen- / Linsensuppe

Vorschläge für das Abendessen

Stellen Sie sich aus jeder Kategorie etwas zusammen:

- Eiweiß nach Wahl: Rindfleisch, vorzugsweise von Weiderindern, Biohühnchen, Pute, Schweinefleisch, Wildfangfisch (möglichst mindestens zweimal pro Woche), Bohnen

- Kleiner Beilagensalat, beispielsweise Eisbergsalat mit Olivenöl, 1 Prise Salz, Oregano und 1 Schuss Rotweinessig; Sie können dem Salat nach Belieben natürlich noch anderes Gemüse hinzufügen
- Gemüsebeilage: Eine ganz einfach zubereitete Lieblingsbeilage von Dana sind in Macadamianussöl angebratene Brokkoli mit 1 Prise Salz; das Öl hat einen köstlich buttrigen Geschmack.
- Optional: 100 Gramm naturbelassene stärkehaltige Beilage wie beispielsweise Naturreis, Quinoa oder Süßkartoffel

Vorschläge für kleine Zwischenmahlzeiten

- Hummus mit Sellerie, Karotten und / oder Paprika
- 1 Handvoll Nüsse oder 1 Esslöffel Nussbutter
- Rinderbrühe, einer unserer Favoriten. Wenn Sie eine Thermoskanne besitzen, die wirklich gut isoliert, können Sie den ganzen Tag über Knochenbrühe in kleinen Schlucken trinken. Ein Rezept für Knochenbrühe finden Sie in Kapitel 9.
- ½ Avocado mit 1 Spritzer Limettensaft und 1 Prise Meersalz
- Oliven; 10 sind der ideale Snack

Der Fünf-Tage-Durstlöscher-Plan

Tag 1

Vergessen Sie nicht, vor jeder Mahlzeit 1 bis 2 Gläser Wasser zu trinken. Das können Sie weglassen, wenn Sie die Mahlzeit durch einen Smoothie ersetzen. Probieren Sie es einmal aus, das Wasser bei Zimmertemperatur oder sogar leicht erwärmt zu trinken – vielleicht schmeckt es Ihnen. Auf jeden Fall ist es bekömmlicher.

Mikrobewegungen am Morgen

Schließen Sie nach dem Aufwachen noch einmal die Augen. Die Welt kann noch etwas warten – genießen Sie den Übergang vom

Schlaf in den (All-)Tag. Nehmen Sie wahr, wie Sie sich fühlen, und überprüfen Sie nach fünf Tagen, ob Sie einen Unterschied bemerken. Freuen Sie sich jetzt schon darauf.

Führen Sie die Übung »Kinn zur Brust« aus. Dabei wird der durchschnittlich viereinhalb Kilogramm schwere Kopf als Grundgewicht benutzt, um Flüssigkeiten durch den Wirbelkanal zu pumpen. Damit schwemmen Sie die Giftstoffe aus, die Ihr Gehirn nachts im Schlaf freigesetzt hat, und ersetzen sie durch frische Nährstoffe und Sauerstoff. Außerdem werden bei der Übung Ihre Bauchmuskeln trainiert – während Sie noch gemütlich im Bett liegen!

Kinn zur Brust: Sie liegen ganz flach auf dem Rücken, der Kopf ist aufs Kopfkissen gebettet. Nehmen Sie nun erst einmal Ihre Wirbelsäule wahr, in ihrer ganzen Länge, von unten nach oben. Sollte das flache Liegen unbequem für Sie sein, versuchen Sie, die Übung auf der Seite liegend durchzuführen. Führen Sie nun das Kinn zur Brust, bis Sie eine sanfte Dehnung, ein leichtes Ziehen im Nacken verspüren. Halten Sie die Position zwei tiefe Atemzüge lang. Forcieren Sie nichts: Sie wollen Flüssigkeiten in Bewegung bringen und keine Muckis aufbauen. Nach zwei Atemzügen führen Sie das Kinn langsam wieder in die Ausgangsposition zurück. Die Nackenmuskulatur bleibt während der Übung entspannt. Wiederholen Sie die Bewegung 3-mal. Sie können sie auch öfter wiederholen, aber über-

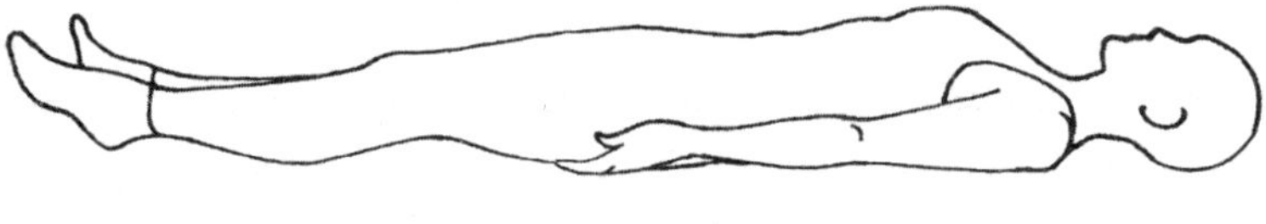

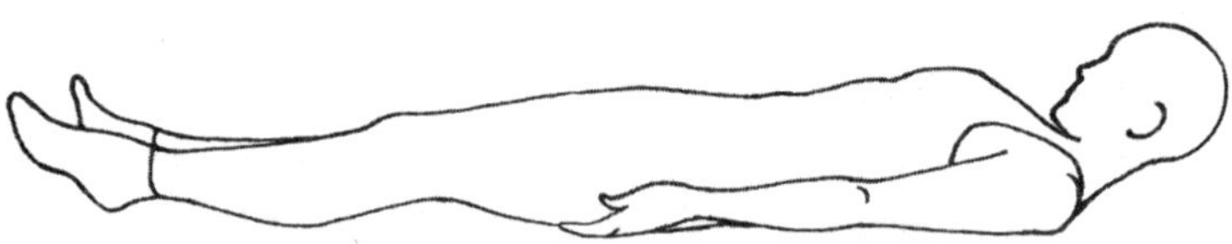

treiben Sie es für den Anfang nicht. Studien belegen, dass wir nicht lange bei einer Sportart bleiben, wenn wir uns zu Beginn zu sehr anstrengen. Die Übung »Kinn zur Brust« kann übrigens auch hervorragend im Stehen ausgeführt werden.

Getränk am Morgen

Trinken Sie nach dem Aufstehen 250 bis 500 Milliliter warmes oder lauwarmes Wasser mit einem Spritzer Zitronensaft. Sie können dem Wasser auch 1 oder 2 Teelöffel Apfelessig oder einige zerriebene frische oder getrocknete Minzeblätter beimischen, oder Sie geben 1 Zweig Rosmarin oder 1 Kamillenteebeutel dazu. Dadurch werden ätherische Öle und andere Substanzen freigesetzt, mit denen der Körper das getrunkene Wasser besser aufnimmt. Noch einmal: Bei unserem Durstlöscher-Programm geht es nicht darum, so viel wie möglich zu trinken, sondern darum, die Hydrierung zu optimieren. Trinken Sie nur so viel, wie es Ihnen angenehm ist – die Menge, mit der Sie das Programm mit Freude beibehalten.

Wenn Sie morgens regelmäßig Kaffee oder koffeinhaltigen Tee trinken, beschränken Sie sich bitte auf 1 bis 2 Tassen. Verlassen Sie sich bei der Hydrierung keinesfalls auf Kaffee allein, ergänzen Sie ihn immer mit dem vorhin erwähnten Glas Zitronenwasser. Es gibt jedoch einen Trick, der den Kaffee hydrierender macht: Rühren Sie 1 Teelöffel ungesalzene Butter von Weidekühen und/oder 1 Teelöffel Kokosöl unter. Diese Praxis ist uralt und stammt von den einst im Himalaja, in Äthiopien und in Peru ansässigen Völkern. Die moderne Variante, der sogenannte Bulletproof Coffee, ist heute vielerorts ausgesprochen beliebt, und das aus gutem Grund. Das zugefügte Fett oder Öl befördert das Wasser ins Innere der Zellen und mildert die Zittrigkeit ab, die oft mit dem Genuss von Koffein einhergeht.

Morgen-Smoothie: Wählen Sie im Winter einen Smoothie für kalte Tage, etwa die »wärmende, süße Nussmilch«, oder die Variante für schönes Wetter, »Limettenpower«.

Wer sich ein Fleißbienchen verdienen will, bereitet die Smoothies vor: Dazu brauchen Sie fünf qualitativ hochwertige Ziplockbeutel oder fünf kleine Plastikbehälter oder – noch besser – fünf kleine Gläser. In jeden Behälter geben Sie dann die vorbereiteten Zutaten für je einen Smoothie – ohne Flüssigkeit –, die anschließend ins Gefrierfach wandern. Am Morgen müssen Sie dann nur noch den Inhalt eines Behälters mit der entsprechenden Flüssigkeit in den Mixer geben, und fertig ist der Smoothie. Mixen Sie am besten immer erst kurz bevor Sie den Smoothie trinken, so bleiben Geschmack und Nährstoffe optimal erhalten. Wenn Sie morgens allerdings unter großem Zeitdruck stehen, können Sie sich den Smoothie auch schon am Vorabend mixen und über Nacht im Kühlschrank aufbewahren.

Trinken Sie Ihren Morgen-Smoothie innerhalb von zwei Stunden nach dem Aufstehen. Sie können ihn auch auf dem Weg zur Arbeit oder bei einem morgendlichen Spaziergang trinken oder natürlich ganz gemütlich beim Lesen der Zeitung.

Smoothies für schönes Wetter: Limettenpower

Die Zutaten in diesem Rezept arbeiten synergetisch zusammen und sorgen so für eine effizientere Hydrierung Ihres Körpers. Chiasamen können von allen Samen, die für den Verzehr geeignet sind, das meiste Gel-Wasser freisetzen.
Für 1 Portion à ca. 350 ml

120 ml Kokoswasser oder Kokosmilch ohne zugesetzten Zucker
½ Salatgurke, geschält oder bio, in grobe Stücke geschnitten
1 EL gemahlene Chiasamen
1–2 TL Honig
1 EL frisch gepresster Limettensaft
1–2 Prisen grobes Meersalz oder Steinsalz, z. B. rosa Himalajasalz
250 ml Quellwasser oder gefiltertes Wasser, je nach Vorliebe, wie dünn- oder dickflüssig der Smoothie sein soll

½–1 TL frischer Ingwer, geschält und fein gerieben; optional für den Extrakick

Alle Zutaten in den Mixer geben und auf höchster Leistungsstufe mixen. Auf Eiswürfel gießen, falls gewünscht.

Variante für kalte Tage: wärmende, süße Nussmilch

Die Nüsse liefern Fett, Ballaststoffe und Eiweiß, Ingwer und Kardamom verleihen dem Smoothie seinen exotischen Geschmack.
Für 1 Portion à ca. 350 ml

1 EL gemahlene Chiasamen
120 ml Kokosmilch ohne zugesetzten Zucker
2 EL gemahlene Cashewkerne oder andere gemahlene Nüsse oder Samen wie beispielsweise Hanfsamen, Sonnenblumenkerne oder Kürbiskerne
1–2 TL Ahornsirup oder Stevia, je nach Geschmack
1 TL frischer Ingwer, geschält und gewürfelt
¼ TL gemahlener Kardamom oder gemahlener Zimt
1–2 Prisen naturbelassenes Meersalz oder Steinsalz, z. B. rosa Himalajasalz
250 ml Quellwasser oder gefiltertes Wasser, mehr, falls der Smoothie dünnflüssiger sein soll

Falls Sie keine gemahlenen Chiasamen bekommen können oder sie nicht selbst mahlen wollen, können Sie die Samen auch ganz in den Mixer geben. Auch dann setzen sie Gel-Wasser frei. Möglicherweise schmeckt der Smoothie in diesem Fall zu Beginn etwas »crunchy«, doch das gibt sich, wenn sich die Samen mit Flüssigkeit vollgesogen haben. Mögen Sie keinen Crunch, können Sie die Samen vor der Verwendung auch fünf Minuten einweichen und in der Zwischenzeit die restlichen Zutaten vorbereiten. Geben Sie dafür 3 Esslöffel Wasser auf 1 Esslöffel Chiasamen; das Einweichwasser können Sie ebenfalls unter den Smoothie rühren.

Alle Zutaten in den Mixer geben und mixen. Anschließend in eine Tasse oder in eine Thermoskanne abgießen. Manche Menschen fühlen sich versucht, ihrem Smoothie den morgendlichen Kaffee unterzurühren – nur zu!
Lesen Sie sich die Gebrauchsanleitung Ihres Mixers durch, ob Sie warmes bzw. heißes Wasser hineingeben können. Manchmal muss das heiße Wasser erst nach dem Mixen mit den restlichen Zutaten verrührt werden.

Bewegung am Mittag

Wirbelsäulen-Twists: Setzen Sie sich weit vorn auf einen Stuhl. Heben Sie die Arme seitlich bis auf Schulterhöhe, die Handflächen weisen nach oben. Drehen Sie nun den Oberkörper sanft nach rechts, die Hüften bleiben dabei nach vorn gerichtet, Arme und Kopf gehen mit der Bewegung mit. Folgen Sie mit den Augen Ihrem

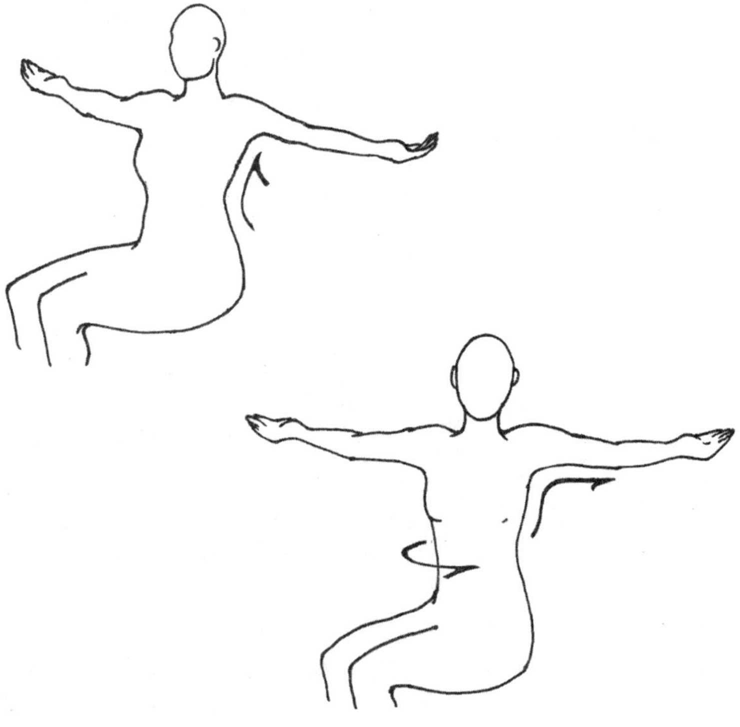

rechten Daumen. Drehen Sie anschließend auch die Hände, sodass der Daumen einmal nach vorn und einmal nach hinten weist. Wiederholen Sie die Übung auf der linken Seite, und führen Sie sie insgesamt 3-mal aus.

Erfrischung am Nachmittag

Füllen Sie 400 Milliliter Quellwasser oder gefiltertes Wasser in eine Flasche mit 500 Milliliter Fassungsvermögen, und geben Sie 1 Prise Salz dazu. Fügen Sie 2 Esslöffel gemahlene Chiasamen hinzu, verschließen Sie die Flasche, und schütteln Sie sie kräftig. Geben Sie zum Schluss noch 2 Esslöffel ungesüßten Fruchtsaft oder Fruchtsaftkonzentrat dazu, etwa Granatapfel, Traube, Kirsche oder Heidelbeere. Für dieses Getränk eignen sich sowohl Saft als auch das schwerer zu findende Saftkonzentrat; was Sie verwenden, ist Ihnen überlassen. Der große Vorteil von Saftkonzentraten besteht darin, dass sie sich auch ohne Kühlung länger halten als Säfte und somit gut im Schreibtisch oder Handschuhfach des Autos aufbewahrt werden können. Saftkonzentrate gibt es meist in Naturkostläden. Sie müssen Ihre »Erfrischung am Nachmittag« nicht in einem Zug austrinken, Sie können sich damit den ganzen Rest des Tages Zeit lassen. Genießen Sie sie zwischen 12 und 19 Uhr.

Getränk vor dem Zubettgehen

Kamillentee ist schon lange dafür bekannt, die Entspannung zu fördern, zudem trägt er zur nächtlichen Entgiftung bei. Süßholzwurzeltee ist eine gute Alternative zu Kamillentee; er schmeckt süßlich und eignet sich deshalb hervorragend als Belohnung nach einem langen, anstrengenden Arbeitstag. Unmittelbar vor dem Zubettgehen empfehlen wir eine Menge von lediglich 100 Millilitern.

Bewegung vor dem Schlafengehen

Ohr zur Schulter: Setzen Sie sich auf die Bettkante. Führen Sie das rechte Ohr langsam zur rechten Schulter, und wiederholen Sie die

Übung anschließend auf der linken Seite.
Für den Anfang 5-mal pro Seite.

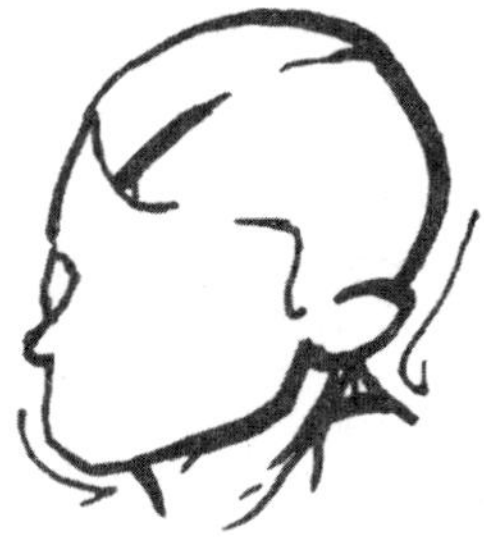

Kinnkreise: Zeichnen Sie mit dem Kinn einen Kreis in die Luft. Insgesamt 5 Kreise.

Ganzkörperdehnung: Legen Sie sich auf den Rücken, und ziehen Sie Ihren gesamten Körper sanft in die Länge. Halten Sie die Position fünf Atemzüge lang. Führen Sie anschließend die Arme über den Kopf, und umfassen Sie mit den Händen das Kopfende Ihres Bettes oder den Matratzenrand. Ziehen Sie nun sanft, und spüren Sie, wie sich der Rumpf dabei verlängert und der Abstand zwischen Becken und unteren Rippen vergrößert. Lassen Sie los, und entspannen Sie sich. Führen Sie die Übung insgesamt 2-, 3- oder 5-mal aus. Und nun: Gute Nacht, schlafen Sie gut!

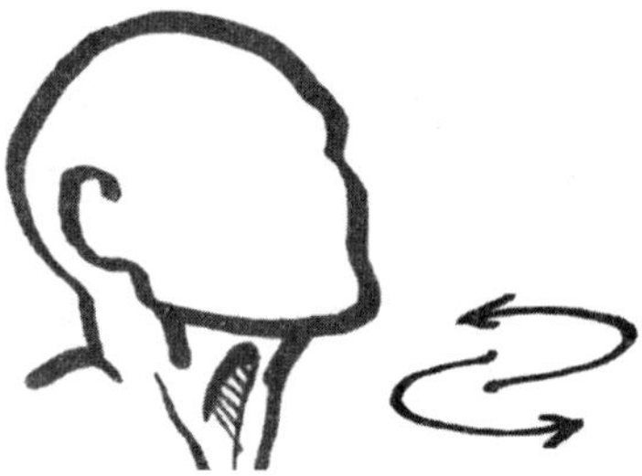

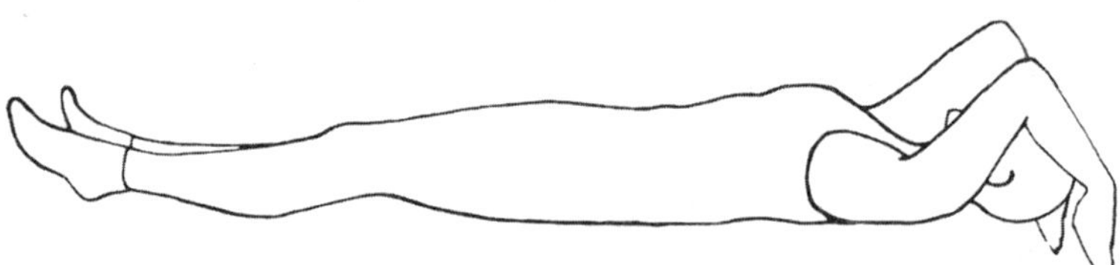

Tag 2

Mikrobewegungen am Morgen

Führen Sie Ihr Aufwachritual wie an Tag 1 durch: Schließen Sie nach dem Aufwachen noch einmal die Augen, und nehmen Sie Ihre Wirbelsäule wahr. Spüren Sie sie in ihrer ganzen Länge, noch warm von Bett und Schlaf. Führen Sie die Übung »Kinn zur Brust« 2 tiefe Atemzüge lang durch, und wiederholen Sie sie 3-mal. Anschließend folgt die kommende Übung:

Schultermassage im Bett: Sie liegen noch immer auf dem Rücken im Bett. Drücken Sie nun Ihr rechtes Schulterblatt sanft in die Matratze. Helfen Sie eventuell etwas nach, indem Sie die Ellbogen anheben. Halten Sie die Position zwei tiefe Atemzüge lang, und lassen Sie dann los. Wiederholen Sie die Übung mit dem linken Schulterblatt: wieder zwei tiefe Atemzüge lang halten, loslassen. Vielleicht stellen Sie fest, dass Ihnen die Übung auf einer Seite leichter fällt als auf der anderen; stärken Sie die schwächere Seite, indem Sie dort mehr Wiederholungen durchführen. Die perfekte Ausführung unserer Übungen gibt es nicht, weil Flüssigkeiten nun einmal immer in Bewegung sind. Experimentieren Sie ruhig etwas – was Sie auch tun, Sie werden auf jeden Fall Wasser in neue Bereiche Ihres Körpers befördern.

Morgendliche Getränke

Trinken Sie nach dem Aufstehen 250 bis 500 Milliliter warmes oder lauwarmes Wasser mit einem Spritzer Zitronensaft. Statt des Zitronensafts können Sie dem Wasser auch etwas Apfelessig, ein paar Minzeblätter, 1 Zweig Rosmarin oder 1 Kamillenteebeutel hinzufügen. Sollten Sie morgens nicht auf Kaffee oder koffeinhaltigen Tee verzichten können, beschränken Sie sich damit bitte auf 1 bis 2 Tassen, und rühren Sie eventuell 1 Teelöffel Butter von Weidekühen oder Kokosöl oder beides unter. Dann wird sogar aus Ihrem Kaffee ein hydrierendes Getränk.

Morgen-Smoothie: Wählen Sie zwischen warmem und kaltem Smoothie, und fügen Sie ihm heute des frischen, neuen Geschmacks wegen 120 Gramm frische oder tiefgefrorene Himbeeren hinzu. Die Beeren sind wahre Antioxidanzienbomben und liefern zudem Ballaststoffe; damit kann Ihr Körper das getrunkene Wasser besser aufnehmen und bis ins Gewebe hinein transportieren.

Bewegung am Mittag

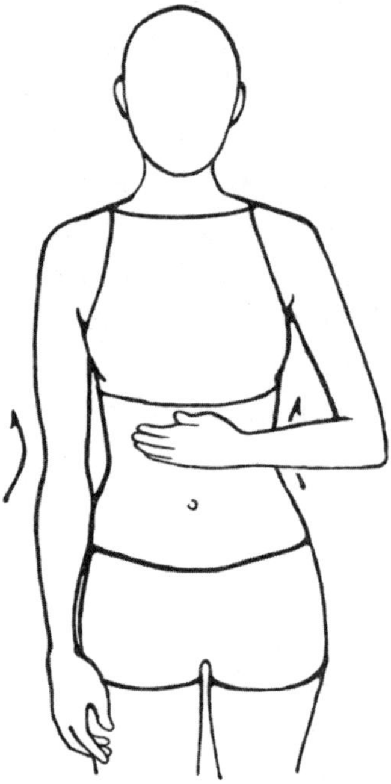

Daumen massiert Brustbein: Diese Übung können Sie im Sitzen oder Stehen ausführen. Der Mund ist geschlossen, Sie atmen durch die Nase. Legen Sie nun eine Hand flach auf Ihren Oberbauch; der Daumen ruht auf dem Brustbein direkt zwischen den Brustwarzen. Atmen Sie nun langsam ein, und zählen Sie dabei bis 5. Atmen Sie anschließend durch die Nase aus und pressen Sie dabei die Hand auf den Bauch, als wollten Sie Luft aus einem verschließbaren Beutel drücken. Zählen Sie auch dabei bis 5 und pressen Sie sanft. 3-mal wiederholen. »Daumen massiert Brustbein« ist eine gute Atemübung und befördert gleichzeitig Flüssigkeit in Ihre Organe.

Das unmittelbar unterhalb des Brustbeins gelegene Zwerchfell ist unser Hauptatemmuskel und zieht deshalb eine erhebliche Menge Feuchtigkeit aus der Luft. Das tiefe Ausatmen massiert und stimuliert sowohl Leber als auch Magen und erhöht die Lungenkapazität. Führen Sie nach dieser Übung die Wirbelsäulen-Twists durch.

Erfrischung am Nachmittag

Wiederholen Sie das Rezept von Tag 1. Wenn Sie etwas Abwechslung möchten, verwenden Sie 60 Milliliter eines anderen ungesüßten Saftes oder Saftkonzentrats.

Getränk vor dem Zubettgehen

100 Milliliter Kamillen- oder Süßholzwurzeltee.

Bewegung vor dem Schlafengehen
Ohr zur Schulter, Kinnkreise und Ganzkörperdehnung.

Tag 3

Bewegung am Morgen
Schließen Sie nach dem Aufwachen noch einmal die Augen, und nehmen Sie Ihre Wirbelsäule wahr. Führen Sie dann Ihr morgendliches Bewegungsprogramm mit den Übungen »Kinn zur Brust« und »Schultermassage im Bett« durch.

Im Anschluss folgt eine neue Dehnübung namens »Katzenbuckel«:

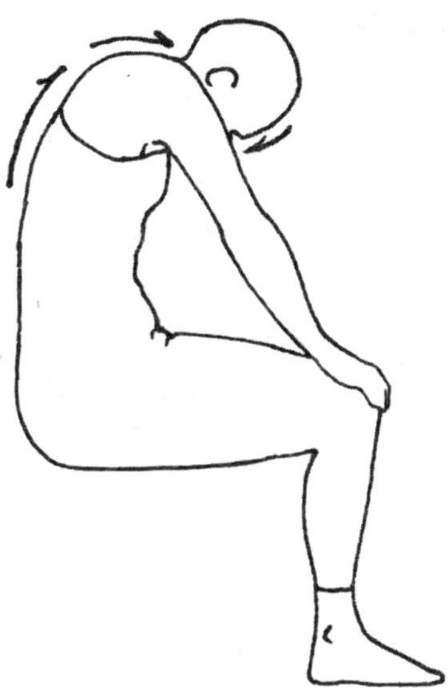

Katzenbuckel: Sie sitzen auf der Bettkante, die Füße stehen flach auf dem Boden, die Knie sind v-förmig geöffnet. Sie sollten bequem sitzen. Legen Sie die Hände auf den Knien ab, der Rücken ist gerade. Atmen Sie nun ein und beugen Sie dabei den Kopf nach vorn, der Blick geht zum Boden. Führen Sie die Schultern zu den Ohren, und ziehen Sie das Kinn zur Brust. Beim Ausatmen rollen Sie sich wieder in die Ausgangsposition zurück. Erweiterung der Übung: Schaukeln Sie mit gekrümmtem Rücken vor und zurück. 2-mal wiederholen.

Morgendliche Getränke
Trinken Sie nach dem Aufstehen 250 bis 500 Milliliter warmes oder lauwarmes Wasser mit einem Spritzer Zitronensaft. Sie können dem Wasser zusätzlich auch ein paar frische Minzeblätter, 1 Zweig Rosmarin oder 1 Kamillenteebeutel hinzufügen. Sollten Sie morgens

nicht auf Kaffee verzichten können, rühren Sie 1 Teelöffel Butter von Weidekühen oder Kokosöl oder beides unter – das verleiht Ihrem Morgenkaffee jede Menge feuchtigkeitsspendende Power. Das geht übrigens auch mit koffeinhaltigem Tee: Auch hier wirken Butter, Kokosöl oder Kokosmilch Wunder. Das wird in sehr hoch gelegenen Regionen der Welt schon lange so praktiziert: Buttertee gilt in Tibet beispielsweise als wärmend, kräftigend und feuchtigkeitsspendend. Den letzten Schliff verleihen Sie Ihrem so aufgepeppten Kaffee oder Tee mit etwas gemahlenem Zimt oder Kardamom.

Morgen-Smoothie: Wählen Sie zwischen warmem und kaltem Smoothie, und fügen Sie ihm heute zur Abwechslung ½ Birne hinzu. Birnen sind großartige Ballaststofflieferanten und außerdem sehr wasserreiche Früchte.

Bewegung am Mittag

Daumen massiert Brustbein und Wirbelsäulen-Twists.

Erfrischung am Nachmittag

Wiederholen Sie das Rezept von Tag 1. Wenn Sie etwas Abwechslung möchten, verwenden Sie 60 Milliliter eines anderen ungesüßten Saftes oder Saftkonzentrats.

Getränk vor dem Zubettgehen

100 Milliliter Kamillen- oder Süßholzwurzeltee.

Bewegung vor dem Schlafengehen

Ohr zur Schulter, Kinnkreise und Ganzkörperdehnung.

Tag 4

Bewegung am Morgen

Führen Sie nach Ihrem Aufwachritual Ihr morgendliches Bewegungsprogramm mit den Übungen »Kinn zur Brust«, »Schultermassage im Bett« und »Katzenbuckel« durch.

Morgendliche Getränke
Trinken Sie nach dem Aufstehen 250 bis 500 Milliliter warmes oder lauwarmes Wasser mit einem Spritzer Zitronensaft. Sie können zusätzlich frische Minzeblätter, 1 Zweig Rosmarin oder 1 Kamillenteebeutel hinzufügen. Sollten Sie nicht auf Kaffee verzichten können, rühren Sie 1 Teelöffel Butter von Weidekühen und 1 Teelöffel Kokosöl unter. Bestreuen Sie den Kaffee mit gemahlenem Zimt oder Kardamom.

Morgen-Smoothie: Wählen Sie zwischen warmem und kaltem Smoothie, und mixen Sie heute der Abwechslung wegen 2 Esslöffel Alfalfasprossen unter. Geschmacklich ändern die Sprossen am Smoothie zwar nichts, doch dafür bringen sie jede Menge Gel-Wasser, Vitamine und Mineralstoffe mit. Eine hervorragende Möglichkeit, nichts ahnenden Mündern ein wenig »Grünzeug« unterzujubeln.

Bewegung am Mittag
Daumen massiert Brustbein und Wirbelsäulen-Twists.

Erfrischung am Nachmittag
Wiederholen Sie das Rezept von Tag 1, je nach Laune mit 60 Millilitern eines anderen ungesüßten Saftes oder Saftkonzentrats.

Getränk vor dem Zubettgehen
100 Milliliter Kamillen- oder Süßholzwurzeltee.

Bewegung vor dem Schlafengehen
Ohr zur Schulter, Kinnkreise und Ganzkörperdehnung.

Tag 5

Bewegung am Morgen
Führen Sie nach Ihrem Aufwachritual Ihr morgendliches Bewegungsprogramm mit den Übungen »Kinn zur Brust« und »Schultermassage im Bett« durch.

Heute steht außerdem eine Variante des »Katzenbuckels« auf dem Programm. Wir haben die Übung nach einem Move beim Tanzen benannt.

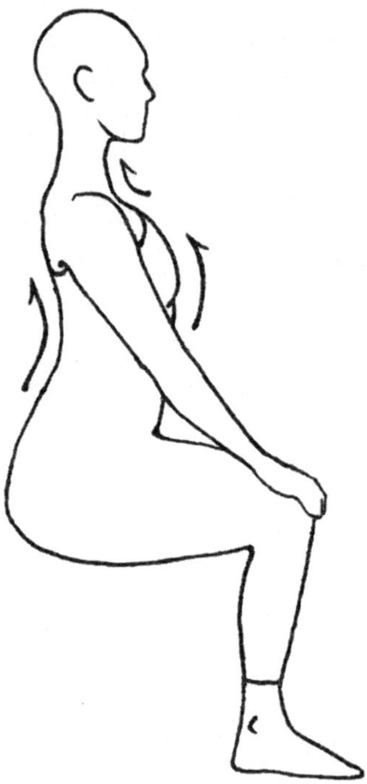

Snake Out: Sie sitzen auf der Bettkante, die Füße stehen flach auf dem Boden, die Knie sind v-förmig geöffnet. Sie sollten bequem sitzen. Legen Sie die Hände auf den Knien ab, der Rücken ist gerade. Beugen Sie sich nun mit geradem Rücken so weit nach vorn, bis sich Ihr Kopf zwischen den Knien befindet oder wie es für Sie noch angenehm ist. Rollen Sie sich anschließend wieder auf, doch heben Sie davor den Kopf, sodass Sie zunächst auf die gegenüberliegende Wand und dann zur Decke blicken. Gehen Sie in der Ausgangsposition sehr sanft in die Rückbeuge. Sie können die Bewegung nach oben unterstützen, indem Sie sich mit den Händen auf den Knien abstützen. Versuchen Sie, die Bewegung möglichst fließend zu gestalten. Dreimal wiederholen.

Morgendliche Getränke

Trinken Sie nach dem Aufstehen 250 bis 500 Milliliter warmes oder lauwarmes Wasser mit einem Spritzer Zitronensaft. Sie können dem Wasser zusätzlich auch ein paar frische Minzeblätter, 1 Zweig Rosmarin oder 1 Kamillenteebeutel hinzufügen. Sollten Sie morgens nicht auf Kaffee oder koffeinhaltigen Tee verzichten können, beschränken Sie diesen bitte auf 1 bis 2 Tassen, und rühren Sie eventuell 1 Teelöffel Butter von Weidekühen oder 1 Teelöffel Kokosöl unter.

Morgen-Smoothie: Wählen Sie zwischen warmem und kaltem Smoothie, und fügen Sie ihm heute der Abwechslung wegen 2 Esslöffel Saft oder Saftkonzentrat aus dem »Erfrischung am Nachmittag«-Rezept hinzu (siehe dazu auch »Die Hydrierungspower unserer Einkaufsliste« in diesem Kapitel).

Bewegung am Mittag
Daumen massiert Brustbein und Wirbelsäulen-Twists.

Erfrischung am Nachmittag
Wiederholen Sie das Rezept von Tag 1. Wenn Sie etwas Abwechslung möchten, verwenden Sie 60 Milliliter eines anderen ungesüßten Saftes oder Saftkonzentrats.

Getränk vor dem Zubettgehen
100 Milliliter Kamillen- oder Süßholzwurzeltee.

Bewegung vor dem Schlafengehen
Ohr zur Schulter, Kinnkreise und Ganzkörperdehnung.

Herzlichen Glückwunsch! Sie haben das Fünf-Tage-Durstlöscher-Programm geschafft! Nun wissen Sie, wie es sich anfühlt, wenn man optimal hydriert ist und in unserer modernen, dehydrierenden Welt im Fluss bleibt. Wenn Sie das Programm weiterhin durchführen, werden Sie in einem Monat den Abtransport von Abfallstoffen aus Ihrem Körper beschleunigt haben, was sich weiterhin am Hautbild, an den kognitiven Fähigkeiten sowie am Zustand Ihrer Gelenke und Muskeln zeigen wird. In drei Monaten werden Sie vermutlich leichter Gewicht verlieren, klarer denken können, besserer Stimmung sein, über eine größere Beweglichkeit und einen größeren Bewegungsradius verfügen und erholsamer schlafen können. Heißen Sie es willkommen, Ihr neues, jüngeres Selbst.

Der Fünf-Tage-Durstlöscher-Plan auf einen Blick

	Tag 1	Tag 2	Tag 3	Tag 4	Tag 5
Mikrobewegung am Morgen	Kinn zur Brust	Kinn zur Brust, Schultermassage im Bett	Kinn zur Brust, Schultermassage im Bett, Katzenbuckel	Kinn zur Brust, Schultermassage im Bett, Katzenbuckel	Kinn zur Brust, Schultermassage im Bett, Snake Out
Morgendliches Getränk	Warmes Wasser mit Zitronensaft	Warmes Wasser mit Zitronensaft	Warmes Wasser mit Zitronensaft	Warmes Wasser mit Zitronensaft	Warmes Wasser mit Zitronensaft
Morgen-Smoothie	Limettenpower oder Wärmende, süße Nussmilch	Limettenpower oder Wärmende, süße Nussmilch, mit Himbeeren	Limettenpower oder Wärmende, süße Nussmilch, mit Birne	Limettenpower oder Wärmende, süße Nussmilch, mit Sprossen	Limettenpower oder Wärmende, süße Nussmilch, mit Granatapfelsaft oder einem anderen Saft
Mikrobewegung am Mittag	Wirbelsäulen-Twists	Daumen massiert Brustbein, Wirbelsäulen-Twists	Daumen massiert Brustbein, Wirbelsäulen-Twists	Daumen massiert Brustbein, Wirbelsäulen-Twists	Daumen massiert Brustbein, Wirbelsäulen-Twists
Nachmittagsgetränk	Erfrischung am Nachmittag	Erfrischung am Nachmittag	Erfrischung am Nachmittag	Erfrischung am Nachmittag	Erfrischung am Nachmittag
Getränk vor dem Zubettgehen	Kamillen- oder Süßholzwurzeltee	Kamillen- oder Süßholzwurzeltee	Kamillen- oder Süßholzwurzeltee	Kamillen- oder Süßholzwurzeltee	Kamillen- oder Süßholzwurzeltee
Mikrobewegung vor dem Schlafengehen	Ohr zur Schulter, Kinnkreise, Ganzkörperdehnung	Ohr zur Schulter, Kinnkreise, Ganzkörperdehnung	Ohr zur Schulter, Kinnkreise, Ganzkörperdehnung	Ohr zur Schulter, Kinnkreise, Ganzkörperdehnung	Ohr zur Schulter, Kinnkreise, Ganzkörperdehnung

Kapitel 9

Der Tisch ist reich gedeckt: Rezepte für ein ganzes Leben

Ernähren Sie sich bewusst; essen Sie wann immer möglich gemeinsam mit anderen und stets mit Genuss.
– *Michael Pollan*

Sie haben den Fünf-Tage-Durstlöscher-Plan nun ausprobiert – fühlen Sie sich jetzt beschwingter? Energiegeladener? Haben Sie weniger Schmerzen? Keine Kopfschmerzen mehr? Fühlen Sie sich weniger aufgebläht? So soll es jetzt für den Rest Ihres Lebens bleiben? Wunderbar! Dann finden Sie in diesem Kapitel weitere Rezepte für köstliche und gesunde Smoothies sowie Vorschläge für Suppen, leichte Mahlzeiten und Desserts (beispielsweise auch für Eis am Stiel!), mit denen Sie ein Leben lang optimal hydriert bleiben.

Wir beginnen mit einer praktischen Übersichtstabelle, die neben Mahlzeiten, Getränken und Smoothies auch Mikrobewegungen beinhaltet. Natürlich können Sie die Rezepte nach Lust und Laune untereinander austauschen. Wir hoffen, dass Sie die Mikrobewegungen nun ganz selbstverständlich in Ihren Tagesablauf einplanen und sich auch das regelmäßige Trinken angewöhnt haben.

Nach den fünf Tagen: So könnte es weitergehen

	Tag 1	Tag 2	Tag 3	Tag 4	Tag 5
Mikrobewegung am Morgen	Kinn zur Brust	Kinn zur Brust, Schultermassage im Bett	Kinn zur Brust, Schultermassage im Bett	Kinn zur Brust, Schultermassage im Bett, Katzenbuckel	Kinn zur Brust, Schultermassage im Bett, Snake Out
Morgendliches Getränk	Warmes Wasser mit Zitronensaft	Warmes Wasser mit Zitronensaft	Warmes Wasser mit Zitronensaft	Warmes Wasser mit Zitronensaft	Warmes Wasser mit Zitronensaft
Morgen-Smoothie	Limettenpower oder Wärmende, süße Nussmilch	Ananas-Mango-Smoothie	Heidelbeer-Avocado-Smoothie	Limettenpower oder Wärmende, süße Nussmilch	Grüner Detox-Smoothie
Frühstück	Eier im Avocadonest	Obstschale	Lachs mit Kapern	Hafergrütze	Chiapudding
Mittagessen	Hähnchenbrust auf Rucola	Suppe nach Wahl	Salat mit dreierlei Bohnen	Suppe nach Wahl	Zucchininudeln
Mikrobewegung am Mittag	Wirbelsäulen-Twists	Daumen massiert Brustbein, Wirbelsäulen-Twists	Daumen massiert Brustbein, Wirbelsäulen-Twists	Daumen massiert Brustbein, Wirbelsäulen-Twists	Daumen massiert Brustbein, Wirbelsäulen-Twists
Zwischenmahlzeit	Nüsse	1 Tasse Knochenbrühe	1 Handvoll Oliven	Hummus mit Gemüse	½ Avocado
Getränk am Nachmittag	Erfrischung am Nachmittag	Erfrischung am Nachmittag	Erfrischung am Nachmittag	Erfrischung am Nachmittag	Erfrischung am Nachmittag
Abendessen	Blumenkohlsteak	Gegrillter Fisch mit Quinoa	Gebratene Hähnchenbrust mit Gemüse	Salade niçoise	Pilz-Rucola-Püree

	Tag 1	Tag 2	Tag 3	Tag 4	Tag 5
Getränk vor dem Zubettgehen	Kamillen- oder Süßholzwurzeltee	Kamillen- oder Süßholzwurzeltee	Kamillen- oder Süßholzwurzeltee	Kamillen- oder Süßholzwurzeltee	Kamillen- oder Süßholzwurzeltee
Mikrobewegung vor dem Schlafengehen	Ohr zur Schulter, Kinnkreise, Ganzkörperdehnung	Ohr zur Schulter, Kinnkreise, Ganzkörperdehnung	Ohr zur Schulter, Kinnkreise, Ganzkörperdehnung	Ohr zur Schulter, Kinnkreise, Ganzkörperdehnung	Ohr zur Schulter, Kinnkreise, Ganzkörperdehnung

Smoothies, das Herz des Durstlöscher-Plans, sind die am besten hydrierenden Getränke. Deshalb bieten wir Ihnen im Folgenden eine große Auswahl an Rezepten an. Jeder unserer Smoothies verfügt über genau die richtige Menge an wasserspeichernden Nährstoffen, die Sie den ganzen Tag über fit halten. Doch experimentieren Sie ruhig: Verwenden Sie andere Beeren, anderes frisches Gemüse, andere Früchte – so, wie es Ihnen am besten schmeckt. Und investieren Sie in eine gute Trinkflasche, damit Sie auch unterwegs nie auf Smoothies verzichten müssen.

Übrigens gibt es ein paar einfache Tricks, wie Sie Smoothies noch nahrhafter machen können: Wandeln Sie sie in ein fermentiertes, also vergorenes Getränk um, indem Sie ihnen rohen Apfelessig, scharfe Soßen, Misopaste oder den Inhalt einer probiotischen Kapsel hinzufügen. Werden diese Zutaten mit reichlich Flüssigkeit verzehrt, helfen sie den »guten« Bakterien im Darm ordentlich auf die Sprünge.

Ein Wort zum Thema Mixer

Den Löwenanteil der Rezepte unseres Durstlöscher-Plans machen solche aus, für die Sie einen Mixer benötigen. Mittlerweile sind viele großartige Mixermarken und -modelle erhältlich – so viele, dass die

Auswahl mitunter schwerfällt. Von eher schlichten Modellen, mit denen man nur eine Portion zubereiten kann, bis zu kostspieligen, gastronomiegeeigneten Luxusapparaten haben wir alle getestet. Als Erstes sollten Sie überlegen, wie viel Geld Sie ausgeben wollen, wie groß Ihre Küche ist und wie sehr Sie auf technische Spielereien stehen. Teure Hochleistungsmixer mixen Ihren Smoothie sicherlich bis zur Perfektion, doch sei betont, dass es am Anfang *jeder* Mixer tut – Hauptsache, Sie beginnen mit dem Durstlöscher-Plan! Denn das ist das Wichtigste. Sollte das alte Möhrchen, das noch bei Ihnen in der Ecke steht, den Smoothie nicht »glatt« genug für Ihren Geschmack mixen, können Sie das Ganze anschließend auch noch einmal durch ein feines Haarsieb passieren. Auch wenn Sie dann vielleicht nicht in den vollen Genuss der Ballaststoffe kommen, haben Sie damit dennoch etwas für Ihre Hydrierung getan.

Hier unsere Tipps: Wir mögen den *NutriBullet*, da er sich leicht bedienen lässt und unkompliziert ist; außerdem mixt er in einem transportablen Behälter. Deckel drauf und los. Darüber hinaus mahlt er Samen und Nüsse wunderbar fein, insbesondere Chiasamen, sodass das Pulver seine volle wasserspendende Gelkraft freisetzen kann. Blendtec und Vitamix sind Hochleistungsmixer mit ausgezeichnetem Ruf, die allerdings auch ihren Preis haben.

Und was den *Osterizer* im Vintage-Look anbelangt: Mit dem haben wir angefangen. Ein großer Vorteil des Geräts ist, dass man den Glasbehälter durch ein spezielles Plastikgefäß ersetzen kann, in dem man eine Einzelportion zum Mitnehmen zubereitet. Der Osterizer ist in den 1920er-Jahren entwickelt worden, um die arbeitsintensive Konservenfabrikation zu beschleunigen, und er erleichtert uns auch heute noch die Arbeit. Fünf Gläser mit den Zutaten für den täglichen Smoothie, mit einer heißen oder kalten Flüssigkeit mixen – einfacher geht's nun wirklich nicht.

Hinweis: Lassen Sie warme Getränke (auch Kaffee) immer erst einen Moment stehen, bevor Sie das Gefäß verschließen, sonst bildet sich zu viel Dampf, der möglicherweise den Deckel aufdrückt und

Sie verbrüht. Achten Sie außerdem immer darauf, den Mixer nicht zu überfüllen. Wir wissen, wovon wir sprechen, schön ist das nicht. Mixen Sie lieber in zwei Portionen.

Tipps zur Zubereitung von Smoothies und anderen Getränken

All unsere Rezepte sind so konzipiert, dass sie Ihnen die optimale Hydrierung verschaffen. Wir haben die Zutaten so zusammengestellt, dass Sie nicht nur hinsichtlich der Nährstoffe, sondern auch hinsichtlich der Flüssigkeitsaufnahme maximal profitieren.

- Für die Experimentierfreudigen unter Ihnen: Eine extra hydrierende Mischung erhalten Sie, wenn Sie eine oder mehr Sorten grünes Blattgemüse und / oder Kräuter – sie enthalten 98 Prozent Gel-Wasser – nehmen, dazu etwas Obst wegen der Süße, ein wenig gesundes Fett wie Avocado- oder Olivenöl oder Nüsse und Samen, etwas Limettensaft oder rohen Apfelessig der Säure wegen und schließlich eine Prise grobes Meersalz.
- Alle Getränkerezepte sind auf eine Portion ausgelegt, es sei denn, es ist anders angegeben. Aber was für den einen eine gute Portion ist, ist für den anderen vielleicht zu viel – trinken Sie deshalb, bis Sie satt sind.
- Stehen Chiasamen im Rezept, meinen wir gemahlene Samen, die Sie entweder schon so kaufen oder selbst mahlen können. Durch das Mahlen und das Hinzufügen einer Flüssigkeit entsteht umgehend Gel-Wasser. Deshalb müssen die Samen vorher auch nicht eingeweicht werden.
- Sie können selbstverständlich gefrorene Früchte, vorzugsweise in Bioqualität, verwenden. Das ist außerdem sehr praktisch, weil man immer welche im Tiefkühlfach haben kann. Zudem eignen sich tiefgefrorene Beeren vor allem für die Zubereitung

von Smoothies am Arbeitsplatz, vorausgesetzt natürlich, der Kühlschrank in der Teeküche verfügt über ein Gefrierfach.

- Verwenden Sie zur Zubereitung der Smoothies und anderen Getränke gefiltertes Wasser, Quellwasser, Mineralwasser oder Sodawasser. Sollten Sie sich für destilliertes Wasser entscheiden, fügen Sie bitte immer etwas Salz oder Flüssigmineralien hinzu. Im Abschnitt »Quellen« finden Sie gute Wasserfilter.

Getränke für heiße Tage

Basis

Dieses Rezept soll Ihnen als Richtlinie für einen kühlenden Sommer-Smoothie dienen. Der Abwechslung halber können Sie den Spinat durch Romanasalat ersetzen oder ihn damit kombinieren. Petersilie, Minze, Basilikum und Selleriegrün sind erfrischende Beigaben. Wer es etwas süßer mag, kann statt des Apfels eine Birne oder etwas Kürbispüree verwenden. Eine Prise duftenden gemahlenen Kardamoms verleiht dem Smoothie mehr Aroma.

30 g Spinatblätter
½ Salatgurke, geschält oder in Bioqualität
1 grüner Apfel, geschält, entkernt und geviertelt
Saft von ½ Limette
120 ml Kokosmilch
1–2 TL frischer Ingwer, geschält und fein gerieben
250–500 ml gefiltertes Wasser oder Quellwasser, je nachdem, wie dünn- oder dickflüssig der Smoothie sein soll

Alle Zutaten in einen Mixer geben und mixen. Sofort servieren.

Wassermelonen-Gurken-Smoothie

Man glaubt es kaum, aber Wassermelonen und Gurken sind botanisch miteinander verwandt – sie gehören beide zur Familie der Kürbisgewächse. Außerdem stehen sie auf unserer Liste der zehn hydrierendsten Obst- und Gemüsesorten. Die Prise Salz verstärkt die Fähigkeit des Körpers, elektrische Impulse zu leiten. Und wer statt reinem Wasser Kräutertees wie Hibiskus oder Pfefferminze verwendet, verwöhnt obendrein noch seine Geschmacksknospen.

150 g Wassermelone, gewürfelt
1 mittelgroße Salatgurke, geschält oder in Bioqualität
1 Spritzer frisch gepresster Limettensaft
1 Prise grobes Meersalz
250–500 ml gefiltertes Wasser oder Hibiskustee, je nachdem, wie dünn- oder dickflüssig der Smoothie sein soll
1 Zweig Minze, optional

Alle Zutaten in einen Mixer geben, und 30 bis 35 Sekunden oder so lange mixen, bis die gewünschte Konsistenz erreicht ist. Sofort servieren.

Der Durstlöscher

Für diesen Smoothie brauchen Sie einen Hochleistungsmixer, da sich Fenchel schwer mixen lässt. Allerdings ist dies einer unserer Lieblings-Smoothies, da er nicht nur den Durst löscht, sondern auch satt macht und wunderschön aussieht. Außerdem enthält er Chiasamen, eine unserer Lieblings-Durstlöscher-zutaten.

3 Stangen Sellerie
½ Salatgurke, geschält oder in Bioqualität
30 g Grünkohl, Spinat oder gemischter grüner Salat
½ Fenchelknolle
½ Birne oder Apfel, geschält, entkernt und in grobe Stücke geschnitten

Saft von 1 Limette
1 TL–1 EL Kokosöl oder Olivenöl extra vergine
1–3 cm frische Ingwerwurzel, je nach Geschmack, geschält und in Würfel geschnitten
1 TL–1 EL gemahlene Chiasamen
250–500 ml gefiltertes Wasser, Quellwasser oder Mineralwasser, je nachdem, wie dünn- oder dickflüssig der Smoothie sein soll

Alle Zutaten in einen Mixer geben, und 30 bis 35 Sekunden oder so lange mixen, bis die gewünschte Konsistenz erreicht ist. Sofort servieren.

Roter Smoothie mit Beeren

Man könnte annehmen, der Geschmack des Rotkohls würde den der anderen Zutaten in diesem Smoothie überdecken, doch das trifft nicht zu. Im Gegenteil: Er verstärkt den Geschmack der Himbeeren sogar noch.

70 g roher Rotkohl, in Streifen geschnitten
125 g frische oder TK-Himbeeren
½ Salatgurke, geschält oder in Bioqualität
6–8 Blätter Basilikum oder Minze
1–3 cm frische Ingwerwurzel, je nach Geschmack, geschält und in Würfel geschnitten
1 TL–1 EL Kokosöl
250–500 ml gefiltertes Wasser, Quellwasser oder Mineralwasser, je nachdem, wie dünn- oder dickflüssig der Smoothie sein soll
frisch gemahlener schwarzer Pfeffer

Alle Zutaten bis auf den Pfeffer in einen Mixer geben und 30 bis 35 Sekunden oder so lange mixen, bis die gewünschte Konsistenz erreicht ist. Mit frisch gemahlenem schwarzem Pfeffer bestreuen und sofort servieren.

Rote-Bete-Power

Rote Bete wird seit Tausenden von Jahren wegen ihrer medizinischen Wirkungen sowie ihrer ernährungsphysiologischen Vorteile geschätzt. Es handelt sich dabei um die Wurzel der blühenden Rote-Bete-Pflanze, die es auch als Pulver gibt und voller Nährstoffe und Antioxidanzien steckt. Falls Sie gemahlene Rote Bete kaufen, sollten Sie darauf achten, dass dem Pulver kein Zucker zugesetzt wurde. Wie viel Ingwer Sie verwenden, ist ganz Ihrem Geschmack überlassen.

1 TL–1 EL Chiasamen, am besten gemahlen
75 g rohe oder gekochte Rote Bete, gewürfelt, oder 1 EL Rote-Bete-Pulver
10 rote Trauben
20 g Brunnenkresse oder Rucola
5 g Petersilie mit Stängel
1 TL–1 EL Kokosöl
1–3 cm frische Ingwerwurzel, je nach Geschmack, geschält und in Würfel geschnitten
1 Prise grobes Meersalz
250–500 ml gefiltertes Wasser, Quellwasser oder Mineralwasser, je nachdem, wie dünn- oder dickflüssig der Smoothie sein soll

Alle Zutaten in einen Mixer geben und 30 bis 35 Sekunden oder so lange mixen, bis die gewünschte Konsistenz erreicht ist. Sofort servieren.

Mango Colada

Mangos haben zwar einen hohen glykämischen Index, doch mindert der Apfelessig in unserem Smoothie-Rezept die Wirkung des Zuckers.

1 TL–1 EL Chiasamen, am besten gemahlen
30 g grünes Blattgemüse wie z. B. Spinat, gemischter grüner Salat oder Romanasalat
½ Mango, geschält, entkernt und in grobe Stücke geschnitten

½ Salatgurke, geschält oder in Bioqualität
1 TL roher Apfelessig
40 g ungesalzene Cashewkerne
1 TL–1 EL Kokosöl
6–8 Basilikumblätter
250–500 ml gefiltertes Wasser oder Quellwasser, je nachdem, wie dünn- oder dickflüssig der Smoothie sein soll

Alle Zutaten in einen Mixer geben und 30 bis 35 Sekunden oder so lange mixen, bis die gewünschte Konsistenz erreicht ist. Sofort servieren.

Durstlöscher-Detox

1 kleine rohe oder gekochte Rote Bete, gewürfelt[1]
1 Stange Sellerie
1 Handvoll Petersilie
1 Salatgurke, geschält oder in Bioqualität
½ cm frische Ingwerwurzel, geschält und in Würfel geschnitten
Saft von ½ Zitrone
4 Blätter Romanasalat
1 Handvoll Spinat oder Rucola
½ reife Birne
250–500 ml gefiltertes Wasser oder Quellwasser, je nachdem, wie dünn- oder dickflüssig der Smoothie sein soll

Alle Zutaten in einen Mixer geben und mixen. In ein Glas abgießen und genießen.

---

[1] Wenn Sie rohe Rote Bete verwenden, brauchen Sie einen Hochleistungsmixer oder müssen die Rote Bete sehr fein würfeln.

Ananas-Mango-Smoothie

250 g Ananas, geschält und in Würfel geschnitten
150 g Mango, geschält, entkernt und in Würfel geschnitten
250 ml Kokoswasser
1 Stange Sellerie, in grobe Stücke geschnitten
1 cm frische Ingwerwurzel, geschält und in Würfel geschnitten
2 TL roher Apfelessig
250–500 ml gefiltertes Wasser oder Quellwasser, je nachdem, wie dünn- oder dickflüssig der Smoothie sein soll

Alle Zutaten in einen Mixer geben und mixen. In ein Glas abgießen und sofort genießen.

Grüner Detox-Smoothie

1 EL Chiasamen
160 g Ananas, geschält und in Würfel geschnitten
¼ Avocado
1 Stange Sellerie
10 g Basilikumblätter
10 g Petersilie
½ Salatgurke, geschält oder in Bioqualität
1–2 TL frische Ingwerwurzel, geschält und in Würfel geschnitten
Saft von ½ Limette
250–500 ml gefiltertes Wasser oder Quellwasser, je nachdem, wie dünn- oder dickflüssig der Smoothie sein soll

Alle Zutaten in einen Mixer geben und mixen. In ein Glas abgießen und sofort genießen.

Heidelbeer-Avocado-Smoothie

150 g frische oder TK-Heidelbeeren
½ Avocado, geschält und entkernt
1 Apfel oder 1 Birne, halbiert und vom Kerngehäuse befreit
250–500 ml gefiltertes Wasser oder Quellwasser, je nachdem, wie dünn- oder dickflüssig der Smoothie sein soll

Alle Zutaten in einen Mixer geben und mixen. In ein Glas abgießen und sofort genießen.

Golden Smoothie

2 Äpfel, geviertelt und vom Kerngehäuse befreit
3 Orangen, geschält
Saft von ½ Zitrone
250 ml Kokoswasser
1 cm frische Ingwerwurzel, geschält
½ cm frische Kurkuma oder ⅛ TL gemahlene Kurkuma
250–500 ml gefiltertes Wasser oder Quellwasser, je nachdem, wie dünn- oder dickflüssig der Smoothie sein soll

Alle Zutaten in einen Mixer geben und mixen. Abgießen und sofort genießen.

Himbeer-Smoothie

125 g frische oder TK-Himbeeren
2 Orangen, geschält
½ Avocado
1 Handvoll Basilikumblätter
125 ml Kokoswasser
250–500 ml gefiltertes Wasser oder Quellwasser, je nachdem, wie dünn- oder dickflüssig der Smoothie sein soll

Alle Zutaten in einen Mixer geben und mixen. In ein Glas abgießen und sofort genießen.

Getränke für kalte Tage

Wenn sich die Blätter verfärben und Sie das Haus nicht mehr ohne Pulli verlassen, ist es an der Zeit, zu wärmenden, heißen Getränken zu wechseln. Beim Thema Durstlöschen denken viele vor allem an den Sommer, doch eine ausreichende Hydrierung des Körpers ist im Winter ebenso wichtig. Unsere Rezepte kombinieren häufig Pikantes mit Süßem – eine verführerische Zusammenstellung, die dazu verlockt, mehr zu trinken, was in dieser austrocknenden Jahreszeit wiederum zu einer besseren Wasserversorgung und damit zur Stärkung der Abwehrkräfte führt.

Denken Sie bitte immer daran, den Mixer nur maximal zur Hälfte zu füllen, wenn Sie heiße Flüssigkeiten verwenden. Lesen Sie sich die Gebrauchsanweisung Ihres Gerätes genau durch, da Mixer nicht gleich Mixer ist.

Bergamotte-Kokos-Tee

Die duftende Bergamotte ist eine kleine, grünliche Zitrusfrucht, die dem Earl-Grey-Tee sein charakteristisches Aroma verleiht. Jüngere Studien beweisen, dass sie beim Menschen den Cholesterinspiegel senkt.[1]

250 ml frisch aufgebrühter Earl-Grey-Tee
60 ml Kokosmilch
40 g gemahlene Cashewkerne
1 Prise grobes Meersalz

Alle Zutaten in einen Mixer geben und 30 bis 35 Sekunden oder so lange mixen, bis die gewünschte Konsistenz erreicht ist. Wenn Sie das Getränk flüssiger mögen, können Sie noch etwas heißes Wasser hinzufügen. Sofort servieren und je nach Geschmack mit etwas Ahornsirup süßen.

Basilikum-Zitronen-Tee

Honig spendet zwar viel Feuchtigkeit, doch sind Stevia und Luo Han Guo (Mönchsfrucht) wegen ihres niedrigen glykämischen Indexes ausgezeichnete Ersatzsüßungsmittel. Die Mönchsfrucht ist in Pulverform beispielsweise im Naturkostladen erhältlich. Basilikumtee ist auf der ganzen Welt bekannt; in Indien, wo man ihn Tulsi nennt, gilt er gar als heiliges Getränk. Seine pflanzlichen Wirkstoffe sollen Stress reduzieren. Wenn Sie kein Basilikum haben, können Sie auch frische Minze verwenden. Basilikum und Zitrone in Süßholzwurzeltee ergeben eine wunderbar aromatische Geschmackskombination.

3–5 Basilikumblätter
250 ml kochendes Wasser
1 TL Honig
1 TL frisch gepresster Zitronensaft

Die Basilikumblätter in eine Tasse geben und mit dem Wasser übergießen. Honig und Zitronensaft unterrühren und heiß genießen.

Persischer Rosentee

Rosenblütenblätter werden schon seit Urzeiten als feuchtigkeitsspeicherndes Mittel geschätzt, Tee aus Rosenblütenblättern ist in Naturkostläden oder online erhältlich. Wir fügen unserer Mischung noch etwas Miso hinzu: Die Paste aus fermentierten Sojabohnen hat darmbakterienfördernde probiotische Eigenschaften und trägt zusätzlich dazu bei, dass die Flüssigkeit vom Körper gut aufgenommen werden kann. Etwas ganz Besonderes wird aus dem Persischen Rosentee, wenn Sie noch einen Teelöffel Rosenblütengelee hinzufügen, das Sie in Delikatessengeschäften oder bei nahöstlichen Lebensmittelhändlern finden. Sie können aber ebenfalls mit dem bereits in den Zutaten enthaltenen Ahornsirup nachsüßen, auch er hydriert gut. Oder Sie verwenden stattdessen eine kleine Menge gemahlenes oder flüssiges Stevia. Achtung: Wenn Sie noch nie gemahlenes Stevia benutzt haben, sollten Sie mit einer winzigen Menge – weniger als ⅛ Teelöffel – beginnen, um herauszufinden, was Ihnen schmeckt. Der Cayennepfeffer steuert antientzündliche Eigenschaften und eine ganz leichte Schärfe bei.

250 ml Tee aus Rosenblütenblättern
1 TL rote oder weiße Misopaste
1 TL Ahornsirup
1 Prise Cayennepfeffer

Bereiten Sie den Tee aus Rosenblütenblättern zu, und lassen Sie ihn 5 Minuten ziehen. Misopaste, Ahornsirup und Cayennepfeffer unterrühren und heiß genießen.

Wu Wei Cuppa Miso

Wu-Wei-Tee, eine großartige asiatische Kräuter- und Gewürzmischung, bekommen Sie ebenfalls im Naturkostladen oder Reformhaus. Wird er mit Misopaste vermischt, entsteht ein herrlich aromatischer, süßer Geschmack. Statt Wu-Wei-Tee können Sie auch Tee aus Rosenblütenblättern verwenden, und den letzten Schliff erhält das Getränk, wenn Sie einen halben Teelöffel Rosenblütengelee unterrühren.

250 ml Wu-Wei-Tee
½–1 TL weiße Misopaste

Bereiten Sie den Wu-Wei-Tee zu, und lassen Sie ihn 5 Minuten ziehen. Misopaste unterrühren und heiß genießen.

Apfelessig-Orange Sour

Hört sich wie ein schicker Cocktail an, oder nicht? Dieses Rezept basiert auf einem Getränk aus der frühen amerikanischen Geschichte, dem »Shrug«, das in kolonialer Zeit häufig getrunken wurde, um Erkältungen abzuwehren. Statt des gemahlenen Ingwers können Sie auch frischen, geriebenen Ingwer verwenden, dann hat der Apfelessig-Orange Sour noch »Biss«. Oder Sie probieren einen der angesagten flüssigen Ingwer-Shots aus.

250 ml heißes Wasser
Saft von 1 Orange
½ TL roher Apfelessig
¼ TL gemahlener Ingwer

Alle Zutaten in einen Mixer geben und 5 bis 10 Sekunden mixen (je nach Gebrauchshinweis für heiße Flüssigkeiten). Sie können den Drink aber auch ohne Mixer zubereiten und die Zutaten einfach gründlich miteinander verrühren. Heiß genießen. Der Apfelessig-Orange Sour schmeckt übrigens auch im Sommer fantastisch, wenn Sie das heiße Wasser durch kaltes ersetzen.

Kokos-Tahini mit Espresso

Kokosmilch und Kakaopulver sind eine klassische Kombination. Der Espresso und die Sesampaste machen daraus jedoch ein hydrierendes Getränk der Extraklasse.

180 ml Kokosmilch
2 TL ungesüßtes Kakaopulver
60 ml frisch gebrühter Espresso
30 ml heißes Wasser
1½ EL Tahini (Sesampaste)
1 EL Ahornsirup
1 Prise Meersalz

Alle Zutaten in einen Mixer geben und 30 bis 35 Sekunden mixen (je nach Gebrauchshinweis für heiße Flüssigkeiten). Heiß genießen.

Kaffee?

Kaffee und Hydrierung – das ist immer noch ein viel diskutiertes Thema. Und hier die gute Nachricht für alle Kaffeetrinker: Studien ergaben, dass eine Koffeinaufnahme von bis zu 400 Milligramm pro Tag – das entspricht etwa einem Liter Kaffee – keine Dehydrierung hervorruft. Im Rahmen unseres Fünf-Tage-Durstlöscher-Plans empfehlen wir jedoch, den Kaffeekonsum auf etwa eine Tasse täglich zu beschränken und den Rest durch hydrierendere Getränke zu ersetzen. Vier bis sechs Tassen Kaffee am Tag, für echte Kaffeefans keine Seltenheit, können eine harntreibende und deshalb auch dehydrierende Wirkung haben. Also: immer langsam mit den doppelten Espressi. Aber Sie wissen vermutlich ohnehin schon, wie viel Kaffee Ihnen guttut und ab welcher Menge er sich eher unangenehm auswirkt.

Der bislang jüngsten Studie zum Thema Kaffee zufolge senkt er sogar die Gesamtsterblichkeit: M.J. Gunter et al., »Coffee Drinking and Mortality in 10 European Countries: A Multinational Cohort Study«, *Annuals of Internal Medicine* 167, Heft 4 (August 2017): 236–247.

Reishi-Kaffee

Der Reishi-Pilz, auch unter dem Namen Glänzender Lackporling bekannt, wird in Nord- und Südamerika, in Japan, in Vietnam sowie in China schon seit langer Zeit wegen seiner vielfältigen medizinischen Wirkungen geschätzt; so soll er beispielsweise das Immunsystem stärken und für einen erholsameren

Schlaf sorgen. Das Pulver bekommen Sie online und im Naturkostladen. Wenn Sie möchten, können Sie dem Kaffee noch etwas gemahlenen Kardamom, Zimtpulver oder Vanille hinzufügen.

250 ml heißer, starker Kaffee
¼–½ TL Reishi-Pulver
1 TL Butter
2 TL Ahornsirup

Die Hälfte des Kaffees mit Reishi-Pulver, Butter und Ahornsirup verrühren. Den Rest des Kaffees unterrühren und heiß genießen.

Kardamom

Kardamom ist ein vor allem in Indien sehr beliebtes Gewürz und mit Ingwer verwandt. In der ayurvedischen Medizin wird er oft bei Verdauungsbeschwerden und zur Entgiftung verschrieben. Er hat sich auch bestens bei Völlegefühl, Blähungen, Sodbrennen sowie Verstopfung bewährt und unterstützt die Nieren bei der Entgiftung. Wir kauen die Kardamomkapseln nach dem Essen auch gern ganz, da sie den Atem wunderbar frisch machen.

Omega-3-Wunder

Omega-3-Fettsäuren sind für die Gesundheit des Menschen unerlässlich. Sie finden sich in tierischen Lebensmitteln, insbesondere in Fisch, doch sind Chia- und Hanfsamen gute pflanzliche Omega-3-Quellen. Unser Omega-3-Wunder ist ein wundervoller Start in den Tag und ein guter Ersatz für Kaffee, Sie können es aber auch gut mit Kaffee mischen. Es gibt Hinweise darauf, dass die Kokosnuss gemeinsam mit den Chiasamen ALA effektiver in DHA und

EPA umwandeln kann, doch trifft das wohl nicht auf jeden Organismus zu. Omega-3-Fettsäuren tragen dazu bei, dass Wasser die Zellmembran passieren und so ins Innere der Zelle gelangen kann.

1 TL gemahlene Chiasamen
120 ml Kokosmilch
1 EL Mandelbutter
1 TL gemahlene Hanfsamen
1 TL Zimtpulver
250 ml heißes Wasser (oder mehr, je nach Geschmack)
frisch gemahlener schwarzer Pfeffer

Alle Zutaten bis auf das heiße Wasser und den Pfeffer in einen Mixer geben und 30 bis 35 Sekunden mixen. In eine große Tasse abgießen, das heiße Wasser hinzufügen und mit frisch gemahlenem schwarzem Pfeffer bestreuen. Heiß genießen. Schmeckt auch herrlich mit einem Schuss Vanilleextrakt.

Kakao-Durstlöscher für zwei

Die Kraft dieses nussigen, schokoladigen Getränks liegt im Kakao – er steckt voller Mineralien, die für eine gute elektrische Leitfähigkeit in unserem Körper sorgen. Wie viel Ahornsirup verwendet wird, hängt auch von der Süße der Ananas ab. Die Prise Salz verleiht dem Aroma noch mehr Tiefe.

160 g Ananas, geschält und in Würfel geschnitten
30 g Walnüsse, fein gehackt; im Hochleistungsmixer können auch ganze Walnüsse verarbeitet werden
Saft von ½ Limette
1 EL Kokosöl
1 EL Rohkakao
1 Prise grobes Meersalz
250 ml heißes Wasser (oder mehr, je nach Geschmack)
1 TL Ahornsirup

Alle Zutaten bis auf das heiße Wasser und den Ahornsirup in einen Mixer geben und mixen. Das heiße Wasser und den Ahornsirup unterrühren, heiß genießen.

Kakao

Rohkakao ist die am wenigsten verarbeitete Form von Schokolade. Er besteht aus gemahlenen ungerösteten Kakaobohnen, den Samen des Kakaobaums. Normales Kakaopulver ist im Allgemeinen weniger teuer und etwas mehr verarbeitet, doch wenn Sie sich für die Version ohne zugesetzten Zucker und Milchfette entscheiden, besitzt es immer noch viele der wertvollen Inhaltsstoffe, die Rohkakao auszeichnen.

Dazu gehören beispielsweise zahlreiche Polyphenole, die antioxidativ wirken und somit Schutz vor Zellschäden durch freie Radikale bieten. Letztere entstehen durch Stoffwechselprozesse sowie Umwelteinflüsse. Der Schutz vor freien Radikalen ist wahrscheinlich auch der Grund, warum Kakao die Sterblichkeit durch Herz-Kreislauf-Erkrankungen senkt; zudem wurden antientzündliche Eigenschaften nachgewiesen. Die Academy of Nutrition and Dietetics (Amerikanische Gesellschaft für Diätetik und Ernährung) empfiehlt eine Kost, die reich an sekundären Pflanzenstoffen ist, wozu auch der maßvolle Verzehr von dunkler Schokolade gehört.[2]

Vegane Hafermilch mit Honig, Kardamom und schwarzem Pfeffer

Dieser herrlich satt machende Drink ersetzt verschiedene Milchvarianten. Der Pfeffer ist kein Muss – er hat allerdings eine lange Tradition als Beigabe zum Essen oder zu Getränken, da er die Nährstoffaufnahme fördert; zudem wirkt er antimikrobiell und antibakteriell. Aus diesem Grund trugen die Reisenden in den britischen Kolonien auch immer ihre persönliche Pfeffermühle bei sich.

Für ca. 2 Liter

90 g Haferflocken
1,6 l kaltes gefiltertes Wasser oder Quellwasser; für eine dickflüssigere Milch reicht 1 l
85 g Honig
1½ TL Kardamom
1 Prise Meersalz
2 großzügige Prisen frisch gemahlener schwarzer Pfeffer (optional)

Alle Zutaten in eine große Schüssel geben. Mit einem sauberen Geschirrtuch bedecken und über Nacht bei Zimmertemperatur einweichen.
Die Mischung in einen Mixer geben und mixen oder mit dem Stabmixer in der Schüssel pürieren.
Durch ein feinmaschiges Sieb in eine zweite Schüssel oder ein Glasgefäß abgießen. Im Kühlschrank aufbewahren und kühl innerhalb von 3 bis 4 Tagen genießen.

Suppen

Suppen und Brühen wärmen nicht nur die Seele, sie versorgen unseren Körper auch optimal mit ausreichend Wasser, vor allem im langen, kalten und trockenen Winter. Mit dem Stabmixer lassen sie sich ganz einfach bereits im Topf pürieren. Probieren Sie alle folgenden Rezepte aus – es macht Spaß, mit Suppen zu experimentieren, indem man andere Gewürze oder Gemüsesorten zugibt. Ein Klassiker zum Zeitsparen: Sie bereiten die doppelte Menge Suppe oder Brühe zu und frieren die Hälfte davon ein.

Fenchel-Pistazien-Suppe

Für 4 Portionen

2 EL Ghee oder ungesalzene Butter
300 g Zwiebeln, abgezogen und gehackt
2 Schalotten, abgezogen und fein gehackt
4 mittelgroße Fenchelknollen, in grobe Stücke geschnitten
1 l Hühnerbrühe
240 ml Kokosmilch
Meersalz und frisch gemahlener schwarzer Pfeffer
¼ TL gemahlener Kardamom
30 g Pistazien, grob gehackt

Ghee oder Butter in einem großen Topf bei mittlerer Hitze zerlassen. Zwiebeln und Schalotten unter Rühren 4 bis 5 Minuten darin andünsten. Den Fenchel dazugeben und 5 Minuten mitdünsten.

Die Brühe angießen und das Ganze 35 bis 40 Minuten köcheln lassen, bis der Fenchel gar ist. Die Suppe 15 Minuten abkühlen lassen und anschließend im Mixer pürieren; dies muss wahrscheinlich portionsweise geschehen. Der Einfachheit halber können Sie die Suppe aber auch im Topf mit dem Stabmixer pürieren.

Die Suppe gegebenenfalls zurück in den Topf geben und die Kokosmilch unterrühren. Noch einmal bei mittlerer Hitze erwärmen und anschließend in Suppenteller füllen. Mit Salz und Pfeffer würzen, mit Kardamom bestreuen und mit den Pistazien garniert servieren.

Dieses Rezept ist die Abwandlung eines Rezepts von Dr. Kara Fitzgerald; unsere Version versorgt den Körper noch besser mit Flüssigkeit.

Stracciatella

Stracciatella ist die italienische Version der Eierblumensuppe. Natürlich können Sie auch gekaufte Brühe verwenden, doch dieses wärmende Gericht schmeckt am besten selbst gemacht.

Für 2 Portionen

500 ml Hühner- oder Rinderbrühe
1 großes Ei
55 g Pesto
25 g Pistazien, gehackt
Olivenöl extra vergine

Die Brühe in einen Topf geben und erhitzen. Das Ei in die heiße Brühe rühren, sodass nudelähnliche Fäden entstehen. Das Pesto unterrühren.
Die Suppe in zwei Schalen füllen und mit Pistazien bestreut sowie mit etwas Olivenöl beträufelt servieren.

Gekühlte Honigmelonen-Birnen-Suppe

Für 4 Portionen

680 g Honigmelone, geschält, entkernt und gewürfelt
2 reife Biobirnen, vom Kerngehäuse befreit und in grobe Stücke geschnitten
180 ml Kokosmilch
Saft von 2 Limetten
1 EL geriebener Ingwer
1 Prise grobes Meersalz
1 TL Olivenöl extra vergine
1 Prise gemahlener Kardamom

Alle Zutaten bis auf Olivenöl und Kardamom in einen Mixer geben und mixen. Entweder sofort servieren oder vor dem Servieren mehrere Stunden kühl stellen. Mit etwas Olivenöl beträufeln und mit gemahlenem Kardamom bestreuen. Wer die Suppe dünnflüssiger mag, kann Wasser, Weißwein oder Kombucha dazugeben.

Bunny Cohens Hühnersuppe

Das Erste, das ich wirklich selbst gekocht habe, war eine Hühnersuppe. Es war auf dem College, und das »Rezept« hatte ich von der Zutatenliste auf einer Packung Manischewitz-Suppenmischung, die ich mit frischen Sachen »nachgekocht« habe. Dabei entdeckte ich, dass es der Dill war, der die Suppe wie zu Hause schmecken ließ. An einem kalten, tristen Wintertag gibt es wirklich nichts Besseres als selbst gemachte Hühnersuppe, deren Heilkräfte gegen jedes Wehwehchen, auch größere, wirken – deshalb spricht man auch vom »jüdischen Penicillin«. Wenn man dann noch frische Zutaten nimmt statt natriumüberladener Tüten- oder Dosensuppe, spendet sie dem Körper obendrein noch die optimale Hydrierung. Hühnersuppe kochen ist ganz einfach – nur etwas zeitaufwendig. Man muss die Suppe rund eine Stunde köcheln lassen und ab und zu etwas Wasser zugeben. – Dana

1 kleines Biohühnchen, ca. 1–1½ kg, ohne Innereien und unter fließendem kaltem Wasser gründlich abgespült
5–6 Karotten, in ca. 5 cm große Stücke geschnitten
5–6 Stangen Sellerie, in ca. 5 cm große Stücke geschnitten
1 große Gemüsezwiebel, abgezogen und halbiert
1 Pastinake, in ca. 5 cm große Stücke geschnitten
1 Bund frischer Dill oder frische Petersilie
grobes Meersalz und frisch gemahlener schwarzer Pfeffer

Hühnchen, Karottenstücke, Selleriestücke, Zwiebelhälften, Pastinakenstücke und Dill oder Petersilie in einen großen Topf geben und mit Wasser bedecken. Zum Kochen bringen, anschließend die Hitze reduzieren und rund 1 Stunde köcheln lassen. Dabei immer wieder den Schaum abschöpfen, der sich durch das tierische Eiweiß auf der Wasseroberfläche bildet. Mit Salz und Pfeffer würzen. Das Hühnchen aus dem Topf nehmen und auf einem großen Teller abkühlen lassen.
Das etwas abgekühlte Hühnchen häuten. Das Fleisch von den Knochen streifen und in die Suppe geben. Diese 1 weitere Stunde köcheln lassen. Die

Zwiebel entweder mitessen oder aus der Suppe fischen und wegwerfen; die Pastinakenstücke ergeben püriert und mit etwas Butter verrührt eine herrlich einfache Beilage.

Knochenbrühe

Die Brühe wird immer aromatischer, je länger man sie kocht, und lässt sich gut einfrieren. Das Rezept ist beinahe so alt wie die Welt und hat sich bestens bewährt. Doch probieren Sie es selbst aus.

Für 12 Portionen

- 1½ kg Rinderknochen (Mark, Haxen, Ochsenschwanz) mit noch etwas Fleisch daran und / oder Hähnchenteile wie Hals und Flügel
- 1 Zwiebel, abgezogen und geviertelt
- 2 Karotten, in ca. 5 cm große Stücke geschnitten
- 3 Stangen Sellerie, in ca. 5 cm große Stücke geschnitten
- 2 Stangen Lauch, in ca. 5 cm große Stücke geschnitten
- 6 Knoblauchzehen
- 2 EL roher Apfelessig
- 3 Lorbeerblätter
- 2 Zweige Rosmarin
- 2 Stängel Petersilie
- 2 Zweige Thymian
- 2 EL schwarze Pfefferkörner

Den Backofen auf 230 °C vorheizen. Rinderknochen und / oder Hähnchenteile, Zwiebelviertel, Karotten-, Sellerie- sowie Lauchstücke und Knoblauch in einen Bräter geben und 20 Minuten im Ofen rösten. Umrühren und weitere 10 Minuten rösten, bis Knochen und Gemüse dunkelbraun sind.
3 Liter gefiltertes Wasser in einen großen Topf geben. Apfelessig, Lorbeerblätter, Kräuter und Pfefferkörner dazugeben. Knochen und Gemüse mitsamt Bratensatz ebenfalls dazugeben und bei Bedarf noch Wasser nachfüllen. Es sollte alles gut bedeckt sein.

Zugedeckt zum Kochen bringen. Die Hitze reduzieren und die Brühe ohne Deckel 8 bis 18 Stunden köcheln lassen. Bei Bedarf immer wieder Wasser nachfüllen, sodass alles gut bedeckt bleibt. Je länger die Brühe köchelt, desto besser schmeckt sie. Schaum, der sich eventuell an der Wasseroberfläche absetzt, abschöpfen. Den Topf vom Herd nehmen und die Brühe leicht abkühlen lassen. Durch ein feines Sieb in einen weiteren Topf abgießen, Knochen und Gemüse entsorgen. Die Brühe in Portionen aufteilen und einfrieren.

Eine Tasse Brühe

Hin und wieder ein Tässchen Brühe wie einen Tee zu trinken ist in allen Kulturen der Welt verbreitet, von Asien über die Türkei bis nach Italien, von wo aus der Brauch seinen Weg nach Little Italy in New York gefunden hat – dort ist eine Brühe als Morgenkaffee der letzte Schrei unter den Foodies.

Knochenbrühe mit gedünsteten Nektarinen und Pinienkernen

Diese pikant-süße Kombination serviert Gina auf allen ihren Partys. Das folgende Rezept ist auf eine Portion ausgelegt.

Für 1 Portion

- 250 ml Knochenbrühe
- 1 Nektarine
- 1 EL Ghee oder ungesalzene Butter
- 1 Zweig Rosmarin
- 30 g Pinienkerne
- Salz und frisch gemahlener schwarzer Pfeffer

Die Knochenbrühe in einem kleinen Topf sanft erhitzen. Die Nektarine waschen, halbieren, entkernen und in feine Scheiben schneiden. Ghee oder

Butter in einer Pfanne erhitzen und die Nektarinenscheiben mit dem Rosmarinzweig darin andünsten. Pinienkerne in eine Suppenschale geben, die Nektarinenscheiben darauflegen – den Rosmarinzweig entsorgen – und mit Knochenbrühe angießen. Mit Salz und frisch gemahlenem schwarzem Pfeffer würzen.

Gazpacho

Gazpacho, eine gekühlte Suppe aus rohem Gemüse, wird oft mit verschiedenen Beilagen wie hart gekochten Eiern, Croûtons, Mandelstiften und fein geschnittenen Frühlingszwiebeln serviert.

Für 6 Portionen

- 1 kg Tomaten, geviertelt
- 1 Salatgurke, geschält oder in Bioqualität und in grobe Stücke geschnitten
- 1 rote oder grüne Biopaprikaschote, in grobe Stücke geschnitten
- 1 Knoblauchzehe, abgezogen und halbiert
- 125 ml Wasser
- 70 ml Olivenöl extra vergine
- 2 TL roher Apfelessig
- je 1 Prise Meersalz, frisch gemahlener schwarzer Pfeffer und Cayennepfeffer (optional)

Alle Zutaten in einem Mixer für 10 bis 15 Sekunden mixen. Die Suppe sollte noch leicht stückig sein. Gekühlt mit etwas Olivenöl beträufelt servieren. Wer die Suppe dünner mag, kann noch Wasser, Tomatensaft oder Weißwein hinzufügen.

Tomaten-Birnen-Gazpacho

Die Gazpacho wird gekühlt, aber nicht eiskalt verzehrt. In dieser Variante haben wir eine Birne verwendet, die Sie aber auch durch einen Apfel ersetzen können. Da wir »Crunch« mögen, bestreuen wir die Suppe vor dem Servieren mit gehackten Pistazien.

Für 2 Portionen

- 1 mittelgroße Tomate, gewürfelt, oder 125 ml Tomatensaft
- 1 mittelgroße Birne oder 1 mittelgroßer Apfel, geviertelt und entkernt
- 1 EL roher Apfelessig
- 1 Salatgurke, geschält oder in Bioqualität und in grobe Stücke geschnitten
- Saft von 1 Limette
- 50 ml Olivenöl extra vergine
- ½ rote Paprikaschote, geviertelt und entkernt
- 125–250 ml Wasser
- 1 mittelgroße Knoblauchzehe, abgezogen und gehackt
- ⅛ TL grobes Meersalz
- 1 kleine Jalapeño-Schote, entkernt und in Scheiben geschnitten (optional)

Alle Zutaten bis auf die Jalapeño-Schote in einen Mixer geben und 10 bis 15 Sekunden oder so lange mixen, bis die gewünschte Konsistenz erreicht ist. Die Suppe sollte noch leicht stückig sein. Eine Scheibe Jalapeño-Schote hinzufügen, nochmals mixen, probieren. Wer es feuriger mag, fügt mehr Jalapeño hinzu. Zwei Stunden kühl stellen. Ist die Gazpacho zu dick, vor dem Servieren noch 60 bis 120 Milliliter Wasser unterrühren.

Gazpacho mit Wassermelone

Wassermelone und Tomate sind das perfekte Hydrierungsduo, das jede Menge Mineralstoffe und Vitamine liefert. Und der Geschmack? Lassen Sie sich überraschen!

Für 4 Portionen

- 450 g kernlose Wassermelone, in Stücke geschnitten, 75 g kernlose Wassermelone, gewürfelt, zum Garnieren
- 2 Tomaten, geviertelt
- 1 Salatgurke, geschält, entkernt und in Stücke geschnitten
- 1 rote Paprikaschote, geviertelt und entkernt

1 EL Olivenöl extra vergine
1–2 TL Limettensaft
je 1 Prise Meersalz, frisch gemahlener schwarzer Pfeffer und Cayennepfeffer

Alle Zutaten bis auf die Wassermelonenwürfel zum Garnieren in einen Mixer geben und 10 bis 15 Sekunden mixen. Die Suppe sollte noch leicht stückig und nicht zu fein sein. Mit Salz, schwarzem Pfeffer, Cayennepfeffer und Limettensaft abschmecken. Wer die Suppe dünner mag, gibt noch etwas Wasser oder Weißwein dazu. 2 Stunden kühl stellen und mit den Wassermelonenwürfeln garniert servieren.

Weiße Gazpacho

Typischerweise ist Gazpacho rot, doch auch in der weißen bzw. hellgrünen Variante ist sie im Sommer ein echter Hingucker.

Für 4 Portionen
680 g Honigmelone, geschält, entkernt und gewürfelt
180 ml Kokosmilch
125 ml Weißwein
Saft von 2 Limetten
240 g Salatgurke, gewürfelt
2 kleine Schalotten, abgezogen und in feine Scheiben geschnitten
300 g helle Trauben, in Scheiben geschnitten
55 g Mandelstifte

Alle Zutaten bis auf die Mandeln in eine große Schüssel geben und gründlich vermischen. Eventuell noch etwas Wasser dazugeben. Auf 4 Teller verteilen und mit den Mandelstiften garniert servieren. Wer mag, kann die Weiße Gazpacho mit etwas Meersalz würzen.
Tipp: Sehr zeitsparend ist diese Methode, die Trauben zu halbieren: Zwischen zwei Plastikdeckel legen, den oberen Deckel gut festhalten, dabei aber nicht

zu sehr drücken, und mit einem scharfen Messer zwischen die Deckel fahren. Das funktioniert auch hervorragend bei Kirschtomaten.

Mahlzeiten

Unser Durstlöscher-Plan sollte von ausgewogenen, nährstoffreichen Mahlzeiten begleitet werden. Im Folgenden finden Sie einige Vorschläge für Frühstück, Mittag- und Abendessen sowie Desserts.

Frühstück

Zitronen-Mohn-Chia-Pudding

Sie kennen Zitronen-Mohn-Kuchen – unser Pudding schmeckt besser. So wird aus einer kohlenhydratreichen, klebrig-süßen Mahlzeit ein köstliches, hydrierendes Frühstück.

Für 2 Portionen

500 ml Kokosmilch
80 g ganze Chiasamen
85–110 ml Ahornsirup oder ein anderes gesundes Süßungsmittel
1 EL Mohnsamen (oder mehr, je nach Geschmack)
Saft von ½ Zitrone
½ TL Vanilleextrakt
abgeriebene Schale von ½ Biozitrone
¼ TL gemahlener Kardamom
2 Prisen grobes Meersalz

Alle Zutaten in eine Schüssel geben und gründlich verrühren. In ein Glas füllen und mindestens 4 Stunden, am besten aber über Nacht, kühl stellen, damit die Flüssigkeit geliert. Innerhalb der ersten Stunde ein paar Mal umrühren, damit der Pudding gleichmäßig geliert.

Johannisbeer-Chia-Pudding

Für 1 Portion

40 g ganze Chiasamen

250 ml Kokosmilch, fettarm oder vollfett, je nach Geschmack

1 Prise rosa Himalajasalz

2 EL zuckerreduziertes Gelee aus Roten Johannisbeeren; hier kann jedoch jedes Gelee verwendet werden, z. B. auch Quitten- oder Feigengelee

Chiasamen, Kokosmilch und Salz in eine Schüssel geben und verrühren. Zugedeckt mindestens 4 Stunden kühl stellen.
Mit dem Gelee garniert servieren. Sie können den Pudding auch mit frischen Früchten wie beispielsweise Pfirsichwürfeln oder Himbeeren garnieren oder mit gehackten Nüssen oder Kürbiskernen bestreuen.

Himbeer-Rosen-Chia-Marmelade

Für ca. 375 ml

285 g TK-Himbeeren

3 EL Rosenblütengelee[2]

3 EL Chiasamen

1 TL Kardamom

Die Himbeeren in einen Topf geben und bei niedriger Temperatur unter Rühren erwärmen. Das Rosenblütengelee unterrühren. Etwas abkühlen lassen und in ein Marmeladenglas füllen. Anschließend Chiasamen und Kardamom unterrühren. Sie können die Himbeer-Rosen-Chia-Marmelade beispielsweise auf glutenfreiem Brot genießen.

---

2 Rosenblütengelee gibt es im Feinkostladen oder beim nahöstlichen Lebensmittelhändler zu kaufen.

Eier im Avocadonest

Avocados bestehen zu 80 Prozent aus Wasser und enthalten das »gute« Fett, das unverzichtbar für unsere Gesundheit ist.

Für 4 Portionen

- 2 reife Avocados, halbiert und entkernt
- 4 große Eier
- 4 EL Salsa nach Wahl
- frisch gepresster Limettensaft

Den Backofen auf 220 °C vorheizen. Aus jeder Avocadohälfte etwa 2 Esslöffel Fruchtfleisch herausheben, um Platz für die Eier zu machen. Die Avocadohälften in eine feuerfeste Form legen und jeweils 1 Ei in die Mulde geben.
15 bis 20 Minuten im Ofen backen, bis das Eiweiß fest geworden ist. In der Zwischenzeit das ausgehobene Fruchtfleisch würfeln.
Jedes Nest mit 1 Esslöffel Salsa sowie den Avocadowürfeln garnieren und mit 1 Spritzer Limettensaft beträufeln.

Avocados

Da die Avocado einen Kern hat, gehört sie zum Obst. Bei Dana liegt immer eine Avocado zum Reifen auf dem Fensterbrett. Die Früchte sind – ebenso wie Olivenöl – reich an einfach ungesättigten Fettsäuren, die wichtig für unsere Herzgesundheit sind. Außerdem stecken sie voller Ballaststoffe und enthalten jede Menge Kalium – sogar mehr als eine Banane. Neben anderen Vitaminen und Mineralien liefern sie vor allem Vitamin C, Folsäure und Vitamin K. In Humanstudien hat sich gezeigt, dass Avocados den Gesamtcholesterin-, den Triglyzerid- sowie den LDL-Cholesterinspiegel senken können, dafür aber den Spiegel des »guten« HDL-Cholesterins erhöhen. Und schließlich sind die Früchte reich an Lutein und Zeaxanthin; beide Antioxidanzien sind wichtig für die Gesundheit unserer Augen.

Mittag- und Abendessen

Gedünstete Pilze mit Rucola

Für dieses Rezept können Sie entweder nur eine Sorte Pilze oder eine Mischung verwenden, die beispielsweise Champignons und Shiitakepilze enthält. Pilze bestehen zu 98 Prozent aus Wasser, und durch ihre Ballaststoffe wird das Wasser optimal im Körper gespeichert.

Für 2–3 Portionen

- 1 EL Ghee oder ungesalzene Butter
- 1 EL Olivenöl extra vergine
- 150 g frische Pilze, geputzt und in Scheiben geschnitten
- 3 Knoblauchzehen, abgezogen und fein gehackt
- 1 EL Pfeilwurzpulver oder gemahlene Chiasamen oder gemahlene Hanfsamen
- 240 ml Kokos- oder Mandelmilch
- 80 g Rucola
- 1 EL körniger Dijon-Senf
- ½ TL Meersalz
- frisch gemahlener schwarzer Pfeffer

Ghee oder Butter und Olivenöl bei mittlerer Temperatur in einer weiten Pfanne erhitzen. Pilze und Knoblauch hineingeben und so lange garen, bis die Pilze weich sind. Das dauert etwa 10 bis 12 Minuten.

Das Pfeilwurzpulver oder die gemahlenen Chia- oder Hanfsamen mit der

Kokos- oder Mandelmilch verrühren, über die Pilze gießen und 2 bis 3 Minuten mitgaren. Rucola und Senf unterrühren. Mit Salz und Pfeffer würzen und heiß servieren.

Blumenkohlsteak aus dem Ofen

Wie zahlreiche andere Gemüsesorten enthält auch Blumenkohl viel Wasser, rund 92 Prozent. Wird er im Ofen zubereitet, bekommt er eine herrlich süße Karamellnote – mit gedünstetem Blumenkohl in einfallsloser Mehlschwitze nicht zu vergleichen. Zu diesem Gericht passt ein Salat aus Rucola, Alfalfasprossen und Apfel- oder Birnenscheiben.

Für 4 Portionen

1 großer Blumenkohl, gewaschen, geputzt und längs durch den Strunk in 4 »Steaks« geschnitten
2 EL Olivenöl extra vergine
1 EL roher Apfelessig
2 Knoblauchzehen, abgezogen und gehackt
1 kleine Schalotte, abgezogen und gehackt
1 TL gehackte Rosmarinnadeln
grobes Meersalz und frisch gemahlener schwarzer Pfeffer

Den Backofen auf 200 °C vorheizen. Die Blumenkohlscheiben nebeneinander auf ein mit Backpapier ausgelegtes Backblech legen.
Olivenöl, Apfelessig, Knoblauch, Schalotten und Rosmarin in eine Schüssel geben und gut verrühren. Mit Salz und Pfeffer würzen. Die Blumenkohlscheiben mit der Hälfte der Mischung bepinseln und anschließend 15 Minuten im Ofen backen. Die Scheiben wenden und mit der restlichen Mischung bepinseln. In 15 bis 20 Minuten goldbraun fertig rösten.

Kokos-Ananas-Eisberg-Salat

Eisbergsalat wird unserer Meinung nach zu Unrecht geschmäht, denn immerhin enthält er sehr viel Wasser und hydriert deshalb ausgezeichnet. Einen Hauch von Karibik können Sie ihm mit dieser Kokos-Ananas-Variante verleihen.

Für 4 Portionen

- 1 Kopf Eisbergsalat, geviertelt
- 120 ml Vollfett-Kokosmilch
- 120 g Ananas, geschält und gewürfelt
- 4 EL Olivenöl extra vergine
- 1 TL Sherryessig
- 1 kleine Schalotte, abgezogen und fein gewürfelt
- 125 g Walnüsse, halbiert
- grobes Meersalz und frisch gemahlener schwarzer Pfeffer

Die Eisbergsalatviertel auf 4 Tellern anrichten. Kokosmilch und Ananas in einen Mixer geben und 10 bis 15 Sekunden mixen. Die Ananasmilch über den Salat gießen. Olivenöl, Sherryessig und Schalottenwürfel in eine Schüssel geben und verrühren. Den Salat mit dem Dressing beträufeln. Mit den Walnusshälften garnieren und mit etwas Salz und Pfeffer bestreut servieren.

Salat mit Bohnen

Frische Bohnen enthalten die gesamte Hydrierungspower.

Für 6 Portionen

- 250 g Zuckerschoten, längs halbiert
- 250 g gelbe Wachsbohnen, längs halbiert
- 250 g grüne Bohnen, längs halbiert
- 2 TL gehackte Schalotten
- 1 TL Senf

1 TL Honig
60 ml Sherryessig
120 ml Olivenöl extra vergine
1 Kopf Radicchio oder grüner Salat, gewaschen, geputzt und in Blätter zerpflückt

In einem großen Topf Wasser zum Kochen bringen. Zuckerschoten und Bohnen hineingeben und 2 bis 3 Minuten blanchieren. Abgießen und sofort in eine Schüssel mit Eiswasser geben.
Für die Vinaigrette Schalotten, Senf, Honig, Sherryessig und Olivenöl verrühren. Die Bohnen erneut abgießen und mit der Vinaigrette vermengen. Den Salat mit den Bohnen auf 6 Tellern anrichten.

Gebackene Zwiebeln

Dies ist eine köstliche Sommerbeilage zu gegrilltem Hähnchen oder gegrillter Pute. Reste kann man wunderbar für eine Suppe wiederverwenden, indem man die Zwiebeln püriert und aufwärmt. Einen herrlichen Crunch ergeben gehackte Nüsse wie beispielsweise Pistazien. Zwiebeln sind übrigens ein ausgesprochen wasserreiches Gemüse – im Winter bieten sich vor allem Gemüsezwiebeln an.

Für 4 Portionen
4 ganze Vidalia-Zwiebeln, abgezogen
1 Dose Vollfett-Kokosmilch
4 EL Ghee oder ungesalzene Butter
4 Zweige Rosmarin
1 TL gemahlener Kardamom
grobes Meersalz und frisch gemahlener schwarzer Pfeffer

Den Backofen auf 180 °C vorheizen. Die Zwiebeln in eine kleine, feuerfeste Form legen und mit der Kokosmilch begießen. Jede Zwiebel mit 1 Esslöffel Ghee oder Butter krönen und mit je 1 Zweig Rosmarin belegen. Mit

Kardamom, Salz und Pfeffer bestreuen. Die Zwiebeln 45 bis 50 Minuten im Ofen backen; sie sind gar, wenn eine hineingestochene Gabel mühelos wieder hinausgleitet.

Zucchininudeln mit Pesto und Walnüssen

Sie können Ihr eigenes Pesto aus sommerfrischem Basilikum herstellen und einfrieren, doch mittlerweile gibt es auch qualitativ hochwertiges Pesto im italienischen Delikatessengeschäft und sogar im Supermarkt zu kaufen. Das Praktische an diesem Rezept: Es kommt alles in eine Pfanne.

Für 4 Portionen
4 mittelgroße Zucchini und / oder Sommerkürbisse, ca. 1 kg
3 EL Olivenöl extra vergine
250 g Pesto
grobes Meersalz und frisch gemahlener schwarzer Pfeffer
125 g Walnüsse, gehackt

Die Zucchini und / oder Sommerkürbisse waschen, putzen und mithilfe eines Spiralschneiders in Nudeln schneiden.
Das Olivenöl bei mittlerer Temperatur in einer weiten Pfanne erhitzen. Die Zucchininudeln hineingeben und 5 bis 7 Minuten in dem Öl unter Rühren so lange dünsten, bis die Nudeln weich sind. Das Pesto unterrühren und gründlich mit den Nudeln vermengen. Mit Salz und Pfeffer würzen.
Die Zucchininudeln auf 4 Teller verteilen und mit den Walnüssen garniert sowie nach Belieben noch mit etwas Olivenöl beträufelt servieren.

Grillhähnchen aus dem Ofen

Dana zu diesem Rezept: »Ich liebe es deshalb so, weil ich mich das erste Mal wie eine ›richtige‹ Köchin gefühlt habe, als ich das Hähnchen für eine Dinnerparty zubereitete. Ich wollte es unbedingt in diesem Buch haben, weil es durch sein hochwertiges Eiweiß nicht nur unseren Durstlöscher-Plan perfekt abrundet, sondern weil einfach jeder wissen sollte, wie man ein Grillhähnchen selbst zubereitet. Viele junge Leute, die zum ersten Mal in eine eigene Wohnung ziehen, wissen das nämlich nicht. Uns sind inzwischen einige sehr grundlegende Kochtechniken verloren gegangen, die wir unbedingt wieder in der Küche verankern sollten.«

Für 4 Portionen

1 Biobrathähnchen, ca. 1½ kg, ohne Innereien und unter fließendem kaltem Wasser gründlich abgespült
grobes Meersalz und frisch gemahlener schwarzer Pfeffer
100 g Schalotten, abgezogen und in grobe Stücke geschnitten
1 Biozitrone, gewaschen und halbiert
2 Zweige Rosmarin
2 EL Butter, zerlassen

Den Backofen auf 220 °C vorheizen. Das Hähnchen innen und außen kräftig mit Salz und Pfeffer einreiben und mit den Schalotten, den Zitronenhälften und den Rosmarinzweigen füllen. Das Hähnchen in einen Bräter legen und mit der zerlassenen Butter bepinseln.
15 Minuten im Ofen garen, anschließend die Hitze auf 180 °C reduzieren. Das Hähnchen 30 bis 45 Minuten weitergaren. Wer ein Bratenthermometer besitzt: Die Kerntemperatur des Fleischs sollte mindestens 75 °C betragen. Dabei wird das Thermometer in den dicksten Muskel gesteckt, üblicherweise in die Keule. Das Hähnchen noch 20 Minuten ruhen lassen und genießen!

Gegrillter Fisch

Ein weiteres »Erwachsenen-Grundrezept« – das wieder hochwertiges tierisches Eiweiß zur Ergänzung unseres Durstlöscher-Plans liefert.

1 ganzer Fisch, z. B. Wolfsbarsch, Meerbrasse oder Forelle, ca. 750 g, ausgenommen, geschuppt, von den Flossen befreit und unter fließendem kaltem Wasser gründlich abgespült

80 ml + 1 EL Olivenöl
Salz und Pfeffer
2 EL getrockneter Oregano
2 Biozitronen
80 ml Olivenöl extra vergine

Den Backofen auf Grillfunktion schalten und vorheizen. Den Grillrost ins obere Drittel des Ofens schieben. Den Fisch auf beiden Seiten sowie innen mit Olivenöl, Salz, Pfeffer und der Hälfte des Oregano einreiben.
In eine feuerfeste Form legen und etwa 7 Minuten unter dem Grill rösten, bis die Haut knusprig ist. Wenden und die andere Seite knusprig rösten.
Die Zitronen heiß waschen und abtrocknen. Auspressen und die ausgepressten Früchte in Scheiben schneiden. Den Zitronensaft mit dem Olivenöl extra vergine, dem restlichen Oregano sowie Salz und Pfeffer in ein Einmachglas geben und das Glas kräftig schütteln. Über den fertig gegarten Fisch gießen, die Zitronenscheiben darauf anrichten, mit dem Esslöffel Olivenöl beträufeln und genießen!

Desserts

Auch ein Dessert kann den Körper mit Flüssigkeit versorgen. Wir haben die passenden Rezepte dafür. Nach diesem Nachtisch werden Sie sich ganz bestimmt nicht müde und ausgelaugt fühlen.

Kokos-Lavendel-Pannacotta mit schwarzem Pfeffer

Dieses Rezept stammt aus dem Mittelalter. Unsere Pannacotta ist eine Variante des Desserts, das anlässlich einer Hochzeit für die Mitglieder des italienischen Königshauses zubereitet wurde … und, ach ja: Sie spendet unglaublich viel Feuchtigkeit!

Für 4 Portionen
400 ml Vollfett-Kokosmilch
1¼ TL Gelatinepulver

1 TL Vanilleextrakt
4 Tropfen Lavendelextrakt
120 ml Ahornsirup
frisch gemahlener schwarzer Pfeffer

Die Hälfte der Kokosmilch in einen kleinen Topf geben und mit dem Gelatinepulver verrühren. 5 Minuten stehen lassen, damit die Gelatine »aufgeht«. Vanille- und Lavendelextrakt dazugeben und die Mischung bei niedriger bis mittlerer Temperatur sanft erhitzen; dabei kräftig rühren, bis sich das Gelatinepulver vollständig aufgelöst hat. Achtung: Die Mischung darf nicht kochen! Wenn sich die Gelatine aufgelöst hat, den Topf vom Herd nehmen und den Ahornsirup sowie die restliche Kokosmilch unterrühren.
Die Mischung in 4 Dessertschalen füllen und zugedeckt mindestens 4 Stunden kühl stellen. Mit etwas frisch gemahlenem schwarzem Pfeffer bestreut servieren.

Gefrorene Trauben

Herrlich kühlend und feuchtigkeitsspendend an einem warmen Sommertag sind gefrorene kernlose helle Trauben. Dafür einfach eine Traube Weinbeeren waschen, trocken tupfen, in einen Gefrierbeutel geben und ins Tiefkühlfach legen.

Eis am Stiel

Wo steht geschrieben, dass man Eis am Stiel nur an heißen Sommertagen essen dürfe? Der wunderbare Nachtisch kann im Voraus zubereitet und auch zum Frühstück oder als kleine Zwischenmahlzeit verzehrt werden. Sie können jede Art von Beeren oder Früchten dafür verwenden, brauchen für unsere Rezepte aber einen leistungsstarken Mixer. Wer es gar nicht abwarten kann, genießt die Mischung direkt aus dem Mixbehälter – als Sorbet. Bei den folgenden Rezepten umfasst jedes Eis am Stiel etwa 120 Milliliter.

Eis am Stiel mit Himbeeren

Für 6 Portionen

- 2 EL Chiasamen
- 150 ml Kokosmilch
- 240 g frische oder TK-Himbeeren
- 4 EL Honig
- Saft von 1 Limette

In einer kleinen Schüssel die Chiasamen in 30 Milliliter Kokosmilch 5 bis 10 Minuten quellen lassen. Mit der restlichen Kokosmilch, den Himbeeren, dem Honig und dem Limettensaft in einen Mixer geben und mixen. In 6 Eis-am-Stiel-Förmchen aus Silikon[3] füllen und im Tiefkühlfach gefrieren lassen.

Eis am Stiel mit Schokolade-Avocado

Für 6 Portionen

- 3 kleine reife Avocados, geschält, entkernt und in grobe Stücke geschnitten
- 400 ml Kokosmilch
- 6 EL Honig
- 50 g Kakaopulver
- 1 Prise Meersalz
- 1 TL Vanilleextrakt
- 1 TL Kokosöl

Alle Zutaten in einen Mixer geben und mixen. Die Mischung in 6 Eis-am-Stiel-Förmchen aus Silikon füllen und im Tiefkühlfach gefrieren lassen.

---

3 Achten Sie beim Kauf der Silikonformen darauf, dass diese BPA-frei sind, also kein Bisphenol A enthalten.

Eis am Stiel mit Banane-Cashew

Für 6 Portionen

- 300 g ungeröstete und ungesalzene Cashewkerne
- 240 ml Kokosmilch
- 2 Bananen, geschält und in grobe Stücke geschnitten
- 2 EL Honig
- 50 g frische oder TK-Heidelbeeren oder entsteinte Kirschen
- 2 TL Vanilleextrakt

Die Cashewkerne in eine Schüssel geben, mit Wasser bedecken und 2 bis 6 Stunden einweichen. Anschließend abgießen.

Die weichen Cashewkerne mit den restlichen Zutaten in einen Mixer geben und mixen. Die Mischung in 6 Eis-am-Stiel-Förmchen aus Silikon füllen und im Tiefkühlfach gefrieren lassen.

Eis am Stiel mit Orange

Für 6 Portionen

- 360 ml frisch gepresster Orangensaft
- 240 ml Kokosmilch
- 2 EL frisch gepresster Zitronensaft
- 2 EL Honig (optional)

Alle Zutaten in einen Mixer geben und mixen. Die Mischung in 6 Eis-am-Stiel-Förmchen aus Silikon füllen und im Tiefkühlfach gefrieren lassen.

Eis am Stiel mit Beeren und Lavendel

Für 6 Portionen

150 g frische oder TK-Heidelbeeren
150 g frische oder TK-Brombeeren
1 Banane, geschält und in grobe Stücke geschnitten
180 ml Kokos- oder Cashewmilch
60 g Kokosbutter (püriertes Kokosfruchtfleisch, kein Kokosöl)
2 EL Honig
4 Tropfen Lavendelextrakt
1 TL Vanilleextrakt
1 Prise rosa Himalajasalz oder grobes Meersalz

Jeweils etwa 40 Gramm Heidelbeeren und Brombeeren beiseitelegen und den Rest auf 6 Eis-am-Stiel-Förmchen aus Silikon verteilen. Die beiseitegelegten Beeren mit den restlichen Zutaten in einen Mixer geben und mixen. Die Mischung über die Beeren in den Förmchen gießen und im Tiefkühlfach gefrieren lassen.

Eis am Stiel mit Kokos-Limette-Avocado

Für 6 Portionen

400 ml Kokosmilch
2 kleine reife Avocados, geschält, entkernt und in grobe Stücke geschnitten
120 ml frisch gepresster Limettensaft
60 ml Kokoswasser
85 g Honig
1 EL abgeriebene Schale von 1 Biozitrone

Alle Zutaten in einen Mixer geben und mixen. Die Mischung in 6 Eis-am-Stiel-Förmchen aus Silikon füllen und im Tiefkühlfach gefrieren lassen.

Nachwort

Unser Körper – ein Gewässer

Mit diesem Buch wollten wir Ihnen aufzeigen, wie wichtig eine gute Hydrierung für Ihr Wohlbefinden und Ihre Gesundheit ist, und Ihnen ganz neue Möglichkeiten der optimalen Hydrierung vermitteln. Sie wissen jetzt, dass es in unserer modernen Welt möglicherweise nicht ausreicht, einfach nur acht Gläser Wasser am Tag zu trinken. Wasser ist nicht nur blau, es ist auch grün – Sie können es also nicht nur trinken, Sie können es auch essen, und zwar am besten in pflanzlicher Form. Wir wollten Ihnen nicht nur erklären, wie eine gute Hydrierung funktioniert, sondern Ihnen auch die entsprechenden wissenschaftlichen Erkenntnisse dazu vorstellen.

Von Dr. Pollacks faszinierenden Experimenten zu neuen Wasserphasen bis zur Entdeckung der Faszien als wahrem Wassertransportsystem in unserem Körper gibt es noch viel herauszufinden, und wir stehen gerade erst am Anfang, wenn es darum geht, die Verbindung zwischen Wasser und menschlichem Körper zu verstehen. Dr. Jean-Claude Guimberteaus Faszienvideo legt den Schluss nahe, dass die Faszien nicht nur ein Bewässerungssystem des Körpers sind, sondern auch ein System, das elektrische Impulse und Informationen leitet, angetrieben durch die Energie des Wassers.

Für dieses Buch waren jedoch noch andere bahnbrechende wissenschaftliche Erkenntnisse entscheidend, die sich teilweise erst während des Schreibens auftaten. Dr. Pollack etwa hat noch zwei weitere wichtige Dinge herausgefunden. Er hat bewiesen, dass Lichtwellen Wassermoleküle mit Energie aufladen, und bestätigt, dass sich in allen Pflanzenzellen Gel-Wasser befindet. Wasser gibt es also immer dort, wo es Grünes gibt.

In einer im *Journal of Cell Science* veröffentlichten Abhandlung zeigt Yi-Wen Xu auf, dass Grünpflanzen in unserem Körper *Licht* zur Optimierung der Nährstoffaufnahme nutzen können – eine weitere bahnbrechende Studie, deren Bedeutung erst ganz allmählich klar wird. Und all das geschieht mitten in der gerade stattfindenden Mikrobiomrevolution. Denn alles, was uns beeinflusst, beeinflusst auch die Bakterien im Körper. Schließlich fand Dr. Maiken Nedergaard heraus, dass es in unserem Gehirn ein Drainagesystem gibt, das bislang völlig unbekannt war. Das Wasser in unserem Körper ist ein hochmodernes, topaktuelles Forschungsgebiet.

Betrachten Sie Wasser nie mehr als etwas, mit dem Sie nur Ihr Essen oder Ihre Tabletten hinunterspülen oder mit dem Sie nach einer anstrengenden Laufsession Ihren Durst löschen. Wasser ist das Erste, das wir morgens zu uns nehmen sollten, das uns durch den Tag bringt, das unser Gehirn nachts reinigt.

Fragen Sie sich immer zuerst, ob Sie auch gut hydriert sind, wenn Sie sich ein wenig »neben der Spur« fühlen – wenn Sie müde sind, sich benebelt fühlen oder Schmerzen haben. Denn auch Sie sind wie unser Planet ein Gewässer, zumindest zu 99 Prozent.

Danksagungen

Danas Danksagung

In tiefster Dankbarkeit möchte ich hier einige ganz besondere Menschen nennen, die alle auf die eine oder andere Weise zur Entstehung dieses Buches beigetragen haben.

Als Erstes möchte ich Gina Bria, meiner Koautorin, danken, die ich kennen- und ungeheuer schätzen gelernt habe. Danke, dass du mir an diesem schicksalhaften Tag vor fast drei Jahren diesen köstlichen Smoothie gebracht hast. Meiner Agentin Linda Loewenthal danke ich nicht nur für ihre Unterstützung, sondern auch für ihre hilfreichen redaktionellen Anmerkungen. Michelle Howry, meiner Redakteurin bei Hachette, danke ich für ihre Führung. Kathy Huck, Camille Pagan und Leslie Meredith bin ich für ihren Rat und ihre Hilfe ebenfalls sehr dankbar.

Meinen Patientinnen und Patienten bin ich jeden Tag aufs Neue dankbar, dass sie mir Einblicke in ihr Leben gewähren und mir so viel zurückgeben. Sie sind der Sinn meines Lebens.

Ich danke meinen Freunden für ihre Unterstützung und ihre Ermutigung. Man sagt, man habe Glück, einen Menschen im Leben den besten Freund nennen zu können – ich habe unfassbares Glück, denn ich habe vier beste Freundinnen: Patricia Richardson, Liz Belson, Leslie Dick und Susan Lazarus. Ich danke Steve Feldman, Devon Nola, Brooke Freeman, Michael Sherman, Sam Carter und Manju Moreno für ihre Hilfe und Bestärkung. Dafür, dass sie mich körperlich und geistig gesund erhalten, danke ich Dr. Daniel Fenster und allen Mitarbeitern bei Complete Wellness: Jan Stritzler, Denise Lucero, Stefani Lipani, Dr. Shilo Kramer, Dr. Dan Kay, Masae Shimomoto, Dr. David Hashemipour und Tim Coyle.

Ich danke meiner Familie, die immer für mich da ist, besonders Lisa Albury, Jeff Cohen und Randi Henry. Ich bin so stolz darauf, mich Teil dieser verrückten Familie nennen zu dürfen. Nicht zu vergessen natürlich die anderen Mitglieder meiner verrückten Familie: Jamie Camche, Tante Patsy, Onkel Buddy sowie Viola und Michelle Gulinello. Danke für eure Liebe und euer Lob – sie geben mir Halt und richten mich Tag für Tag aufs Neue auf. Ich liebe euch alle und eure Familien. Wir sind alle Teil einer einzigen großen Familie.

Mein ganz besonderer Dank gilt Henry Caplan: für seine Liebe, seine Unterstützung und nicht zuletzt für seine Albernheit. Du bist das Salz in meiner Suppe und schenkst mir Ruhe und Besonnenheit, wenn ich sie am meisten brauche. Ich liebe dich sehr.

Ginas Danksagung

Wir, die Autorinnen, müssen Ihnen etwas beichten: Wir haben das Buch gar nicht geschrieben, es hat *uns* geschrieben. Wir waren nur diejenigen, die es zu Papier gebracht haben, während immer wieder neue Informationen ihren Weg zu uns fanden. Wem dankt man unter diesen Umständen? Irgendein Fremder in einer Warteschlange auf der Bank erklärte seinem Nachbarn eine Massagetechnik, die sich als relevant für dieses Buch erwies. Also ist sie auch dort gelandet. Auf ähnliche Weise brachten neue Studien immer mehr Erkenntnisse, die oft nur wenige Wochen vor der Abgabe unseres Manuskripts veröffentlicht wurden. Wir erhielten Mails von uns bislang völlig unbekannten Organisationen mit bahnbrechenden neuen Berichten. Als ob das Universum sich verschworen hätte, uns die Informationen unbedingt zukommen zu lassen. Auch Sie sind übrigens Teil dieser Kette, geben Sie Ihr Wissen bitte weiter! Wir halten es für ungeheuer wichtig, unseren Wasserge- und -verbrauch zu überdenken, sei es nun in Bezug auf Menschen, Tiere, Pflanzen, Badewannen, Spülbecken, Wasserflaschen, Planschbecken, Bäche, Flüsse, Seen, ja sogar Regentropfen. Schließen Sie sich uns an, und setzen auch Sie sich für eine ganz neue Wertschätzung von Wasser ein. Berichten Sie uns von Ihren eigenen Erfahrungen unter www.hydrationfoundation.org.

Von meinen Kolleginnen und Kollegen möchte ich vor allem Dr. Dana Cohen danken. »Lass uns ein Buch schreiben!«, war der entscheidende Augenblick. Ebenfalls Dank gebührt Dr. Gerald Pollack, einem Gentleman-Wissenschaftler und sehr großzügigen Fürsprecher des Wassers. Sein Lebenswerk ist die Grundlage für dieses Buch. Linda Loewenthal, unserer außergewöhnlichen Agentin, die aus einem Manuskript ein Buch gemacht hat, an dem sie auch nie eine Sekunde lang zweifelte. Michelle Howry, unsere Redakteurin in der Hachette Book Group, deren Freude an diesem Projekt uns Tür und Tor öffnete. Mary Ellen O'Neill, die mich seit mehr als 25 Jahren beruflich begleitet. Judith Kunst, vorausschauende Verlegerin, die bereits wusste, was der Leser will, bevor wir das Buch überhaupt angefangen hatten. Für ihre frühe Hilfe am Manuskript danke ich Tamar Grimm, die ein Buch lesen kann, indem sie ihre Hand darauflegt, und Erin Inclan, die jeden dazu bringen kann, alles Mögliche zu lesen. Dem Cloisters, einer Zweigstelle des Metropolitan Museum of Art, und Michael Carter, dem dortigen Bibliothekar, danke ich für den großzügigen Zugang zur Sammlung seltener Handschriften zum Thema Pflanzen und Botanik. Bruder Ezekial Brennan und den zwölf Benediktinermönchen im Monastery of the Holy Cross in Chicago, die mir sechs Tage Stille (und Gesänge) zum Schreiben gewährten. Ani Barnes, Leiterin der Abteilung Physical Conditioning an der Columbia University, die mir beibrachte, mich »wie ein elegantes Pferd zu bewegen«, und mich damit zu meinen Forschungen zum Thema Hydrierung und Bewegung inspirierte. Karen Balliett, Sunny Bates, Anita Cooney und Margo Fish – jede auf ihre ganz spezielle Weise eine »Wasserkönigin«. Sie gestatteten es mir, im Namen des Abenteuers Wissenschaft mit ihnen zu experimentieren. Amy Cherry, Gründerin des Shou Sugi Ban House Spa in den Hamptons, New York, für ihre unterstützenden Forschungen zu Hydrotherapien. Christina Marie Kimball und ihrem Mann Alex dafür, dass sie mir einen Rückzugsort zum »Nachdenken über Wasser« auf ihrem Boot, der *Gypsy Wind*, zur Verfügung stellten und mir damit den Weg bereiteten, vor dem Tod so viel Körper wie möglich zu werden. Ellie Costa und Max Frye für die freundliche Leihgabe ihres Hauses in Woods Hole, Massachusetts, als achttägigen Rückzugsort zum Schreiben. Dies führte zu zwei glücklichen Zufallsbegegnungen im Marine Biological Laboratory in Woods Hole, die unsere Thesen in diesem Buch bestätigten. In diesen acht Tagen traf ich mich mit Dr. Rudolf Oldenbourg, dem Leiter des Cellular Dynamics Program am MBL (Meeresbiologische Laboratorium). Vor meinen Augen dehnte er eine einfache Plastikfolie unter dem Hochgeschwindigkeitsmikroskop, und so wurde ich Zeuge, wie die beiden zentralen Prinzipien unseres Buchs, Lichtwellen und Dehnung, die Moleküle so ausrichteten, dass sie effizienter funktionierten. Dr. Lora Hooper, Vorsitzende des Immunology Department am University of Texas Southwestern Medical Center, befand sich an einem Abend ebenfalls glücklicherweise in Woods Hole. Sie hielt die berühmte Friday Evening Lecture, zu der beinahe die gesamte wissenschaftliche Gemeinde des MBL erschien. In ihrem Vortrag zeigte sie auf, dass alle Zellen – und auch alle Bakterien – über molekulare Uhren verfügen, die Licht benötigen. Laura Hames Franklin trug mit ihrem Wissen zu Anatomie und Bewegung erheblich zu diesem Buch bei. Jennifer Phillips, Diana Ayton-Shenker, Grandmother Elder Nancy Audry und Victoria Cummings, die alle den TEDxNew York Salon Bodies of Water unterstützen, gewährten mir Zugang zum traditionellen Wasserwissen der amerikanischen Ureinwohner. Ich danke meinem Lehrer David Crow, einem Kräutergelehrten und Gründer von Floracopea, dafür, dass er mir ein ganz neues Verständnis von Pflanzen vermittelt hat: als unseren biologischen Verbündeten, unseren evolutionären Partnern mit ihren eigenen intelligenten Lösungen für die Probleme, vor die unsere Umwelt uns stellt.

Und natürlich danke ich meiner Familie: James Vescovi, meinem Mann, und meinen Kindern Alma, Luca und Carlo. Ein besonderer Dank gilt meiner Schwester Gretchen, die mich unermüdlich inspiriert und unterstützt und deren Fürsorge für unsere Mutter, Stephanie, mich immer wieder aufs Neue zutiefst beeindruckt.

Anhang

Die Allergie-Ausschlussdiät

Die Ausschlussdiät, die auf den folgenden Seiten beschrieben wird, stammt in leicht abgewandelter Form von Dr. med. William Crook, einem Pionier bei der Diagnose und der Behandlung versteckter Nahrungsmittelallergien.[1] Zweck der Diät ist es, versteckte Allergene aufzuspüren, die unterschiedliche Symptome verursachen können. Während der zwei- bis dreiwöchigen Eliminierungsphase werden alle üblichen Allergene komplett aus der Ernährung gestrichen. Haben sich die Symptome dann gebessert, werden die entsprechenden Nahrungsmittel einzeln wiedereingeführt; so kann man herausfinden, welches Nahrungsmittel die jeweiligen Beschwerden hervorruft.

Nahrungsmittel, die gemieden werden müssen

Milchprodukte: Milch, Käse, Butter, Joghurt, Sauerrahm, Hüttenkäse, Molke, Kasein, Natriumcaseinat, Kalziumcaseinat sowie alle Nahrungsmittel, die die genannten Zutaten bzw. Stoffe enthalten.

Weizen: Die meisten Brotsorten, Nudeln, die meisten Mehlsorten, Backwaren, Hartweizen, Stärke sowie viele Soßen. Hier muss auf Weizen, aber nicht auf Gluten verzichtet werden. Hafer, Gerste und Roggen sind erlaubt.

Mais: Ganze Maiskörner sowie Nahrungsmittel, die Mais enthalten, etwa Maischips, Tortilla, Popcorn, Maisbrot und andere Backwaren, die Mais als Zutat auflisten. Außerdem Lebensmittel, die Maiskeimöl oder Pflanzenöl aus unbekannter Quelle sowie Maissirup, Maissüßungsmittel, Dextrose und Glukose enthalten.

Eier: Eiweiß, Eigelb und alle Nahrungsmittel, die Eier enthalten.

Zitrusfrüchte: Orangen, Grapefruits, Zitronen, Limetten, Mandarinen und alle Nahrungsmittel, die Zitrusfrüchte enthalten.

Kaffee, Tee und **Alkohol:** Kaffee sowohl mit als auch ohne Koffein sowie koffeinhaltige und entkoffeinierte Tees. Kräutertees sind erlaubt, außer sie enthalten Zitrusfrüchte.

Raffinierter Zucker (Haushaltszucker): Zu meiden sind Kristallzucker und alle Nahrungsmittel, die diesen enthalten, darunter Süßigkeiten, Softdrinks, Kuchen, Kekse, Schokolade sowie alle Lebensmittel, denen Zucker zugesetzt wurde. Andere Bezeichnungen für Zucker sind beispielsweise Saccharose, Glukose-Fruktose-Sirup, Maissirup, Maissüßungsmittel, Fruktose, Zuckerrohrsaft, Glukose, Dextrose, Maltose und Maltodextrin. All diese Zuckerarten müssen gemieden werden. Manche Patienten – das hängt davon ab, wie allergisch sie auf Zucker reagieren – dürfen ein bis drei Teelöffel täglich reinen Honig, Ahornsirup oder Gerstenmalzsirup verzehren. Das wird individuell entschieden. Patienten, denen jeglicher Zucker verboten ist, dürfen auch keine Trockenfrüchte essen, ansonsten sind ungeschwefelte Biotrockenfrüchte in kleinen Mengen erlaubt. Da zu alternativen Süßungsmitteln wie beispielsweise Stevia so wenig bekannt ist, sollte während der Ausschlussdiät auch auf diese verzichtet werden.

Lebensmittelzusatzstoffe: Zu meiden sind künstliche Farbstoffe, Geschmacksverstärker, Konservierungsmittel, Texturierungsmittel, Süßstoffe und dergleichen. Die meisten Diätgetränke und -lebensmittel enthalten derlei Zusatzstoffe und sollten deshalb nicht verzehrt werden. Rosinen und Dörrpflaumen aus konventionellem Anbau enthalten meist Sulfite; auch sie sind tabu.

Jedes andere Nahrungsmittel, das dreimal pro Woche oder öfter verzehrt wird, sollte ebenfalls gemieden und später getestet werden.

Bekannte Allergene: Auf Nahrungsmittel, die bekannte Allergene enthalten, sollte verzichtet werden, auch wenn sie im Rahmen der Ausschlussdiät offiziell erlaubt sind.

Leitungswasser: Dies ist verboten, wenn eine extremere Überempfindlichkeit vermutet wird. Stattdessen Quell- oder destilliertes Wasser in Glas- oder Hartplastikflaschen verwenden. Bei Leichtplastikflaschen können Plastikpartikel ins Wasser gelangen. Flaschen, die mit den Ziffern 3 oder 7 gekennzeichnet sind, setzen wahrscheinlich Phthalate frei. Wählen Sie immer BPA-freie Flaschen, also Flaschen aus Materialien, die kein Bisphenol A enthalten. Einige Wasserfilter filtern nicht alle potenziellen Allergene heraus. Nehmen Sie immer Ihr eigenes Trinkwasser mit, auch zur Arbeit und ins Restaurant.

Zutatenliste lesen

In abgepackten Nahrungsmitteln finden sich häufig versteckte Allergene. Steht »Mehl« auf der Zutatenliste, ist meist Weizenmehl gemeint, steht »Pflanzenöl« darauf, kann Maiskeimöl verarbeitet sein. »Kasein« und »Molke« verweisen auf Milchprodukte. Vorsicht ist auch bei Nahrungsergänzungsmitteln wie Vitaminpräparaten geboten: Auch sie können Weizen, Mais, Zucker, Zitrusfrüchte, Hefe und künstliche Farbstoffe enthalten.

Erlaubte Nahrungsmittel

Müsli und **Getreideflocken:** *Warm:* Haferbrei, Haferkleie. *Trocken:* Puffreis.

Verdünnter Apfelsaft mit Apfelscheiben und Nüssen passt hervorragend zu Getreideflocken. Verwenden Sie Sojamilch ohne Maiskeimöl oder zugesetzten Zucker. Die meisten dieser Lebensmittel sind in Naturkostläden oder Reformhäusern sowie in gut sortierten Supermärkten erhältlich.

Getreide und **Mehl:** *Mehl:* Soja-, Reis-, Kartoffel-, Buchweizen- und Bohnenmehl. *Brot:* Reis-, 100-Prozent-Roggen-, Dinkel- und Hirsebrot, das keine Milchprodukte, keine Eier, keinen Zucker und keinen Weizen enthält. *Gekochtes Vollkorn:* Hafer, Hirse, Gerste, Buchweizengrütze, Naturreis, Naturreisnudeln, Dinkelnudeln, Amaranth, Quinoa. *Sonstiges:* 100-Prozent-Reiswaffeln, Reiscracker, Roggencracker, Leincracker, asiatische Nudeln. Die meisten dieser Produkte sind in Naturkostläden oder Reformhäusern sowie in gut sortierten Supermärkten erhältlich.

Hülsenfrüchte: Sojabohnen, Tofu, Linsen, Erbsen, Kichererbsen, weiße Bohnen, Kidneybohnen, schwarze Bohnen, grüne Bohnen und dergleichen. Getrocknete Bohnen sollten über Nacht eingeweicht werden. Vor der Weiterverarbeitung abgießen und gründlich unter fließend kaltem Wasser abspülen. Bohnen aus der Dose werden oft Zucker und andere potenzielle Allergene zugesetzt. Bohnen aus dem Glas enthalten dagegen in der Regel keinen zugesetzten Zucker. Sie können auch Bohnendips wie beispielsweise Hummus verwenden, vorausgesetzt, sie enthalten weder Zucker noch Zitrusfrüchte noch andere Zusatzstoffe. Dosensuppen wie etwa Schälerbsensuppe oder Linsensuppe können ebenfalls verwendet werden – wenn sie keine Zusatzstoffe enthalten. Erkundigen Sie sich im Naturkostladen nach entsprechenden Produkten.

Obst und Gemüse: Alle Gemüsesorten außer Mais und alle Obstsorten außer Zitrusfrüchten sind erlaubt.

Proteine: Rind, Lamm, Schwein, Huhn, Pute und Fisch. Lamm löst kaum allergische Reaktionen aus und empfiehlt sich deshalb auch für Menschen, die an Nahrungsmittelunverträglichkeiten leiden. Statt Fleisch können in einem Eintopf auch Getreide und Bohnen verwendet werden, Rezepte finden Sie in vegetarischen Kochbüchern. Garnelen und die meisten anderen abgepackten Meeresfrüchte wie Hummer, Krabben und Austern können Sulfite enthalten und sollten daher gemieden werden. Thunfisch, Lachs, Sardinen und anderer Fisch aus der Dose sind dagegen erlaubt.

Nüsse und Samen: Nüsse können roh oder geröstet – ohne Zucker – verzehrt werden. Damit sie nicht ranzig werden, bewahrt man sie am besten in einem luftdicht verschlossenen Behälter im Kühlschrank auf. Außerdem kann auch Nussbutter wie beispielsweise Erdnuss-, Mandel-, Cashew-, Walnuss-, Sesam- und Hanfsamenbutter sowie Sesampaste (Tahini) verwendet werden. Sie schmeckt ausgezeichnet zu Selleriestangen und Crackern. Beim Kochen bzw. Backen kann ein Ei durch frisch gemahlene Leinsamen ersetzt werden – diese binden ebenso gut. Dafür einfach 1 Esslöffel gemahlene Leinsamen mit 80 Milliliter Wasser verrühren.

Öle und **Fette:** Sonnenblumen-, Distel-, Oliven- Sesam-, Erdnuss-, Lein-, Raps- und Sojaöl sind erlaubt. Verwenden Sie kein Maiskeimöl und kein Pflanzenöl aus unbekannter Quelle, denn bei Letzterem handelt es sich meist um Maiskeimöl. Soja-, Sonnenblumen- und Distelmargarine sind vom Allergiestandpunkt aus akzeptabel, doch enthalten die meisten Margarinen Transfettsäuren, die der Herzgesundheit schaden und deshalb nicht zu empfehlen sind. Statt Butter oder Margarine können Sie auch pflanzliche Aufstriche und Bohnenaufstriche wie beispielsweise Hummus (Kichererbsenmus) verwenden. Statt Mayonnaise schmeckt eine aufgeschnittene reife Avocado ausgezeichnet auf Sandwiches.

Snacks: Jedes Nahrungsmittel, das erlaubt ist, kann jederzeit als kleine Zwischenmahlzeit verzehrt werden. Sehr lecker sind Gemüsechips – ohne Zucker und verbotene Öle – und Fruchtriegel ohne zugesetzten Zucker. Doch warum dann nicht gleich zu Obst und Gemüse greifen, etwa zu Sellerie- oder Karottensticks sowie zu allen Früchten außer Zitrusfrüchten? Eine Handvoll ungesalzene Nüsse ist ebenfalls ein satt machender und köstlicher Snack.

Getränke: Am besten eignen sich Quellwasser in Glas- oder Hartplastikflaschen, Kräutertees ohne Zitrusfrüchte, Säfte (keine Zitrusfruchtsäfte) ohne Zucker oder andere Zusatzstoffe, 1:1 mit Wasser verdünnt, und Soja- oder Reismilch ohne Maiskeimöl. Getreidekaffees sind ein guter Kaffeeersatz. Leitungswasser kann

Chlor, Fluorid und andere potenzielle Allergene enthalten. Manchmal ist nur Quellwasser in Glas- oder Hartplastikflaschen erlaubt, auch zum Kochen. Wenn Leitungswasser während der Zeit der Ausschlussdiät verboten ist, sollte es wie andere Nahrungsmittel auch einzeln wiedereingeführt werden. Auf welches Wasser verzichtet werden sollte, wird von Fall zu Fall entschieden.

Verdickungsmittel: Als Verdickungsmittel eignen sich Reis-, Hafer-, Hirse-, Gersten-, Soja- oder Amaranthmehl, Pfeilwurzpulver, Agar-Agar-Flocken sowie Pulver aus der Kudzuwurzel.

Gewürze und **Würzsoßen:** Erlaubt sind Salz (in Maßen), Pfeffer, Kräuter ohne Konservierungsmittel, Zitrusfrüchte oder Zucker, Knoblauch, Ingwer, Zwiebeln, Ketchup und Senf ohne Zucker, Sojasoßen, die keinen Weizen oder andere Zusatzstoffe enthalten, und wasserlösliche Vitamin-C-Kristalle als Ersatz für Zitronensaft.

Sonstiges: Alle natürlichen Nahrungsmittel, die die genannten Allergene nicht enthalten, darunter auch zuckerfreie Pastasoßen oder Fruchtaufstriche.

Allgemeine Hinweise

Zählen Sie keine Kalorien. Beginnen Sie den Tag mit einem guten Frühstück, nehmen Sie tagsüber immer wieder kleine Zwischenmahlzeiten zu sich, und trinken Sie mindestens vier Gläser Wasser pro Tag. Wenn Sie nicht genug essen, sinkt Ihr Blutzuckerspiegel ab, und es kommt möglicherweise zu Symptomen wie Müdigkeit, Reizbarkeit, Kopfschmerzen und einer unerwünschten, raschen Gewichtsabnahme. Ernähren Sie sich möglichst vielseitig. Verlassen Sie sich nicht nur auf einige wenige Nahrungsmittel, das könnte selbst wiederum zu Allergien führen. Damit Sie ausreichend Ballaststoffe aufnehmen, sollten Sie vor allem Bohnen, erlaubte Vollkornprodukte, vollwertiges Obst und Gemüse, hausgemachte

Gemüsesuppen sowie Nüsse und Samen auf den Speiseplan setzen. Kauen Sie immer gründlich, das hilft Ihrer Verdauung.

Planen Sie Ihre Mahlzeiten. Planen Sie Ihre Mahlzeiten möglichst immer eine Woche im Voraus. Nehmen Sie sich Zeit dafür, und beginnen Sie mit der Ausschlussdiät erst, wenn die Pläne stehen und der Vorratsschrank gefüllt ist. Ideen können Sie sich in Kochbüchern holen, die sich auf hypoallergene Ernährungsweisen spezialisiert haben. Die meisten Rezepte können leicht abgewandelt und auf Ihre Bedürfnisse abgestimmt werden – ohne dass Sie dabei für Ihre Familie immer extra kochen müssten. Im Naturkostladen bekommen Sie in der Regel auch professionelle Hilfe beim Aufstöbern geeigneter Brote, Cracker, Getreideflocken, Suppen und so weiter. Manche Menschen bereiten sich auch gern am Wochenende etwas vor, um unter der Woche Zeit zu sparen. Wenn Sie Hilfe brauchen, wenden Sie sich an Ihren Hausarzt oder Ernährungsberater.

Kaufen Sie im Internet. Wenn es keine Naturkostläden oder Reformhäuser in Ihrer Nähe gibt, können Sie sich die benötigten Lebensmittel auch über das Internet bestellen. Gehen Sie hierfür auf »erweiterte Suche« und geben Sie so viele Stichwörter wie möglich ein, etwa »weizenfrei«, »maisfrei«, »milchproduktefrei«, »kaseinfrei« und »ohne zugesetzten Zucker«. Das schließt bereits einige unpassende Produkte aus; dennoch bleibt es Ihnen nicht erspart, sich die Zutatenlisten der gefundenen Produkte genau durchzulesen. Sie können dann direkt über die jeweiligen Webseiten bestellen oder bei Ihrem Lebensmittelhändler danach fragen.

Gehen Sie essen. Und zögern Sie nicht, Fragen zu stellen oder Bitten zu äußern. So könnten Sie den Kellner beispielsweise darum bitten, dass Ihr Fisch nur mit einigen Mandelstiften serviert und ohne zusätzliche Gewürze, Butter oder Zitrone zubereitet wird. Bestellen Sie sich eine Ofenkartoffel, garniert mit einer Zwiebelscheibe, oder ein Steak oder Lammkoteletts mit frischem Gemüse und ebenfalls ohne weitere Gewürze zubereitet, außer vielleicht mit etwas Knoblauch und Kräutern. Fragen Sie, ob die Salate an der Salatbar ohne Sulfite auskommen, und bringen Sie Ihr eigenes Dressing mit (Öl, Apfelessig, gehackte Nüsse / Samen, frische Kräuter). Nehmen Sie immer etwas Wasser, ein paar Snacks und Gewürze mit, wenn Sie unterwegs sind. So können Sie Ihre Mahlzeiten mühelos ergänzen oder haben etwas zur Hand, wenn Sie hungrig werden.

Stellen Sie sich auf Entzugserscheinungen ein. Etwa ein Viertel aller Patienten entwickelt innerhalb weniger Tage nach Beginn der Ausschlussdiät milde Entzugserscheinungen. Dazu gehören beispielsweise Müdigkeit, Reizbarkeit, Kopfschmerzen, Unwohlsein oder Hungergefühle. Meist verschwinden diese Symptome innerhalb von zwei bis fünf Tagen wieder, und es geht den Patienten deutlich besser als vor der Diät. Sollten die Symptome zu unangenehm sein, nehmen Sie gepuffertes Vitamin C ein (Natriumascorbat oder Kalziumascorbat, 1000 Milligramm in Tabletten- oder Kapselform oder ¼ Teelöffel der Kristalle, bis zu viermal am Tag). Vielleicht verschreibt Ihnen Ihr Arzt auch Alkalisalze (eine Mischung aus Natriumbikarbonat und Kaliumbikarbonat, ¼ bis ½ Teelöffel in 180 bis 240 Milliliter Wasser aufgelöst, drei- bis viermal am Tag). In den meisten Fällen sind die Symptome jedoch so schwach, dass sie keiner Behandlung bedürfen. Am besten beginnen Sie die Ausschlussdiät abrupt, gehen also auf einen »kalten Entzug«, und setzen die verschiedenen Nahrungsmittel nicht allmählich ab.

Individuelle Nahrungsmittel testen

Meist dauert es zwei bis drei Wochen, bis sich die Symptome so weit gebessert haben, dass die einzelnen Nahrungsmittel nach und nach wiedereingeführt werden können. Sollten Sie sich allerdings bereits seit mindestens fünf Tagen erheblich besser fühlen und die Ausschlussdiät mindestens zehn Tage lang durchgeführt haben, können Sie mit den Tests auch schon früher beginnen. Zeigt sich nach vier Wochen immer noch keine Besserung, sollten Sie sich für weitere

Beratung an Ihren Hausarzt wenden. Doch bei den meisten Patienten zeigt sich innerhalb der ersten drei Wochen eine deutliche Besserung. Manchmal fühlen sie sich sogar so gut, dass sie zunächst auf die Wiedereinführung der einzelnen Nahrungsmittelgruppen verzichten – was allerdings ein Fehler sein könnte. Wartet man zu lange, rufen sie vielleicht keine unmittelbare allergische Reaktion mehr hervor, und man weiß am Ende nicht, worauf genau man allergisch reagiert. Treten bei der Wiedereinführung die früheren Symptome erneut auf, deutet dies auf eine Allergie hin.

Was wird getestet?

Bei der Wiedereinführung sollten Sie die Nahrungsmittel möglichst pur verzehren. Steht beispielsweise gerade der Käse im Fokus, bietet sich zum Testen keine Pizza an, weil diese außer Käse auch Weizen und möglicherweise Maiskeimöl enthält. Brot bietet sich zum Testen des Weizens ebenfalls nicht an, da sich in ihm meist noch andere potenzielle Allergene finden. Greifen Sie beim Testen zu Biolebensmitteln, um sicherzustellen, dass keine Pestizide, Hormone oder andere Zusatzstoffe den Test verfälschen.

Wie wird getestet?

Probieren Sie jeden Tag ein neues Lebensmittel aus. Ist Ihr Hauptsymptom ein arthritischer Schmerz, sollten Sie nur alle zwei Tage ein neues Lebensmittel testen. Normalerweise treten allergische Reaktionen auf Nahrungsmittel innerhalb von zehn Minuten bis zwölf Stunden nach dem Verzehr auf – Gelenkschmerzen können sich jedoch um bis zu 48 Stunden verzögern. Nehmen Sie jeweils eine relativ große Menge des betreffenden Nahrungsmittels zu sich; testen Sie beispielsweise gerade Milch, sollten Sie ein großes Glas davon zum Frühstück trinken und ansonsten nur die »erlaubten« Nahrungsmittel konsumieren. Treten die früheren Symptome wieder auf, oder zeigen sich Kopfschmerzen, Völlegefühl, Übelkeit, Schwindel und / oder Müdigkeit, verzehren Sie das Nahrungsmittel nicht mehr und setzen es auf Ihre »Allergieliste«. Treten keine Symptome auf, nehmen Sie das Nahrungsmittel auch zum Mittag- sowie zum Abendessen zu sich und beobachten, was geschieht. Vertragen Sie es weiterhin gut, sollten Sie es dennoch erst dann wieder auf Ihren Speiseplan setzen, wenn der Test beendet ist. Nach einer Reaktion warten Sie mit dem nächsten Nahrungsmittel, bis sich diese gelegt hat. Manchmal ist es schwer zu bestimmen, ob die Symptome von dem eben verzehrten oder von früher gegessenen Nahrungsmitteln herrühren. Wenn Sie unsicher sind, setzen Sie das Nahrungsmittel ab und testen es nach vier bis fünf Tagen erneut. Lebensmittel, die Sie ohnehin nie essen, müssen Sie natürlich auch nicht testen.

Ebenso wenig sollten Sie Lebensmittel testen, von denen Sie wissen, dass sie allergische Reaktionen bei Ihnen hervorrufen.

Die Tests können in beliebiger Reihenfolge stattfinden. Beginnen Sie sie an einem Tag, an dem Sie sich wohlfühlen, und führen Sie Tagebuch über die Nahrungsmittel, die Sie zu sich genommen haben, sowie über die eventuell auftretenden Symptome.

Zu den einzelnen Tests

Milchprodukte

Testen Sie Milch und Käse an separaten Tagen. Testen Sie verschiedene Käsesorten an unterschiedlichen Tagen, denn es gibt durchaus Menschen, die auf den einen Käse allergisch reagieren und auf den anderen nicht. Es ist meist nicht notwendig, Joghurt, Hüttenkäse oder Butter separat zu testen.

Weizen

Testen Sie Weizen mit einem Produkt, das ausschließlich Weizen und weder Milch noch Zucker enthält. Geeignet sind beispielsweise entsprechende Getreideflocken, die Sie mit Soja- oder Reismilch vermischen dürfen. Erkundigen Sie sich im Naturkostladen oder Reformhaus danach.

Mais
Verwenden Sie für diesen Test frischen oder tiefgefrorenen Mais ohne Zusatzstoffe.

Eier
Testen Sie Eiweiß und Eigelb an separaten Tagen, am besten mit hart gekochten Eiern.

Zitrusfrüchte
Testen Sie Orangen, Grapefruits, Zitronen und Limetten an separaten Tagen. Zitronen und Limetten können Sie auspressen und den Saft mit Wasser vermischen. Bei Orangen und Grapefruits sollten Sie die ganzen, frischen Früchte verwenden.

Leitungswasser und häufig verzehrte Nahrungsmittel
Testen Sie auch Leitungswasser sowie häufig verzehrte Nahrungsmittel, wenn Sie diese bei der Diät ausgeschlossen haben.

Weitere, optionale Tests
Wenn die folgenden Lebensmittel nicht Teil Ihres Speiseplans sind oder Sie sie ohnehin aus Ihrer Ernährung streichen wollen, müssen Sie sie auch nicht testen. Haben Sie eines oder mehrere davon jedoch regelmäßig verzehrt, ist ein Test durchaus sinnvoll, um herauszufinden, ob und wie Ihnen die Nahrungsmittel bekommen. Manchmal können die Reaktionen darauf heftig sein – testen Sie sie deshalb an Tagen, an denen Sie sich zu Hause zurückziehen können.

Kaffee und Tee: Testen Sie diese an separaten Tagen, und zwar pur, ohne Milch, Zucker oder andere Kaffeeweißer oder Süßungsmittel. Soja- oder Reismilch dürfen Sie bei Bedarf hinzufügen. Testen Sie auch entkoffeinierten Kaffee und Tee separat.

Zucker: Geben Sie vier Teelöffel Rohrzucker in ein Getränk, oder vermischen Sie sie mit Getreideflocken oder einem anderen Nahrungsmittel.

Schokolade: Testen Sie ein bis zwei Esslöffel geraspelte Blockschokolade oder ungesüßtes, rohes Biokakaopulver.

Lebensmittelzusatzstoffe: Kaufen Sie sich eine Packung Lebensmittelfarben, und geben Sie einen halben Teelöffel von jeder Farbe in ein Glas. Geben Sie anschließend einen Teelöffel der Farbmischung auf ein Glas Wasser, und trinken Sie es. Wenn Sie möchten, können Sie die Farben auch einzeln testen.

Alkohol: Testen Sie Bier, Wein und Spirituosen an verschiedenen Tagen, da die jeweiligen Reaktionen darauf unterschiedlich ausfallen können. Idealerweise müssen Sie an den folgenden ein bis zwei Tagen nicht arbeiten bzw. keine wichtigen Termine wahrnehmen. Trinken Sie zwei Rationen pro Testtag.

Nach den Tests

Konsultieren Sie nach den Tests erneut Ihren Hausarzt. Nehmen Sie Ihr Tagebuch mit, und besprechen Sie die Ergebnisse mit ihm.

Hilfe zur Selbsthilfe

Wenn Sie allergisch veranlagt sind und jeden Tag die gleichen Nahrungsmittel essen, könnten Sie im Laufe der Zeit eine Allergie dagegen entwickeln. Nachdem Sie herausgefunden haben, welche Nahrungsmittel Sie problemlos essen können, sollten Sie versuchen, möglichst viel Abwechslung in Ihren Speiseplan zu bringen. Reagieren Sie im Allgemeinen hochallergisch, sollten Sie ein und dasselbe Nahrungsmittel erst wieder nach vier Tagen essen. Die meisten Menschen vertragen Nahrungsmittel jedoch öfter als nur alle vier Tage. Haben Sie Lebensmittel, auf die Sie allergisch reagieren, sechs bis zwölf Monate lang gemieden, kann es sein, dass Sie sie nach dieser Ausschlussphase auch wieder tolerieren.

Essen Sie sie dann allerdings wieder häufiger als nur alle vier Tage, kann die Allergie auch zurückkehren.

Gestalten Sie Ihre Ernährung so abwechslungsreich wie möglich, und essen Sie nicht nur ständig Ihre Lieblingsgerichte. Folgen Sie einem bestimmten Verzichtplan, sollte sichergestellt sein, dass Sie an den jeweiligen Tagen auch wirklich vollständig auf das betreffende Nahrungsmittel verzichten. Bei Mais beispielsweise sollten Sie auch Maischips, Maiskeimöl, Popcorn und dergleichen mehr meiden. Für die Wochen der Ausschlussdiät bietet sich ein solcher Verzichtplan nicht an.

Achten Sie auch auf andere allergische Reaktionen, vielleicht betrifft Ihre Allergie nicht nur die getesteten Lebensmittel. Essen Sie bewusst, damit Sie immer genau wissen, was Sie gegessen haben, sollten sich Symptome einstellen. Meiden Sie das entsprechende Nahrungsmittel anschließend für zwei Wochen, und testen Sie es danach erneut, um zu sehen, ob es wieder dieselben Symptome auslöst.

Weitere Informationen finden Sie unter https://doctorgaby.com.

Quellen

Webseiten der Autorinnen

- www.drdanacohen.com
- www.completewellnessnyc.com
- www.hydrationfoundation.org

Bücher und Zeitschriftenartikel

- Wie im Vorwort erwähnt, hat uns dieses Buch besonders zum Schreiben unseres eigenen Buchs inspiriert: Dr. Fereydoon Batmanghelidjs *Your Body's Many Cries for Water* (Global Health Solutions, 2008). Auf Deutsch erschienen unter dem Titel: *Sie sind nicht krank, Sie sind durstig!*
- Ein Muss ist ebenfalls das folgende Buch von Dr. Gerald Pollack, für Laien geschrieben, leicht verständlich und mit vielen Zeichnungen, in dem es um Gel-Wasser und Energieerzeugung im Körper geht: *The Fourth Phase of Water: Beyond Solid, Liquid, and Vapor* (Ebner and Sons, 2013). Auf Deutsch erschienen unter dem Titel: *Wasser – viel mehr als H_2O.*
- »The Fourth Phase of Water: Implications for Energy and Health«, veröffentlicht im Winter 2015 in *Wise Traditions* (Band 16, Heft 4) von Gerald Pollack.
- In seinem informativen Blog »Water, Energy, and the Perils of Dehydration« stellte der verstorbene Dr. med. Nicholas Gonzalez das bahnbrechende Buch *Your Body's Many Cries for Water* (siehe oben) von Dr. Batmanghelidj vor und schilderte die epidemischen Ausmaße der chronischen Dehydrierung.

https://www.greenmedinfo.com/blog/water-energy-and-perils-dehydration.

- Die Studie »Water, Hydration and Health« von Dr. Barry Popkin et al. taucht tief in das Thema Wasser und Gesundheit ein (*Nutrition Reviews*, Band 68, Heft 8, August 2010, S. 439–458).
- Ein wichtiges Buch zum Thema Mensch und Wasser ist das von M.J. Pangman und Melanie Evans: *Dancing with Water: The New Science of Water* (Uplifting Press, 2011).
- Zur Rolle, die Fett im menschlichen Körper spielt, empfehlen wir folgendes Buch: *Know Your Fats: The Complete Primer for Understanding the Nutrition of Fats, Oils, and Cholesterol* von Dr. phil. Mary G. Enig (Bethesda Press, 2000).
- Vor allem für Frauen geeignete Krafttrainingsübungen finden Sie in *Strength Training Exercises for Women* von Joan Pagano (DK Publishing, 2013). Auf Deutsch erschienen unter dem Titel: *Muskeltraining für Frauen.*
- Über das Thema Bewegung und Gehirn informiert das Buch *Spark: The Revolutionary New Science of Exercise and the Brain* von Dr. med. John Ratey (Little, Brown, 2008). Auf Deutsch erschienen unter dem Titel: *Superfaktor Bewegung: Das Beste für Ihr Gehirn!*
- Mit Teresa Tapps *Fit and Fabulous in 15 Minutes* (Ballantine, 2006) haben Sie einen guten Start, wenn Sie Ihre Faszien dehnen und schnell und einfach in Form kommen wollen.
- Für eine bessere Haltung empfehlen wir die Lektüre von Mary Bonds *The New Rules of Posture: How to Sit, Stand, and Move in the Modern World* (Healing Arts Press, 2006).
- Weitere Informationen zur Egoscue-Methode finden Sie in *The Egoscue Method of Health Through Motion* von Pete Egoscue mit Roger Gittines (William Morrow, 1993). Auf Deutsch erschienen unter dem Titel: *Schmerzfrei leben mit der Egoscue-Methode.*

- Viele weitere ausgezeichnete Übungstechniken finden Sie in Eric Franklins *Franklin Method: Ball and Imagery Exercises for Relaxed and Flexible Shoulders, Neck and Thorax* (Orthopedic Physical Therapy Products, 2008). Auf Deutsch erschienen unter dem Titel: *Entspannte Schultern, gelöster Nacken: Endlich wieder schmerzfrei.*
- Roger Jahnkes *The Healer Within: Using Traditional Chinese Techniques to Release Your Body's Own Medicine, Movement, Massage, Meditation, Breathing* (HarperOne, 1998) widmet sich fernöstlichen Bewegungs-, Meditations- und Atempraktiken zur Stressreduktion.
- Mehr zu Hydrierung und Atmung erfahren Sie in Patrick McKeowns *Close Your Mouth: Buteyko Clinic Handbook for Perfect Health* (Buteyko Books, 2005). Auf Deutsch erschienen unter dem Titel: *Den Mund schließen: Selbsthilfe-Handbuch aus der Buteyko-Atemklinik.*

Ernährung und Wohlbefinden:

- **https://www.costco.com:** Gute Bioprodukte wie beispielsweise natives Biokokosöl.
- **https://www.grownyc.org:** Bauernmärkte in der Umgebung von New York und Informationen zum Recycling.
- **http://www.localfarmmarkets.org:** Landesweite Bauernmärkte.
- **https://www.knowfoods.com:** Wunderbare Produkte mit niedrigem glykämischem Index, getreidefrei, glutenfrei, ohne Milchprodukte, erdnussfrei, sojafrei und hefefrei.
- **https://www.mountainroseherbs.com:** Kräuter und Gewürze.
- **https://www.thrivemarket.com:** Bioprodukte zu einem guten Preis.

Videos und TEDx Talks

- Dr. Jean-Claude Guimberteaus bahnbrechendes Video zu den Faszien (auf Französisch): https://www.youtube.com/watch?v=eW0lvOVKDxE
- Exzellente Erläuterungen zu den Entdeckungen von Dr. Guimberteau vom *Functional Therapy Magazine:* https://www.youtube.com/watch?v=qSXpX4wyoY8
- Dr. Gerald Pollacks TEDx Talk »Water, Cells, Life«: https://www.youtube.com/watch?v=p9UC0chfXcg
- »Bodies of Water Conference« vom TEDx New York Salon: https://www.hydrationfoundation.org/copy-of-highlights-1
- Dr. Stephanie Seneffs TEDx Talk »The Mineral Power for Your Body's Electrical Supply«: https://www.youtube.com/watch?v=fDWEVXhaydc
- Gina Brias TEDx Talk »How to Grow Water: It's Not Only Blue, It's Green«: https://www.youtube.com/watch?v=kAiCeRZLCoE
- Gillian Ferrabees TEDx Talk »Water as a Conductor for Creative Flow«: https://www.youtube.com/watch?v=ryYTxm7k7mg
- Dr. Adam Wexlers TEDx Talk »The Bridge Between Water and Life«: https://www.youtube.com/watch?v=hPM1l93mGZw
- Amy Cuddys TED Talk »Your Body Language May Shape Who You Are«: https://www.youtube.com/watch?v=Ks-_Mh1QhMc
- Meister Tiongs Detox-Selbstmassage fürs Gesicht: https://www.youtube.com/watch?v=p5p9AzC9LE8

Ernährung und Bewegung im Internet

- **https://www.beautifulonraw.com:** Tonya Zavasta stellt moderne Versionen alter russischer und ukrainischer Haut- und Gesundheitstechniken vor.

- **https://blog.bulletproof.com:** David Asprey ist ein berühmter Biohacker, der mit dem eigenen Körper experimentiert und sein Wissen weitergibt. Von ihm stammt der Trend, den Kaffee mit Fett zu mischen, der sogenannte Bulletproof Coffee.
- **https://www.eldoamethod.com:** Dr. Guy Voyers ELDOA-Methode bietet sehr effektive Dehnübungen.
- **http://www.egoscue.com:** Peter Egoscues Methode zum Beenden chronischer Schmerzen gehört zu den einfachsten und effektivsten Bewegungsübungen überhaupt.
- **https://www.drkarafitzgerald.com:** Dr. Kara Fitzgerald ist Heilpraktikerin. Auf ihrer Webseite finden sich zahlreiche Kochrezepte zur Hydrierung.
- **https://www.foundmyfitness.com:** Dr. Rhonda Patrick sichtet neueste wissenschaftliche Entdeckungen zum Thema Gesundheit.
- **https://www.laurahamesfranklin.com:** Laura Hames Franklin arbeitet mit Visualisierungen und einem einzigartigen Trainingsprogramm, das die körperliche, die geistige und die seelische Gesundheit fördert.
- **https://www.drfuhrman.com:** Empfehlungen eines Arztes für Rezepte voller Nährstoffe mit Videodemonstrationen.
- **https://www.doctorgaby.com:** Dr. med. Alan Gaby ist Autor des Buchs *Nutritional Medicine*, Danas Bibel.
- **http://www.greenmedinfo.com:** Die Webseite ist eine ausgezeichnete Quelle zur Information über pflanzliche Heilmittel. Sie wird sehr häufig zitiert und bietet evidenzbasierte Studien zur Naturheilkunde mit über 20 000 Artikeln.
- **https://www.greensmoothiegirl.com:** Robyn Openshaw verbreitet die gesundheitlichen Vorteile grüner Smoothies seit mehr als 20 Jahren. Auf ihrer Webseite finden sich zahlreiche entsprechende Rezepte.
- **https://www.heartmdinstitute.com:** Die Webseite des Kar-

diologen Dr. Stephen Sinatra bietet zahlreiche Informationen zu Gesundheit und Wohlbefinden.

- **http://www.drhoffman.com:** Dr. Ronald Hoffman (Danas Mentor und Freund) unterhält einen großartigen Podcast mit gesundheitlichen Ratschlägen.
- **https://www.lifespa.com:** Dr. John Douillard bietet Informationen zur ayurvedischen Medizin und ist darüber hinaus Experte für Atmung, Hydrierung und Hochleistungssport.
- **https://www.drmercola.com:** Die von einem breiten Publikum frequentierte Webseite beinhaltet zahlreiche Artikel zu Gesundheit und Wellness.
- **https://www.t-tapp.com:** Teresa Tapps 15-Minuten-Ganzkörper-Work-out inklusive Fasziendehnung.
- **https://www.dr-michael-bohne.de:** Michael Bohne informiert über die stressreduzierende Methode der Klopfakupressur.

Umwelt-, Wasserschutz- und gemeinnützige Organisationen

- **https://utopia.de/galerien/das-dreckige-dutzend-pestizide-obst-gemuese-bio:** Diese Organisation listet das »Schmutzige Dutzend« der Obst- und Gemüsesorten, die möglichst immer aus Bioanbau verzehrt werden sollten. Die Webseite umfasst auch Verbraucherinformationen u. a. zu den folgenden Themen:
  Wasserfilter
  Leitungswasser
  Pestizide in Lebensmitteln
  Nicht gesundheitsschädliche Reinigungsmittel
  Sonnenschutz
  Meeresfrüchte
  Sicherer Gebrauch von Mobiltelefonen
  Genmodifizierte Lebensmittel

- **https://www.greenwave.org:** Diese Webseite bewirbt das »Ocean Farming« von Algen und Meeresfrüchten, um die Folgen des Klimawandels abzumildern und Algen als praktikable und supergesunde Nahrungsquelle zur Verfügung zu stellen.
- **https://www.heifer.org:** Diese großartige Wohltätigkeitsorganisation hilft, Armut und Hunger zu bekämpfen, indem sie Bedürftigen Nutztiere zur Verfügung stellt, die diesen eine nachhaltige Nahrungsquelle und ein zuverlässiges Einkommen verschafft.
- **http://www.rainforestflow.org:** Diese Organisation versorgt die indigenen Völker am Amazonas mit sauberem Wasser.
- **https://www.weareprojectzero.org:** Project Zero widmet sich dem Erhalt und dem Schutz der Ozeane.
- **http://www.container-recycling.org:** Diese Organisation beschäftigt sich mit der Müllvermeidung, der Wiederverwertung und dem Recycling. Die Webseite verfügt über eine ausgezeichnete Datenbank zu diesen Themen.
- **http://www.findaspring.com:** Auf dieser Webseite finden Sie natürliche Quellen rund um die Welt.
- **https://www.plasticoceans.org:** Diese Webseite informiert über den Plastikmüll in den Ozeanen.
- **https://smile.amazon.com:** Seien wir doch ehrlich: Wir alle benutzen Amazon, und über diese Webseite können Sie mittels Spenden an Wohltätigkeitsorganisationen der Gesellschaft etwas zurückgeben.
- **https://www.westonaprice.org:** Die Weston A. Price Foundation hat sich der Aufwertung unserer Nahrung verschrieben.

So finden Sie den passenden Arzt

- **http://www.acam.org**
- **https://www.ifm.org**

Meditationswebseiten

- **https://www.heartmath.com:** Durch die Arbeit mit dem Atem, die uns ein sofortiges Biofeedback liefert, gelangen wir zu innerer Ausgeglichenheit. Die Methode ist gut untersucht und hat sich bei Angststörungen, Depressionen und Schlafschwierigkeiten bewährt.
- **https://www.rewireme.com:** Die ausgesprochen informative Webseite bietet Wissenswertes rund um die Themen Achtsamkeit, Spiritualität und Neurowissenschaften.
- **https://www.tm.org:** Hier kann man die Methode der Transzendentalen Meditation erlernen.
- **https://www.instituteofientegralqigongandtaichi.org:** Hier finden Sie zahlreiche Informationen zu den Themen Meditation und Bewegung.

Anmerkungen

Einführung

Hydrierung: Was können wir verbessern?

1. Ericson, John. »75 % of Americans May suffer from Chronic Dehytration, According to Doctors.« Medical Daily. Zugriff am 25. Juni 2017. http://www.medicaldaily.com/75-americans-may-suffer-chronic-dehydration-according-doctors-247393.
2. Thornton, Simon N., und Marie Trabalon. »Chronic Dehydration Is Associated with Obstructive Sleep Apnoea Syndrome.« *Clinical Science* 128, Heft 3 (1. Februar 2015): 225. http://www.clinsci.org/content/128/3/225.
3. Chang, Tammy, et al. »Inadequate Hydration, BMI, and Obesity Among US Adults: NHANES 2009–2012.« *Annals of Family Medicine* 14, Heft 4 (Juli–August 2016): 320–324. Zugriff am 22. Oktober 2017. http://www.annfammed.org/content/14/4/320.
4. Dennis, E.A., et al. »Water Consumption Increases Weight Loss During a Hypocaloric Diet Intervention in Middle-Aged and Older Adults.« *Obesity* (Silver Spring) 18, Heft 2 (Februar 2010): 300–307. Zugriff am 22. Oktober 2017. https://www.ncbi.nlm.nih.gov/pubmed/19661958.
5. Preachuk, Deb. »The Connection Between Chronic Pain and Chronic Dehydration.« Pain Free Posture MN. Zugriff am 22. Oktober 2017. http://www.painfreeposturemn.com/the-connection-between-chronic-pain-and-chronic-dehydration.
6. Adan, A. »Cognitive Performance and Dehydration.« *Journal of the American College of Nutrition* 31, Heft 2 (April 2012): 71–78. Zugriff am 25. Oktober 2017. https://www.ncbi.nlm.nih.gov/pubmed/?term=adan%2C%2Bcognitive%2Bperformance%2C%2B2012.
7. Bear, Tracey, et al. »A Preliminary Study on How Hypohydration Affects Pain Perception.« *Psychophysiology* 53, Heft 5 (Mai 2016): 605–610. Zugriff am 22. Oktober 2017.
https://www.ncbi.nlm.nih.gov/pubmed/26785699; doi:10.1111/psyp.12610.

Moyen, N.E., et al. »Hydration Status Affects Mood State and Pain Sensation during Ultra-Endurance Cycling.« *Journal of Sports Sciences* 33, Heft 18 (März 2015): 1962–1969. Zugriff am 22. Oktober 2017. https://www.ncbi.nlm.nih.gov/pubmed/25793570.

8. Armstrong, L.E., et al. »Mild Dehydration Affects Mood in Healthy Young Women.« *Journal of Nutrition* 142, Heft 2 (Februar 2012): 382–388. Zugriff am 22. Oktober 2017. https://www.ncbi.nlm.nih.gov/pubmed/22190027.
9. Container Recycling Institute, http://www.container-recycling.org/index.php.
10. Langmead, L., R.J. Makins und D.S. Rampton. »Anti-inflammatory Effects of Aloe Vera Gel in Human Colorectal Mucosa in Vitro.« *Alimentary Pharmacology and Therapeutics* 19, Heft 5 (1. März 2004): 521–527. https://www.ncbi.nlm.nih.gov/pubmed/14987320; doi:10.1111/j.1365-2036.2004.01874.x.

Kapitel 1: Die neue Wissenschaft vom Wasser

1. Arnaoutis, Giannis, et al. »The Effect of Hypohydration on Endothelial Function in Young, Healthy Adults.« *European Journal of Nutrition* 56, Heft 3 (April 2017): 1211–1217. https://link.springer.com/article/10.1007%2Fs00394-016-1170-8.
2. Harvard Health Publishing, »Surprising Heart Attack and Stroke Triggers – from Waking up to Volcanoes.« Juli 2007. https://www.health.harvard.edu/press_releases/heart-attack-triggers.
3. Mayo Clinic, Diabetic Ketoacidosis. http://www.mayoclinic.org/diseases-conditions/diabetic-ketoacidosis/basics/definition/con-20026470.
4. Manz, Friedrich, und Andreas Wentz. »The Importance of Good Hydration for the Prevention of Chronic Diseases.« *Nutrition Reviews* 63, Heft 6 (2005). http://onlinelibrary.wiley.com/doi/10.1111/j.1753-4887.2005.tb00150.x/epdf.
5. Gonzalez, Nicholas. »Water, Energy, and the Perils of Dehydration.« GreenMedInfo Blog. 2. Juli 2015. Zugriff am 22. Oktober 2017. http://www.greenmedinfo.com/blog/water-energy-and-perils-dehydration.
6. Barnard College, Columbia University. »The Facts About Laxatives.« https://barnard.edu/counseling/resources/eating-disorders/laxatives.
7. Batmanghelidj, F. »A New and Natural Method of Treatment of Peptic Ulcer Disease.« *Journal of Clinical Gastroenterology* 5, Heft 3 (1983): 203–206.

8. Galson, Steven K. »Prevention of Deep Vein Thrombosis and Pulmonary Embolism.« *Public Health Reports* 123, Heft 4 (2008): 420–421. https://www.ncbi.nlm.nih.gov/pmc/articles/PMC2430635/; doi:10.1177/003335490812300402.
9. Ghosh, Arunava, R.C. Boucher und Robert Tarran. »Airway Hydration and COPD.« *Cellular and Molecular Life Sciences* 72, Heft 19 (2015): 3637–3652. https://www.ncbi.nlm.nih.gov/pubmed/26068443;doi:10.1007/s00018-015-1946-7.
10. Gaby, A.R. »The Role of Hidden Food Allergy/Intolerance in Chronic Disease.« *Alternative Medicine Review: A Journal of Clinical Therapeutics* 3, Heft 2 (April 1998): 90–100. Zugriff am 25. Oktober 2017. https://www.ncbi.nlm.nih.gov/pubmed/9577245.
11. Armstrong, L.E., et al. »Mild Dehydration Affects Mood in Healthy Young Women.« *Journal of Nutrition* 142, Heft 2 (Februar 2012): 382–388. Zugriff am 25. Oktober 2017. https://www.ncbi.nlm.nih.gov/pubmed/22190027.
12. Benton, David. »Dehydration Influences Mood and Cognition: A Plausible Hypothesis?« *Nutrients* 3, Heft 5 (Mai 2011): 555–573. https://www.ncbi.nlm.nih.gov/pmc/articles/PMC3257694/;doi:10.3390/nu3050555.
13. Thornton, Simon N. »Diabetes and Hypertension, as Well as Obesity and Alzheimer's Disease, Are Linked to Hypohydration-Induced Lower Brain Volume.« *Frontiers in Aging Neuroscience* 6 (2014): 279. https://www.ncbi.nlm.nih.gov/pmc/articles/PMC4195368/; doi:10.3389/fnagi.2014.00279.
14. Ebenda.
15. Dickson, J.M., et al. »The Effects of Dehydration on Brain Volume – Preliminary Results.« *International Journal of Sports Medicine* 26, Heft 6 (Juli–August 2005): 481–485. Zugriff am 25. Oktober 2017. https://www.ncbi.nlm.nih.gov/pubmed/16037892.
16. Chumlea, W.C., et al. »Total Body Water Data for White Adults 18 to 64 Years of Age: The Fels Longitudinal Study.« *Kidney International* 56, Heft 1 (Juli 1999): 244–252. Zugriff am 25. Oktober 2017. https://www.ncbi.nlm.nih.gov/pubmed/10411699.
17. Ritz, P., et al. »Influence of Gender and Body Composition on Hydration and Body Water Spaces.« *Clinical Nutrition* 27, Heft 5 (Oktober 2008): 740–746. Zugriff am 25. Oktober 2017. https://www.ncbi.nlm.nih.gov/pubmed/18774628.
18. Thornton, S.N. »Thirst and Hydration: Physiology and Consequences of

Dysfunction.« *Physiology and Behavior* 100, Heft 1 (26. April 2010): 15–21. Zugriff am 26. Oktober 2017. https://www.ncbi.nlm.nih.gov/pubmed/20211637.

19. Beauchet, O., et al. »Blood Pressure Levels and Brain Volume Reduction: A Systematic Review and Meta-analysis.« *Journal of Hypertension* 31, Heft 8 (August 2013): 1502–1516. Zugriff am 26. Oktober 2017. https://www.ncbi.nlm.nih.gov/pubmed/23811995.
20. Smith, David W., et al. »Altitude Modulates Concussion Incidence.« *Orthopaedic Journal of Sports Medicine* 1, Heft 6 (November 2013): 2325967113511 58. https://www.ncbi.nlm.nih.gov/pmc/articles/PMC4555510/;doi:10.1177/2325967113511588.
21. Seneff, Stephanie, und Wendy A. Morley. »Diminished Brain Resilience Syndrome: A Modern Day Neurological Pathology of Increased Susceptibility to Mild Brain Trauma, Concussion, and Downstream Neurodegeneration.« *Surgical Neurology International* 5, Heft 1 (Juni 2014): 97. https://www.ncbi.nlm.nih.gov/pubmed/25024897; doi:10.4103/2152-7806.134731
22. University of North Carolina Chapel Hill, »NFL Grant Funds International Research on the Role of Active Rehabilitation Strategies in Concussion Management«, Pressemeldung vom 14. Juni 2017. http://uncnews.unc.edu/2017/06/14/nfl-grant-funds-international-research-role-active-rehabilitation-strategies-concussion-management/.
23. »Concussion.« Mayo Clinic. 29. Juli 2017. Zugriff am 26. Oktober 2017. http://www.mayoclinic.org/diseases-conditions/concussion/symptoms-causes/dxc-20273155.
24. Seneff, Stephanie, und Wendy A. Morley. »Diminished Brain Resilience Syndrome: A Modern Day Neurological Pathology of Increased Susceptibility to Mild Brain Trauma, Concussion, and Downstream Neurodegeneration.« *Surgical Neurology International* 5, Heft 1 (Juni 2014): 97. https://www.ncbi.nlm.nih.gov/pubmed/25024897;doi:10.4103/2152-7806.134731.
25. »Concussion.« Mayo Clinic. 29. Juli 2017. Zugriff am 26. Oktober 2017. http://www.mayoclinic.org/diseases-conditions/concussion/symptoms-causes/dxc-20273155.
26. Bear, Tracey, et al. »A Preliminary Study on How Hypohydration Affects Pain Perception.« *Psychophysiology* 53, Heft 5 (Mai 2016): 605–610. https://www.ncbi.nlm.nih.gov/pubmed/26785699; doi:10.1111/psyp.12610.
27. Ogino, Yuichi, et al. »Dehydration Enhances Pain-Evoked Activation in the

Human Brain Compared with Rehydration.« *Anesthesia and Analgesia* 118, Heft 6 (Juni 2014): 1317–13325.
https://www.ncbi.nlm.nih.gov/pubmed/24384865;doi:10.1213/ane.0b013e3182a9b028.

28. »Lack of Sleep Is Affecting Americans, Finds the National Sleep Foundation.« National Sleep Foundation. Zugriff am 22. Oktober 2017.
https://sleepfoundation.org/media-center/press-release/lack-sleep-affecting-americans-finds-the-national-sleep-foundation.
29. Xie, L., et al. »Sleep Drives Metabolite Clearance from the Adult Brain.« *Science* 342, Heft 6156 (18. Oktober 2013): 373–377.
http://science.sciencemag.org/content/342/6156/373; doi:10.1126/science.1241224.
30. Jessen, Nadia Aalling, et al. »The Glymphatic System: A Beginner's Guide.« *Neurochemical Research* 40, Heft 12 (Dezember 2015): 2583–2599.
https://www.ncbi.nlm.nih.gov/pubmed/25947369;doi:10.1007/s11064-015-1581-6.
31. Mendelsohn, Andrew R., und James W. Larrick. »Sleep Facilitates Clearance of Metabolites from the Brain: Glymphatic Function in Aging and Neurodegenerative Diseases.« *Rejuvenation Research* 16, Heft 6 (Dezember 2013): 518–523.
https://www.ncbi.nlm.nih.gov/pubmed/24199995;doi:10.1089/rej.2013.1530.
32. Altieri, A., C. La Vecchia und E. Negri. »Fluid Intake and Risk of Bladder and Other Cancers.« *European Journal of Clinical Nutrition* 57 Beiheft 2 (Dezember 2003): S59–S68.
https://www.ncbi.nlm.nih.gov/pubmed/14681715;doi:10.1038/sj.ejcn.1601903.
33. Vanderbilt University Medical Center. »Water's Unexpected Role in Blood Pressure Control.« ScienceDaily. Zugriff am 25. Oktober 2017.
https://www.sciencedaily.com/releases/2010/07/100706150639.htm.
34. Boschmann, Michael, et al. »Water-Induced Thermogenesis.« *Journal of Clinical Endocrinology and Metabolism* 88, Heft 12 (Dezember 2003): 6015–6019.
https://www.ncbi.nlm.nih.gov/pubmed/14671205;doi:10.1210/jc.2003030780.
35. Yang, Qing. »Gain Weight by ›Going Diet‹? Artificial Sweeteners and the Neurobiology of Sugar Cravings.« *Yale Journal of Biology and Medicine.* Juni 2010. Zugriff am 25. Oktober 2017.
https://www.ncbi.nlm.nih.gov/pmc/articles/PMC2892765/.

36. Howard, Jacqueline. »Diet Sodas May Be Tied to Stroke, Dementia Risk.« CNN. 20. April 2017. Zugriff am 25. Oktober 2017. http://www.cnn.com/2017/04/20/health/diet-sodas-stroke-dementia-study/index.html.
37. Bria, Rebecca. »Ritual, Economy, and the Production of Community at Ancient Hualcayan (Ancash, Peru).« (Dissertation, Vanderbilt University, anthropologische Fakultät, 2017).
38. Perakis, Fivos, et al. »Diffusive Dynamics During the High-to-Low Density Transition in Amorphous Ice.« *Proceedings of the National Academy of Sciences* 114, Heft 31 (1. August 2017): 8193–8198. http://www.pnas.org/content/114/31/8193; doi:10.1073/pnas.1705303114.
39. Crew, Bec. »Physicists Just Discovered a Second State of Liquid Water.« ScienceAlert. 14. November 2016. Zugriff am 23. Oktober 2017. https://www.sciencealert.com/physicists-just-discovered-a-second-state-of-liquid-water.
40. Saykally, R.J., und F.N. Keutsch. »Water Clusters: Untangling the Mysteries of the Liquid, One Molecule at a Time.« *PNAS* 98, Heft 19 (September 2001): 10533–10540.
41. Petersen, Lars. »DNA's Chiral Spine of Hydration.« ACS Cent Sci 26. Juli 2017; 3(7):708–714.doi=10.1021/ascentsci.7600100. Epub 24. Mai 2017
42. McGeoch, Julie E.M., und Malcolm W. McGeoch. »Entrapment of Water by Subunit C of ATP Synthase.« *Journal of the Royal Society Interface* 5, Heft 20 (6. März 2008): 311–318. Zugriff am 23. Oktober 2017. http://rsif.royalsocietypublishing.org/content/5/20/311.
43. Kang, Young-Rye, et al. »Anti-obesity and Anti-diabetic Effects of Yerba Mate *(Ilex Paraguariensis)* in C57BL / 6J Mice Fed a High-Fat Diet.« *Laboratory Animal Research* 28, Heft 1 (März 2012): 23–29. Zugriff am 23. Oktober 2017. https://www.ncbi.nlm.nih.gov/pmc/articles/PMC3315195/.
44. Pollack, Gerald. »The Fourth Phase of Water.« The Weston A. Price Foundation. 15. Februar 2016. Zugriff am 23. Oktober 2017. https://www.westonaprice.org/health-topics/health-issues/the-fourth-phase-of-water/.
45. Xu, Chen, et al. »Light-Harvesting Chlorophyll Pigments Enable Mammalian Mitochondria to Capture Photonic Energy and Produce ATP.« *Journal of Cell Science* (15. Januar 2014). Zugriff am 23. Oktober 2017. http://jcs.biologists.org/content/127/2/388.

Kapitel 2: Wasser zum Essen

1. Valtin, Heinz, mit technischer Unterstützung von Sheila A. Gorman. »›Drink at Least Eight Glasses of Water a Day.‹ Really? Is There Scientific Evidence for ›8 × 8‹?« *American Journal of Physiology – Regulatory, Integrative and Comparative Physiology* 283, Heft 5 (1. November 2002): R993–R1004. Zugriff am 25. Oktober 2017.
   http://ajpregu.physiology.org/content/283/5/R993.
   Siehe auch Carroll, Aaron E. »No, You Do Not Have to Drink 8 Glasses of Water a Day.« *New York Times*, 24. August 2015.
2. »How Much Feed and Water Are Used to Make a Pound of Beef?« Beef Cattle Research Council. Zugriff am 25. Oktober 2017.
   http://www.beefresearch.ca/blog/cattle-feed-water-use/.
3. Ibrahim, Fandi, et al. »Probiotic Bacteria as Potential Detoxification Tools: Assessing Their Heavy Metal Binding Isotherms.« *Canadian Journal of Microbiology* 52, Heft 9 (September 2006): 877–885.
   https://www.ncbi.nlm.nih.gov/pubmed/17110980; doi:10.1139/w06-043.
4. Gordon, J.I., und J. Xu. »Honor Thy Symbionts.« *Proceedings of the National Academy of Sciences* 100, Heft 18 (2. September 2003): 10452–10459.
   http://www.pnas.org/content/100/18/10452.abstract.
5. Smits, Samuel A., et al. »Seasonal Cycling in the Gut Microbiome of the Hadza Hunter-Gatherers of Tanzania.« *Science* 357, Heft 6353 (25. August 2017): 802–806. Zugriff am 25. Oktober 2017.
   http://science.sciencemag.org/content/357/6353/802.
6. Pall, Martin L. »Microwave Frequency Electromagnetic Fields (EMFs) Produce Widespread Neuropsychiatric Effects Including Depression.« *Journal of Chemical Neuroanatomy* 75 Teil B (September 2016): 43–51.
   https://www.ncbi.nlm.nih.gov/pubmed/26300312;doi:10.1016/j.jchemneu.2015.08.001.
7. Spector, Tim, und Jeff Leach. »I Spent Three Days as a Hunter-Gatherer to See If It Would Improve My Gut Health.« *The Conversation*. 30. Juni 2017. Zugriff am 25. Oktober 2017.
   http://theconversation.com/i-spent-three-days-as-a-hunter-gatherer-to-see-if-it-would-improve-my-gut-health-78773.
8. Smits et al. »Seasonal Cycling in the Gut Microbiome of the Hadza Hunter-Gatherers of Tanzania.« *Science* 357, Heft 6353 (25. August 2017): 802–806. Zugriff am 25. Oktober 2017.
   http://science.sciencemag.org/content/357/6353/802.

Kapitel 3: Alles im Fluss

1. Oschman, J.L. *Energy Medicine in Therapeutics and Human Performance.* London: Elsevier, 2003.
2. *Strolling Under the Skin: Images of Living Matter Architectures*, unter der Regie von Jean-Claude Guimberteau (2005), DVD. www.endovivo.com.
3. Views of the Living Fascia: https://www.youtube.com/watch?v=qSXpX4wyoY8.
4. Pienta, K.J., und D.S. Coffey. »Cellular Harmonic Information Transfer Through a Tissue Tensegrity-Matriux System«, *Medical Hypotheses* 34 (1991): 88–95.
5. Ho, M.-W. »First Sighting of Structured Water«, *Science in Society* 28 (2005): 47–48; *siehe auch* Ho, M.-W. »Positive Electricity Zaps Through Water Chains«, *Science in Society* 28 (2005): 49–50; Ho, M.-W. »Collagen Water Structure Revealed«, *Science in Society* 32 (2006): 15–16; Ho, M.-W. *Living Rainbow* H_2O. London: World Scientific and Imperial College Press, 2012; Ho, M.-W. »Living H_2O«, *Science in Society* 55 (2017).
6. Ji, Sungchul. *The Cell Language Theory.* London: World Scientific Publishing Company, 2017.
7. Detaillierte Informationen zu Fullers Begriff der Tensegrity finden Sie auf Dr. Stephen M. Levins Webseite unter http://www.biotensegrity.com.
8. Myers, Thomas. *Fascial Release for Structural Balance.* Berkeley, CA: North Atlantic Books, 2010, 2017.
9. Schleip, Robert, »Fascia as a Sensory Organ« (Web-Seminar, World Massage Conference Webinar, 2009).
10. Langevin, H.M., et al. »Evidence of Connective Tissue Involvement in Acupuncture,« *FASEB Journal*, Expressartikel 10.1096/fj.01-0925fje. Online veröffentlicht am 10. April 2002.

Kapitel 4: Bewegung und Hydrierung

1. Hagger-Johnson, G., et al. »Sitting Time, Fidgeting and All-Cause Mortality in the UK Women's Cohort Study.« *American Journal of Preventive Medicine* 50, Heft 2 (2016): 154–160.
2. Morishima, Takuma, et al. »Prolonged Sitting-Induced Leg Endothelial Dysfunction Is Prevented by Fidgeting.« *American Journal of Physiology Heart and Circulatory Physiology* 311, Heft 1 (1. Juli 2016): H177–H182. Online veröffentlicht am 27. Mai 2016.
3. Bagriantsev, Sviatoslav N., Elena O. Gracheva und Patrick G. Gallagher. »Piezo Proteins: Regulators of Mechanosensation and Other Cellular Pro-

cesses.« *Journal of Biological Chemistry* 289 (14. November 2014): 31673–31681. Zugriff am 25. Oktober 2017.
http://www.jbc.org/content/289/46/31673.full.

4. Doidge, Norman. *The Brain That Changes Itself: Stories of Personal Triumph from the Frontiers of Brain Science.* New York: Viking, 2007. Deutsch von Jürgen Neubauer: *Neustart im Kopf: Wie sich unser Gehirn selbst repariert.* Frankfurt / M. und New York: Campus, 3. Auflage 2017.
5. Ortner, Nick. *The Tapping Solution for Pain Relief: A Step-by-Step Guide to Reducing and Eliminating Chronic Pain.* Carlsbad, CA: Hay House, 2015.
6. Feinstein, David. »Acupoint Stimulation in Treating Psychological Disorders: Evidence of Efficacy.« *Review of General Psychology* 16, Heft 4 (2012): 364–380.
https://www.researchgate.net/publication/263918679_Acupoint_Stimulation_in_Treating_Psychological_Disorders_Evidence_of_Efficacy; doi:10.1037/a0028602.

Kapitel 5: Fett und Hydrierung

1. Cao, Jing, et al. »Incorporation and Clearance of Omega-3 Fatty Acids in Erythrocyte Membranes and Plasma Phospholipids.« *Clinical Chemistry* 52, Heft 12 (Dezember 2006): 2262–2272. Zugriff am 25. Oktober 2017. https://experts.umn.edu/en/publications/incorporation-and-clearance-of-omega-3-fatty-acids-in-erythrocyte.
2. Darios, Frédéric, und Bazbek Davletov. »Omega-3 and Omega-6 Fatty Acids Stimulate Cell Membrane Expansion by Acting on Syntaxin||3.« *Nature* 440 (6. April 2006): 813–817. Zugriff am 25. Oktober 2017.
https://www.nature.com/nature/journal/v440/n7085/abs/nature04598.html.
3. Bazan, N.G., A.E. Musto, und E.J. Knott. »Endogenous Signaling by Omega-3 Docosahexaenoic Acid-Derived Mediators Sustains Homeostatic Synaptic and Circuitry Integrity.« *Molecular Neurobiology* 44, Heft 2 (Oktober 2011): 216–222. Zugriff am 25. Oktober 2017.
https://www.ncbi.nlm.nih.gov/pubmed/21918832.
4. http://www.ific.org/research/foodandhealthsurvey.cfm und Interview der Autorinnen mit Shelley Goldberg, MPH, RD, der Leiterin der Abteilung »Nutrition Communications« des International Food Information Council.
5. Roberts M.N., et al. »A Ketogenic Diet Extends Longevity and Healthspan in Adult Mice.« *Cell Metabolism* 26, Heft 3 (2017): 539–546.
http://www.cell.com/cell-metabolism/fulltext/S1550-4131(17)30490-4.

6. Jiang, Yan, und Wen-Jing Nie. »Chemical Properties in Fruits of Mulberry Species from the Xinjiang Province of China.« *Food Chemistry* 174 (1. Mai 2015): 460–466. Zugriff am 25. Oktober 2017. http://www.sciencedirect.com/science/article/pii/S0308814614018123.
7. Howard B.V., et al. »Low-Fat Dietary Pattern and Risk of Cardiovascular Disease: The Women's Health Initiative Randomized Controlled Dietary Modification Trial.« *Journal of the American Medical Association* 295, Heft 6 (8. Februar 2006): 655–666. https://www.ncbi.nlm.nih.gov/pubmed/16467234; doi:10.1001/jama.295.6.655.
8. Dehghan, Mahshid, et al. »Associations of Fats and Carbohydrate Intake with Cardiovascular Disease and Mortality in 18 Countries from Five Continents (PURE): A Prospective Cohort Study.« *Lancet* 390, Heft 10107 (4.–10. November 2017): 2050–2062. Zugriff am 26. Oktober 2017. https://www.sciencedirect.com/science/article/pii/S0140673617322523.
9. Brown, Elizabeth Nolan. »More Evidence That Everything the Government Teaches Us About Eating Is Wrong.« *Hit & Run* (Blog). Reason.com. 30. August 2017. Zugriff am 25. Oktober 2017. http://reason.com/blog/2017/08/30/pure-study-challenges-dietary-dogma.
10. Unlu, Nuray Z., et al. »Carotenoid Absorption from Salad and Salsa by Humans Is Enhanced by the Addition of Avocado or Avocado Oil.« *Journal of Nutrition* 135, Heft 3 (1. März 2005): 431–436. Zugriff am 25. Oktober 2017. http://jn.nutrition.org/cgi/content/full/135/3/431.
11. Gardner, Christopher D., et al. »Comparison of the Atkins, Zone, Ornish, and LEARN Diets for Change in Weight and Related Risk Factors Among Overweight Premenopausal Women.« *Journal of the American Medical Association* 297, Heft 9 (7. März 2007): 969–977. https://www.ncbi.nlm.nih.gov/pubmed/17341711;doi:10.1001/jama.297.9.969.
12. Mylonas, C., und D. Kouretas. »Lipid Peroxidation and Tissue Damage.« *In Vivo* 13, Heft 3 (Mai–Juni 1999): 295–309. Zugriff am 26. Oktober 2017. https://www.ncbi.nlm.nih.gov/pubmed/10459507.

Kapitel 6: Wer braucht Wasser am dringendsten?

1. Bericht zum Hydration Pilot Project an der Ideal School. Hydration Foundation. https://www.hydrationfoundation.org.
2. Kenney, E.L., et al. »Prevalence of Inadequate Hydration Among US Children and Disparities by Gender and Race / Ethnicity: National Health and Nutrition Examination Survey, 2009–2012.« *American Journal of Public*

Health 105, Heft 8 (August 2015): e113–e118. Zugriff am 25. Oktober 2017. https://www.ncbi.nlm.nih.gov/pubmed/26066941.
3. Wang, ZiMian, et al. »Specific Metabolic Rates of Major Organs and Tissues Across Adulthood: Evaluation by Mechanistic Model of Resting Energy Expenditure.« *American Journal of Clinical Nutrition* 92, Heft 6 (Dezember 2010): 1369–1377. Zugriff am 25. Oktober 2017. https://www.ncbi.nlm.nih.gov/pmc/articles/PMC2980962/.
4. State Government of Victoria, Australien. Department of Health and Human Services. »Sweat.« Better Health Channel. 31. August 2015. Zugriff am 25. Oktober 2017. https://www.betterhealth.vic.gov.au/health/conditionsandtreatments/sweat.
5. »The Smell Report: Sexual Attraction.« Social Issues Research Centre. Zugriff am 25. Oktober 2017. http://www.sirc.org/publik/smell_attract.html.
6. »What's Sweat?« KidsHealth. Nemours Foundation. Zugriff am 25. Oktober 2017. http://m.kidshealth.org/en/kids/sweat.html.
7. Murray, Bob. »Hydration and Physical Performance.« *Journal of the American College of Nutrition* 26, Ergänzungsheft 5 (2007): 542S–548S. Taylor and Francis Online. Zugriff am 26. Oktober 2017. http://www.tandfonline.com/doi/full/10.1080/07315724.2007.10719656.
8. American College of Sports Medicine, »Selecting and Effectively Using Hydration for Fitness«, 2011. www.acsm.org/docs/brochures/selecting-and-effectively-using-hydration-for-fitness.pdf.
9. »Hyponatremia.« Mayo Clinic. 28. Mai 2014. Zugriff am 25. Oktober 2017. http://www.mayoclinic.org/diseases-conditions/hyponatremia/basics/definition/con-20031445.
10. »Hyponatremia in Athletes.« Gatorade Sports Science Institute. Zugriff am 26. Oktober 2017. http://www.gssiweb.org/en/sports-science-exchange/article/sse-88-hyponatremia-in-athletes.
11. Lewis, M.D., und J. Bailes. »Neuroprotection for the Warrior: Dietary Supplementation with Omega-3 Fatty Acids.« *Military Medicine* 176, Heft 10 (Oktober 2011): 1120–1127. Zugriff am 26. Oktober 2017. https://www.ncbi.nlm.nih.gov/pubmed/22128646.
12. Popkin, Barry M., Kristen E. D'Anci und Irwin H. Rosenberg. »Water, Hydration, and Health.« *Nutrition Reviews* 68, Heft 8 (August 2010): 439–458. Zugriff am 25. Oktober 2017.

http://onlinelibrary.wiley.com/doi/10.1111/j.1753-4887.2010.00304.x/abstract.
13. Hooper, L., S. Whitelock und D. Bunn. »Reducing Dehydration in Residents of Care Homes.« *Nursing Times* 111, Hefte 34–35 (19. August–1. September 2015): 16–19. Zugriff am 25. Oktober 2017. https://www.ncbi.nlm.nih.gov/pubmed/26492664.
14. Boskabady, M.H., et al. »Pharmacological Effects of *Rosa Damascena.*« *Iranian Journal of Basic Medical Sciences* 14, Heft 4 (Juli–August 2011): 295–307. Zugriff am 26. Oktober 2017. https://www.ncbi.nlm.nih.gov/pmc/articles/PMC3586833/; http://europepmc.org/articles/PMC3586833.
15. Hooper, L., S. Whitelock und D. Bunn. »Reducing Dehydration in Residents of Care Homes.« *Nursing Times* 111, Hefte 34–35 (19. August–1. September 2015): 16–19. Zugriff am 25. Oktober 2017. https://www.ncbi.nlm.nih.gov/pubmed/26492664.

Kapitel 7: Anti-Aging, Haut und Schönheit

1. Genuis, S., et al. »Human Elimination of Phthalate Compounds: Blood, Urine, and Sweat (BUS) Study.« *Scientific World Journal* (2012): 615068.
2. Patrick, Rhonda. *Hyperthermic Conditioning's Role in Increasing Endurance, Muscle Mass, and Neurogenesis.* Report. 2017. https://www.foundmyfitness.com.
3. Wunsch, Alexander, und Karsten Matuschka. »A Controlled Trial to Determine the Efficacy of Red and Near-Infrared Light Treatment in Patient Satisfaction, Reduction of Fine Lines, Wrinkles, Skin Roughness, and Intradermal Collagen Density Increase.« *Photomedicine and Laser Surgery* 32, Heft 2 (1. Februar 2014): 93–100. Government of Canada. National Research Council Canada. Zugriff am 25. Oktober 2017. http://pubmedcentralcanada.ca/pmcc/articles/PMC3926176/.
4. Xie, Lulu, et al. »Sleep Drives Metabolite Clearance from the Adult Brain.« *Science* 342, Heft 6156 (18. Oktober 2013): 373–377. Zugriff am 25. Oktober 2017. http://science.sciencemag.org/content/342/6156/373.
5. Kapandji, I.A. *The Physiology of the Joints: Annotated Diagrams of the Mechanics of the Human Joints.* Band 1. Edinburgh: Churchill Livingstone, 2007.
6. Amy Cuddys TED Talk, »Your Body Language May Shape Who You Are.« https://www.ted.com/talks/amy_cuddy_your_body_language_shapes_who_you_are/transcript.

7. Aslam, Muhammad Nadeem, Ephraim Philip Lansky und James Varani. »Pomegranate as a Cosmeceutical Source: Pomegranate Fractions Promote Proliferation and Procollagen Synthesis and Inhibit Matrix Metalloproteinase-1 Production in Human Skin Cells.« *Journal of Ethnopharmacology* 103, Heft 3 (20. Februar 2006): 311–318. University of Michigan. Michigan Experts. Zugriff am 25. Oktober 2017.
https://experts.umich.edu/en/publications/pomegranate-as-a-cosmeceutical-source-pomegranate-fractions-promo.

Kapitel 8: Der Durstlöscher-Plan

1. Hooper, Lee, et al. »Water-Loss Dehydration and Aging.« *Mechanisms of Ageing and Development* 136–137 (März–April 2014): 50–58. Zugriff am 25. Oktober 2017. https://www.sciencedirect.com/science/article/pii/S0047637413001280. *Siehe auch* Hooper, L., S. Whitelock und D. Bunn. »Reducing Dehydration in Residents of Care Homes.« *Nursing Times* 111, Hefte 34–35 (19. August–1. September 2015): 16–19. Zugriff am 25. Oktober 2017.
https://www.ncbi.nlm.nih.gov/pubmed/26492664.

Kapitel 9: Der Tisch ist reich gedeckt

1. Toth, P.P., et al. »Bergamot Reduces Plasma Lipids, Atherogenic Small Dense LDL, and Subclinical Atherosclerosis in Subjects with Moderate Hypercholesterolemia: A 6 Months Prospective Study.« *Frontiers in Pharmacology* 6 (6. Januar 2016): 299. Zugriff am 25. Oktober 2017.
https://www.ncbi.nlm.nih.gov/pubmed/26779019.
2. Steinberg, F.M., M.M. Bearden und C.L. Keen. »Cocoa and Chocolate Flavonoids: Implications for Cardiovascular Health.« *Journal of the American Dietetic Association* 103, Heft 2 (Februar 2003): 215–223. Zugriff am 25. Oktober 2017.
https://www.ncbi.nlm.nih.gov/pubmed/12589329.

Anhang

1. Crook, William G., und Cynthia P. Crook. *Tracking Down Hidden Food Allergy.* Jackson, TN: Professional Books, 1980.

Register

H

L

Über die Autorinnen

Dr. med. Dana G. Cohen ist seit über 20 Jahren als ganzheitliche Ärztin tätig. Derzeit ist sie Ärztliche Direktorin von Complete Wellness, einer ganzheitlich-medizinischen Wellnesseinrichtung im Herzen von Manhattan. Sie gehört dem wissenschaftlichen Beirat der Organic & Natural Health Association an und ist beratend für den Vorstand des American College for Advancement in Medicine tätig. Als Weltenbummlerin liebt sie es, sich Wissen und Geschichten aus den Heiltraditionen alter Kulturen anzueignen. Sie lebt in New York City.

Gina Bria, Mitglied der Real World Scholars, ist Anthropologin und Autorin und hält Vorträge zur Wissenschaft vom Wasser und über Hydrierung. Als Vorsitzende der Hydration Foundation sammelt sie von Völkern rund um den Globus Geschichten und Methoden zur Auffindung und zum Gebrauch von Wasser. Immer wieder betont sie, wie wichtig eine ausreichende Hydrierung in unserem modernen, dehydrierenden Umfeld ist, und stellte ihre erstaunlichen Erkenntnisse zu diesem Thema in dem TEDx Talk »How to Grow Water: It's Not Only Blue, It's Green« vor. Sie betreut und entwickelt Wasserprojekte auf der ganzen Welt und ist Gründungsmitglied der World Wide Water and Health Association, Senior Advisor des TEDx New York Salon sowie ehemaliger Fellow des Social Science Research Council. Sie lebt in New York City.

Weitere Informationen zu den Autorinnen finden Sie unter www.drdanacohen.com und www.hydrationfoundation.org.